U0189411

协和临床用药速查手册

（北京协和医院）

沈 悌 **荣誉主编**

韩 潇 **主 编**

编 委（按章节顺序排序）

王春耀 钟 华 杨德彦 王汉萍
王 强 陈 罡 周佳鑫 阮桂仁
韩 潇 王 湘 毛晨晖 王林杰
李融融

审校专家/顾问（按章节顺序排序）

翁 利 刘震宇 蔡柏蔷 朱丽明
吴庆军 李 航 周宝桐 段明辉
应红艳 高 晶 朱惠娟 陈 伟

中国协和医科大学出版社

图书在版编目（CIP）数据

协和临床用药速查手册 / 韩潇主编. —北京：中国协和医科大学出版社，2015.9

ISBN 978-7-5679-0337-1

Ⅰ. ①协… Ⅱ. ①韩… Ⅲ. ①临床药学－手册 Ⅳ. R97-62

中国版本图书馆 CIP 数据核字（2015）第 092050 号

协和临床用药速查手册

主　编：韩　潇
责任编辑：方　琳　于　曦

出版发行：**中国协和医科大学出版社**
（北京市东城区东单三条 9 号　邮编 100730　电话 010-65260431）
网　　址：www.pumcp.com
经　　销：新华书店总店北京发行所
印　　刷：中煤（北京）印务有限公司

开　　本：787×1092　1/32
印　　张：14.75
彩　　插：4 页
字　　数：340 千字
版　　次：2015 年 9 月第 1 版
印　　次：2021 年 1 月第 18 次印刷
定　　价：36.00 元

ISBN 978-7-5679-0337-1

（凡购本书,如有缺页、倒页、脱页及其他质量问题,由本社发行部调换）

序

在电子产品没有普及的年代，我和我的同事在走进诊室或病房时都会检查一下自己的工作服口袋，有没有两样东西：一是听诊器，另一个就是一本小书——药物手册。这是我们在临床工作中不可或缺的助手与工具。今天，当然要加上第三样：智能手机。但听诊器和药物手册仍有存在的理由，尤其是药物手册。

药物是治疗疾病、减轻痛苦、保护健康的最重要手段，俗语"药到病除"。随着现代科学技术和新兴工业的迅速发展，药物的种类越来越多，从最早的天然动植物、矿石，到化学合成药，再到培养霉菌制取抗生素，直至近30年的生物制剂和分子靶向药物，药品的数量大有井喷之势。同时，药物商品化竞争激烈，"一药多名"让医生们看得眼花缭乱，甚至莫名其妙。据统计，中国药监部门正式批准的药品文号达到十六万个（虽然有很多重复），即使基本药品目录也列入520种药物。医生要凭脑力记住如此多的药物名称、作用机制、剂量、剂型、用药途径、适应证、毒副作用等等，几乎不可能，在工作中查阅药物手册是很自然的，"医生翻书不为辱"。而且，面对个体差异的患者与变化多端的疾病，无药可用固然无奈，但可选药物过多也令人无所适从。因此，一本好的药物手册能够帮助医生在处理病人时摆脱困境，迅速选择正确的药物，主要基于它的科学、简洁与实用，韩潇医师等编写的这本临床用药速查手册体现了这些原则。

刚从医学院校毕业不久的年轻住院医师最需要临床药物手册。虽然他们学过药理学，学过各种疾病的药物治疗，也许还涉猎过厚厚的药典，但遇到具体病人，由于缺少经验，往往举棋不定或无从下手，问题多多。在北京协和医院，他们经常收治疑难、危重的病人，处方用药更显棘手，也更想寻求及时的指点与帮助。有鉴于此，身为协和内科的总住院医师，作者们根据自己的经验，在资深专科医师指导下，着手编写了这本药物手册，包括了793种北京协和医院使用的药物。相信它会帮助刚开始临床培训的住院医师更好成长。当然，高年资的医生也会对它感兴趣，以赶上现代医学的发展，与时俱进。

"临床有风险，用药需谨慎"，虽是套用其他行业的用语，对医生来讲，也同样为很好的警示。

另外，多说一句，手册可以做成电子版，但我更偏爱传统的纸质版，因为后者不会"一键即逝"，给人可靠、正规的感觉。

沈　悌

北京协和医院

（原）大内科主任

2015.5.1

主 编 简 介

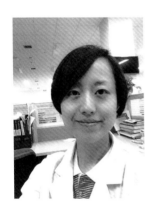

韩潇，女，医学博士。2005 年毕业于同济医科大学（现华中科技大学同济医学院），获医学学士学位，2010 年毕业于中国协和医科大学（现北京协和医学院）临床医学专业，获医学博士学位，现任北京协和医院血液科主治医师，曾担任协和医院大内科总住院医师，多次被评为"协和优秀员工"，2013 年荣获全国医药卫生青年医师论坛论文汇报大赛一等奖，2014 年荣获郑裕彤奖学金，2014 年 9 月至 2014 年 12 月于香港玛丽医院血液科担任临床助理医师，在核心期刊以第一作者发表论文 10 余篇。

编　委　简　介

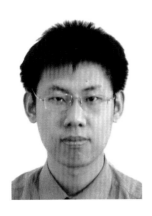

王春耀，男，医学博士。2007 年毕业于北京协和医学院临床医学专业（八年制），历任北京协和医院内科住院医师、内科总住院医师、内科 ICU 专科住院医师、总住院医师，并于法国 La Pitié-Salpêtrière 医院综合 ICU 进修 3 月。目前为北京协和医院内科 ICU 主治医师，主要从事危重症诊治工作，包括各类型呼吸循环衰竭、重症脓毒血症、感染性休克等。

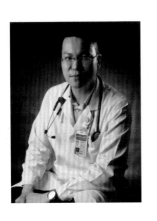

杨德彦，男，医学硕士。2005 年毕业于中山大学中山医学院临床医学专业五年制，2012 年于北京协和医学院获内科学硕士学位。现任北京协和医院心内科主治医师。主要从事心脏起搏与电生理介入专业。

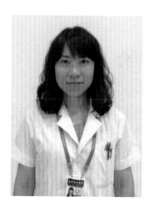

钟华，女，医学硕士。2005年毕业于中国医科大学临床医学专业（六年制外文班），取得医学学士学位；2014年毕业于北京协和医学院心血管内科专业，取得硕士学位。现为北京协和医院保健医疗部主治医师，从事老年医学、老年综合评估管理、老年心血管疾病的诊治工作，以及干部保健和健康管理工作。

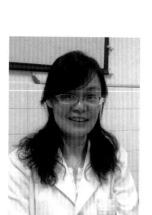

王汉萍，女，医学博士。2005年毕业于中国协和医科大学（现北京协和医学院）临床医学专业（八年制），现任北京协和医院呼吸内科主治医师。主要从事各种呼吸道常见疾病的诊治，包括呼吸道各种疑难重症、气道疾病、肺实质疾病、肺血管疾病、肺部感染、免疫系统疾病肺受累等的诊治，以及肺癌和肺部少见肿瘤的诊治。

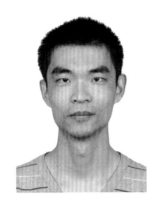

王强，男，医学博士。2004 年毕业于山东大学医学院，2009 年获北京协和医学院内科学博士学位。北京协和医院消化内科，主治医师。曾任北京协和医院内科住院医师、总住院医师，长期从事临床一线工作，在国内外杂志发表论文十余篇。

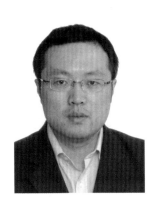

周佳鑫，男，医学博士。2007 年毕业于北京协和医学院临床医学（八年制）专业，获医学博士学位。2007 年 8 月起在北京协和医院内科工作，历任住院医师、总住院医师、风湿免疫科主治医师。擅长各种风湿免疫病的诊治。

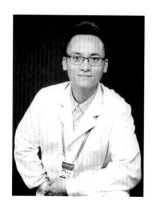

陈罡，北京协和医院肾内科主治医师，曾于日本东京大学和美国加利福尼亚大学旧金山分校访问学习。核心期刊发表第一作者论文10余篇，编著《糖尿病，看这本就够》等5部医学科普书籍，撰写畅销医学小说《因为是医生》。

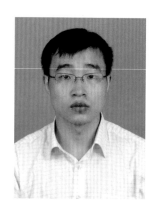

阮桂仁，男，医学博士。2005年毕业于中国协和医科大学（现北京协和医学院）临床医学专业（八年制），现任北京协和医院感染科主治医师。主要从事各种感染性疾病，包括各种疑难重症感染、不明原因发热、病毒性肝炎、结核病以及艾滋病等诊治工作。

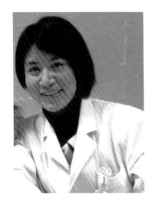

王湘，女，医学硕士。2013年毕业于中国协和医科大学（现北京协和医学院），现任北京协和医院肿瘤内科主治医师。主要从事各种实体肿瘤的诊治工作。

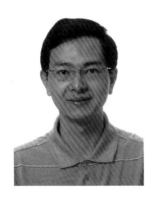

毛晨晖，男，医学博士。2009年毕业于中国协和医科大学（现北京协和医学院）临床医学专业（八年制），现任北京协和医院神经科主治医师。主要从事各种神经系统疾病的诊治，尤其是脑变性疾病、脑白质病、脑感染性及炎性疾病、癫痫的临床病理诊断。

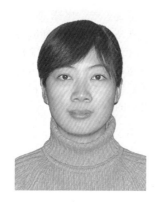

王林杰，女，医学博士。理学博士，2008年毕业于中国协和医科大学（现北京协和医学院），现任北京协和医院内分泌科主治医师，熟练掌握常见内分泌疾病的诊治，对内分泌相关疑难疾病的诊治具有一定的经验。

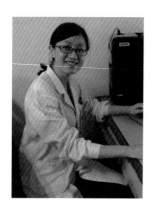

李融融，女，北京协和医院临床营养科主治医师。具有扎实内科临床基础，从事临床疾病的营养治疗以及孕妇、母婴、儿童等特殊人群营养管理，负责会诊、门诊等临床工作，发表国内外学术论文10余篇。

前　　言

　　我作为住院医师时，深感药物之多，难以记忆，每到用药之时就翻阅厚厚的药物手册，当时很希望有本便携式的口袋书。随着移动电子设备的普及，智能手机、平板电脑承载着多种医学 APP，为大家查阅资料提供了方便。然而，纸版口袋书由于方便做笔记及翻阅等特点仍然受到广大医生和医学生的青睐。第一版《临床用药速查手册》深受广大读者喜爱，几乎人手一本。我们也希望在权威专家和教授们的指导下，把协和内科的常用药物跟大家分享。在本书中，除了介绍药物的作用机理、药物特点、不良反应和用法用量等，我们特意增加了【点评】，介绍临床医生的用药经验，希望能对读者有所帮助。

　　非常感谢各个章节的编者和审阅老师，他们在繁忙的临床工作中挤出时间，把各自的用药经验分享给大家。

　　由衷感谢沈悌老师的悉心指导，沈老一丝不苟、严谨求实的精神令我们感动和敬佩。

　　在编写过程中由于时间仓促，难免有疏漏谬误之处，欢迎广大读者提出批评和建议。

　　希望药物手册能为广大住院医生和医学生提供帮助。

韩　潇

北京协和医院

2015 年 5 月

本书常用医学缩略词表

缩写词	中文意义
po	口服
im	肌内注射
iv	静脉注射
ivdrip	静脉滴注
ih	皮下注射
sc	皮下注射
qd	每日 1 次
bid	每日 2 次
tid	每日 3 次
qid	每日 4 次
qod	隔日 1 次
qn	每晚 1 次
q2h	每 2 小时
q6h	每 6 小时
q8h	每 8 小时
q12h	每 12 小时
NS	0.9%生理盐水
GS	5%葡萄糖注射液

目 录

第一章　急诊和重症监护室用药

生命所系，时不我待。

急诊和重症监护室的患者，病情严重且变化迅速，相应用药也力求精简而快速见效。本章将简单介绍常用的急诊和重症监护室用药，具体的泵入剂量和配制方法见本书后附表。

第一节　血管活性药物

本章节仅介绍常用的血管收缩药物及心肺复苏用药，常用血管舒张药物请参考有关章节。

1. 肾上腺素：Epinephrine

【分类】儿茶酚胺类，肾上腺素能受体激动剂。

【剂型规格】1mg/ml。

【用法】皮下、肌注或静脉注射，紧急情况下，气管内给药，其剂量通常为静脉用药的 2~2.5 倍，稀释至 10ml 后，经气管插管或者气管切开管给药。

【适应证】

（1）过敏性休克：皮下注射或肌注 0.01mg/kg，成人最高 0.5mg，5~15 分钟可重复，严重时静脉给药。

（2）心肺复苏：1mg 静脉注射，3~5 分钟重复。

（3）感染性休克：选择静脉泵入，可与去甲肾上腺素（见后）联用。

（4）局部鼻黏膜和牙龈出血：将浸有 1∶20000~1∶1000 溶液的纱布填塞出血处。

【禁忌证】室性心律失常禁用，甲亢及糖尿病患者，以及脑组织挫伤、分娩患者慎用。

【不良反应】

（1）全身反应：焦虑不安、面色苍白、出汗、四肢发冷、心悸、血压升高，尿潴留、支气管及肺水肿，短时的血乳酸或血糖升高等。

（2）局部反应：可导致组织坏死，注射时必须轮换部位，以免引起组织坏死。

（3）长期大量应用该品可致耐药性，停药数天后，耐药性消失。

【点评】过敏性休克的首选药物，也是唯一起效时间短的药物。

2. 去甲肾上腺素：Norepinephrine

【分类】儿茶酚胺类，肾上腺素能 α 受体激动剂。

【剂型规格】1mg/ml。

【用法】静脉注射或泵入，详见附表。

【适应证】作为循环容量补充的辅助治疗，感染性休克首选，可用于复苏后的血压维持。

【禁忌证】药物过敏，严重循环容量不足（相对），血栓形成（相对）。

【不良反应】

（1）全身反应：焦虑不安、面色苍白、出汗、四肢发冷、血压升高，可能导致心律失常，可影响重要早期灌注。

（2）局部反应：可导致组织坏死，避免外漏。

【点评】感染性休克的首选药物。

3. 去氧肾上腺素：Phenylephrine

【分类】儿茶酚胺类，人工合成的肾上腺素能 α 受体激动剂，又名苯肾上腺素。

【剂型规格】10mg/ml。

【用法】肌注或静脉注射，静脉滴注，通常稀释为 0.1mg/ml。

【适应证】

（1）休克：5~20μg/kg 负荷，之后 0.1~0.5μg/（kg·min）泵入，最大 3~5μg/（kg·min）。

（2）肥厚梗阻性心肌病：液体治疗无效时，可选择。

【禁忌证】本品或亚硫酸盐过敏，严重高血压，室颤，闭角型青光眼。

【不良反应】

（1）全身反应：高血压，心律失常，头痛，眩晕，震颤，反射性心率减慢，尿潴留。

（2）局部反应：外渗可导致组织坏死，需小心。

（3）长期大量应用该品可致耐药性，停药数天后，耐药性消失。

【点评】可在深静脉通道未建立时，作为静脉升压药物予以滴注，此时稀释为 0.05mg（50μg）/ml。

4. 异丙肾上腺素：Isoproterenol

【分类】儿茶酚胺类，非选择性 β 肾上腺素能受体激动剂。

【剂型规格】1mg/2ml。

【用法】皮下注射、肌内注射、静脉注射或泵入，详见表格。

【适应证】

（1）心律失常：包括传导阻滞，阿斯（Adams-Stokes）发作，心搏骤停时。

使用方法

	起始剂量	重复剂量	泵入剂量
静脉	0.02~0.6mg	0.01~0.2mg	2~20μg/（kg·min）
肌内	0.2mg	0.02~1mg 必要时	—
皮下	0.2mg	0.15~0.2mg 必要时	—

（2）支气管痉挛：0.01~0.02mg 静脉注射，必要时。

【禁忌证】药物过敏，洋地黄中毒，室性心律失常，心绞痛。

【不良反应】心率增快，高血压，心律失常，心绞痛或心梗加重，晕厥，头痛，震颤。

【点评】CPR 指南（ACLS，advanced cardiovascular life support）中，缓慢心率的首选药物。

5. 阿托品：Atropine

【分类】胆碱受体拮抗剂。

【剂型规格】0.5mg/ml。

【用法】皮下、肌内或静脉注射。

【适应证】

（1）缓慢心律失常：主要用于迷走神经兴奋导致的窦房阻滞、房室阻滞及继发的室性节律。

（2）麻醉辅助：0.4~0.6mg，必要时。

（3）肌松药拮抗剂辅助：0.6~1.2mg/0.5~2.5mg 新斯的明。

（4）有机磷中毒：2mg，5~10 分钟重复，起始剂量 2~4mg，严重患者 6mg，对老人或体弱者，减半。

【禁忌证】青光眼，前列腺增生，高热。

【不良反应】与抗胆碱能作用有关，包括口干、胃肠动力减低，无汗，排尿困难，眼压升高，视物模糊等。

【点评】2010 年心肺复苏指南更新后，阿托品已不用于无脉电活动及心跳停止时的复苏治疗。

6. 多巴胺：Dopamine

【分类】儿茶酚胺类，不同剂量下激活不同的受体。

【剂型规格】20mg/ml。

【用法】静脉泵入或静推，详见附录。

【适应证】目前对感染性休克患者多巴胺仅用于合并心率缓慢或发生快速心律失常风险低的患者中；其他情况下，可用于合并心率减慢的低血压患者。

小剂量 [≤2~3μg/(kg·min)]：激活内脏血管的多巴胺受体，可增加内脏血流，另可增加尿钠排泄，但无试验支

急诊和重症监护室

持其肾脏保护作用，基本不用。

中等剂量 $[3～10\mu g/(kg \cdot min)]$：激动 β 受体，可增加心脏收缩力和心率，同时提高血压。

大剂量 $[\geqslant 10\mu g/(kg \cdot min)]$：激动 α 受体，收缩血管。

【禁忌证】 快速心律失常，高血压，嗜铬细胞瘤。

【不良反应】

（1）快速心律失常，最常见的是窦性心动过速。

（2）外漏导致坏死，经中心静脉给药，外渗时可予局部酚妥拉明注射。

（3）过敏反应，眼内压升高及胃排空减慢等。

（4）碱性液体可使之失活，注意配伍禁忌。

【点评】 应用时需注意此时尿量可能不反映全身灌注情况。

7. 多巴酚丁胺：Dobutamine

【分类】 儿茶酚胺类，主要激活 β_1 受体，弱的 β_2 受体激动剂。

【剂型规格】 20mg/ml。

【用法】 静脉泵入，详见附录。

【适应证】 对感染性休克患者，主要用于明确心肌收缩力下降（前负荷升高而心输出量下降）；虽达到理想容量和平均动脉压情况，但低灌表现持续存在。其他情况下，可用于心衰患者，但通常不单独用于心源性休克患者。

【禁忌证】 肥厚梗阻心肌病，恶性心律失常。

【不良反应】

（1）快速心律失常，但也可能出现慢性心律失常，如室性逸搏。

（2）低血压，与激活外周 β_2 受体有关。

（3）碱性液体可使之失活，注意配伍禁忌。

【点评】 降低血压的作用使其应用受到限制。

第二节　液体治疗药物

液体治疗是重症监护病房和急诊科室经常面对的治疗抉择。单纯的生理盐水和葡萄糖，不能满足临床的需要，而血制品又往往不能及时获得。此时，一些特殊的晶体液和人工胶体液就成了液体治疗时的主要选择。

一、晶体液

乳酸钠林格注射液：Lactated Ringer's Solution

【剂型规格】Na^+ 130 mmol/L，K^+ 4 mmol/L，Ca^{2+} 3 mmol/L，Cl^- 109mmol/L，乳酸作为缓冲剂，为27mmol/L，渗透压273mOsm/kg H_2O，pH 6.4。

【用法】复苏使用，静脉输注。

【适应证】需要液体复苏的情况。

【禁忌证】容量过多；明显的乳酸酸中毒；严重肝功能不全，肾功能不全。

【不良反应】

（1）含 Ca^{2+}，与一些抗生素如阿米卡星、氨苄西林等存在配伍禁忌。

（2）理论上可能影响乳酸水平，但实际不明显。

（3）低钠血症。

【点评】2012 年更新的 SSC（surviving sepsis campaign）指南推荐晶体液为全身性感染患者的首选复苏液体，但目前尚无明确证据支持何种晶体液具有显著优势，临床使用时，尚需监测电解质、酸碱平衡等指标。

二、人工胶体

1. 羟乙基淀粉：Hydroxyethyl Starch

【剂型规格】复方制剂，羟乙基淀粉的生理盐水溶液；常表示为分子量（单位千道尔顿，kD）/摩尔取代级（即羟乙基淀粉分子数/葡萄糖分子数）的形式，目前常用剂型包括 200/0.5（贺斯）和 150/0.4（万汶）2 种。

【用法】静脉注射，液体复苏时应用，可加压，每日不超过 50ml/kg 体重。

【适应证】液体复苏，补液支持，治疗和预防循环血容量不足或休克；减少血液用量。需要使用前血细胞比容（红细胞压积）（Hct）>30%。

【禁忌证】对本品过敏者；严重出血倾向。

【不良反应】影响凝血功能，增加出血风险；影响肾功能，增加肾脏替代治疗风险。

【点评】2012 年新英格兰杂志发表的 6S（the Scandinavian Starch for Severe Sepsis/Septic Shock）和 CHEST（Crystalloid versus Hydroxyethyl Starch Trial）研究结果，引起了对羟乙基淀粉肾功能影响的关注。对于存在肾功能损伤风险的患者需要谨慎使用，但作为一种复苏效力较高的治疗用液体，羟乙基淀粉的临床应用还不能因噎废食。

2. 琥珀酰明胶：Succinylated gelatine

【剂型规格】琥珀酰明胶的生理盐水溶液，20g/500ml。

【用法】快速静脉点滴或加压点滴，1~3 小时内 500~1000ml，24 小时可至 10~15L。

【适应证】用于低血容量性休克、手术创伤、烧伤及感染的血容量补充。补充血容量需要 Hct>25%，老年人需要 Hct>30%。

【禁忌证】对本品过敏。

【不良反应】皮疹；凝血影响较小；小规模研究提示其对肾功能同样有影响，但尚无大规模临床试验证实。

【点评】羟乙基淀粉之后，明胶的试验还会会远吗？

第三节　镇静相关药物

2013 年更新的 ACCM（American college of critical care medicine）重症患者镇静指南指出：联合（integrated）处理

急诊和重症监护室

疼痛（pain）、焦虑（anxiety）和谵妄（delirium）= iPAD，是监护病房镇静镇痛的新目标，本部分内容也将就这几个方面进行介绍。

一、镇静（A）：（苯二氮䓬类镇静药物，请参考神经科章节）

非苯二氮䓬类镇静药：

1. 异丙酚（丙泊酚）：Propofol

【分类】烷基酚类。

【剂型规格】200mg/20ml，500mg/50ml。

【用法】静脉注射，负荷：$5\mu g/(kg \cdot min)$，5 分钟给药，持续 $5\sim50\mu g/(kg \cdot min)$，1~2 分钟起效，半衰期短期 3~12 小时，长期 50 小时左右。

【适应证】麻醉或插管诱导，持续镇静，癫痫持续状态。可以降低颅压，用于颅压升高患者的镇静。

【禁忌证】本品过敏。青光眼、重症肌无力慎用。

【不良反应】注射部位疼痛，低血压，呼吸抑制，高三酰甘油，胰腺炎，过敏反应。循环的影响较为明显，应用时最好保持持续血压监测，有条件监测有创血压。

【点评】2013 的指南建议，对机械通气的重症患者的镇静，优先选择非苯二氮䓬类药物，但是使用时仍需考虑其价格因素。

2. 右旋美托咪啶（艾贝宁）：Dexmedetomidine

【分类】选择性 α2 肾上腺素受体激动剂。

【剂型规格】$200\mu g/2ml$。

【用法】静脉注射，负荷：$1\mu g/kg$，10 分钟给药，持续 $0.2\sim0.7\mu g/(kg \cdot h)$，5~10 分钟起效，半衰期短，1.8~3.1 小时。

【适应证】麻醉诱导，持续镇静。

【禁忌证】本品过敏。肝功能异常时，半衰期延长，同时需适当减少剂量。

【不良反应】血压下降，心率减慢，但负荷剂量可能导致血压升高。

【点评】主要特点是几乎不会出现呼吸抑制，但可能降低口咽部肌肉张力，故需警惕气道梗阻导致的呼吸衰竭。

二、镇痛（P）：（本章节仅介绍监护病房常用药物，其他请参考肿瘤科章节）

1. 吗啡：参考肿瘤内科镇痛药物

2. 芬太尼：Fentanyl

【分类】人工合成的强效阿片受体激动剂，作用强度为吗啡的 60~80 倍。

【剂型规格】1ml：0.05mg 或 2ml：0.1mg。

【用法】静脉注射给药，0.7~10μg/(kg·h)。1 分钟起效，维持 30~60 分钟。或肌内注射，0.5~1.5μg/kg，7~8 分钟起效，维持 1~2 小时。经肝脏代谢。

【适应证】麻醉或诱导麻醉；镇痛。

【禁忌证】支气管哮喘、呼吸抑制、对本品特别敏感的患者以及重症肌无力患者，禁止与单胺氧化酶抑制剂合用，否则会导致多汗、肌肉僵直、血压先升高后剧降、呼吸抑制等，严重时致死。

【不良反应】眩晕、视物模糊、恶心、呕吐、低血压、胆道括约肌痉挛、喉痉挛及出汗等，严重时可有呼吸抑制、心率减慢乃至心脏停搏等。

【点评】虽与吗啡相比，低血压发生较少，但对临床预后无明显改善。

三、抗谵妄药物（D）：参考神经科常用药物

四、肌松药

在监护病房中，肌松药物广泛应用于诱导气管插管、急性呼吸窘迫综合征、哮喘持续状态、颅内高压、腹腔高压、亚低温治疗等多种情况。目前，一些基于循证医学证据的肌松药物应用指南正在逐步提高肌松药应用的规范性和安全性。

（一）非去极化肌松药物

1. 罗库溴铵：Rocuronium

【分类】中效非去极化肌松药。

【剂型规格】5ml：50mg。

【用法】负荷量 0.6~1mg/kg，快速诱导时 1~1.2mg/kg，1~2 分钟达最大阻滞效果，持续 20~35 分钟，但快速诱导剂量时延长至 60~80 分钟，维持量 8~12μg/(kg·min)。

【适应证】麻醉或诱导麻醉，维持肌松。

【禁忌证】本品过敏。

【不良反应】迷走神经阻滞，交感神经兴奋，M 胆碱能受体阻滞，导致心率减慢。严重肝功能不全时，半衰期延长。因肌松效果，可导致深静脉血栓和角膜损伤（瞬目不能）。

【点评】作为诱导插管用药，与经典的去极化药物比较，失败率无明显差异。虽然起效较快，但快速诱导剂量下，较长的持续时间需密切关注。

2. 维库溴铵：Vecuronium

【分类】中效非去极化肌松药。

【剂型规格】2ml：4mg，或粉剂 4mg/安瓿。

【用法】负荷量 0.08~0.1mg/kg，3~4 分钟达最大阻滞效果，持续 20~35 分钟，维持量 0.8~1.7μg/(kg·min)。

【适应证】麻醉或诱导麻醉，维持肌松。

【禁忌证】本品或溴离子过敏。

【不良反应】较高剂量时，迷走神经阻滞。严重肝功能异常时，半衰期延长。肾功能不全时，活性代谢物半衰期延长。深静脉血栓和角膜损伤。

3. 顺式阿曲库铵：Cisatracurium

【分类】中效非去极化肌松药。

【剂型规格】2.5ml：5mg。

【用法】负荷量 0.1~0.2mg/kg，2~3 分钟达最大阻滞效果，持续 30~60 分钟，维持量 1~3μg/（kg·min）。

【适应证】麻醉或诱导麻醉，维持肌松，急性呼吸窘迫综合征、腹腔内压升高、亚低温治疗等。

【禁忌证】本品或阿曲库铵过敏。

【不良反应】相对较少，有心动过缓、低血压、皮疹等。其代谢产物可刺激中枢系统，偶可导致癫痫。半衰期不受肝肾功能影响。深静脉血栓和角膜损伤。

【点评】短期（48小时）应用于急性呼吸窘迫综合征患者，可改善90天病死率，并减少气压伤。腹腔内压升高的病例系列报道亦表明其可降低腹腔内压。

（二）去极化药物

琥珀酰胆碱：Succinylcholine/Suxamethonium

【分类】短效去极化肌松药。

【剂型规格】1mg：50mg，2ml：100mg。

【用法】负荷量 1mg/kg，1 分钟内达最大阻滞效果，持续 5~10 分钟，目前不常用维持药物。

【适应证】麻醉或诱导麻醉。

【禁忌证】恶性高热，脑出血、青光眼、视网膜脱落、近期眼内手术，严重创伤或挤压伤、高钾血症。

【不良反应】给药早期有肌肉震颤、肌张力升高，高钾血症，心动过缓乃至停搏，眼内压升高，恶性高热，颅内压升高。

【点评】尽管不良反应和禁忌证较多，但仍在诱导插管中应用。

五、拮抗药物

1. 氟马西尼：Flumazenil

【分类】苯二氮䓬类选择性拮抗剂。

【剂型规格】0.5mg：5ml。

【用法】静脉注射给药，初始剂量为 0.3mg。60 秒未达到要求的清醒程度，可重复注射本品直到患者清醒或总剂量达 2mg。半衰期 53 分钟。

【适应证】逆转苯二氮䓬类药物的镇静作用。

【禁忌证】过敏者禁用，肌松药物未失效前禁用。

【不良反应】恶心、呕吐、颜面潮红，可出现精神错乱，对癫痫患者有可能引起发作；同时服用苯二氮䓬和三环类抗抑郁药的患者可能引发癫痫发作和心律失常。

2. 纳洛酮：Naloxone

【分类】阿片受体拮抗剂。

【剂型规格】2ml：2mg。

【用法】静脉注射给药，1～3 分钟起效，维持约 45 分钟。成人 1 次 0.4～0.8mg，儿童酌减，根据病情可重复给药。注意维持时间，对半衰期长的阿片类药物，需要重复给药。

【适应证】阿片类药物过量，酒精中毒。

【禁忌证】过敏。肝功能异常者慎用。

【不良反应】低血压、高血压、室性心动过速和室颤、呼吸困难、肺水肿和心搏骤停。另由于同时逆转镇痛作用，可引起明显的痛觉缺失逆转和焦躁不安。

3. 新斯的明：参考神经科用药章节，用于非去极化肌松药物拮抗，出现自主呼吸时给药，2 分钟左右起效，最大剂量 5mg，同时给剂量一半的阿托品。

六、解毒药物

毒物种类繁多，其拮抗剂亦有很大区别，前述氟马西尼和纳洛酮也可称为苯二氮䓬类和阿片类毒物的解毒剂。本部分仅介绍相对常用的解毒药物，临床实际工作中如遇到类似情况，请于一般生命支持基础上，联系中毒专科医院，如 307 医院等。

碘解磷定：Pralidoxime Iodide

【分类】肟类化合物，胆碱酯酶复活剂。

【剂型规格】10ml：0.4g；20ml：0.5g。

【用法】轻度中毒：成人 0.4g 静脉注射，必要时 2~4 小时重复 1 次。小儿 1 次 15mg/kg。中度中毒：成人首剂 0.8~1.2g，以后每 2 小时 0.4~0.8g，共 2~3 次；或以静滴给药维持，每小时给 0.4g，共 4~6 次。小儿 1 次 20~30mg/kg；重度中毒：成人首剂用 1~1.2g，30 分钟后如无效可再给 0.8~1.2g，以后每小时 0.4g/次。小儿 1 次 30mg/kg，静滴或缓慢静注。因其半衰期短，建议注射。

【适应证】与抗胆碱药联合应用，治疗有机磷中毒。但仅对形成不久的磷酰化胆碱酯酶有作用，早期用药效果较好，治疗慢性中毒则无效。对有机磷的解毒作用有一定选择性。如对 1605、1059、特普、碘依可酯的疗效较好；而对敌敌畏、敌百虫、马拉硫磷的效果较差，对乐果无效；对二嗪农、甲氟磷、丙胺氟磷及八甲磷中毒则无效。

【禁忌证】碘过敏。

【不良反应】全身：恶心、呕吐、心率增快，严重时有乏力、头痛、眩晕、视物模糊、复视、动作不协调。大剂量可出现血压下降，呼吸抑制。局部：刺激性强。

编写 王春耀

审阅 翁利

第二章　心血管系统疾病用药

第一节　钙离子通道阻滞剂

钙离子通道阻滞剂（calcium channelblockers，CCB）是一类选择性阻滞电压门控性钙离子通道，抑制细胞外钙离子内流，降低细胞内钙离子浓度。其降压效果和幅度相对较强，适用于高血压、冠心病、外周血管疾病、心律失常、原发性肺动脉高压、神经系统疾病等。

【禁忌证】①重度心衰、心源性休克。②主动脉瓣狭窄。③非二氢吡啶类药物不能用于显著窦房结功能低下或心脏传导阻滞者。

【不良反应】①反射性激活交感神经系统引起的头痛、头晕、颜面潮红、心动过速。②周围血管扩张所致的周围性水肿，胫前、踝部最常见。③心动过缓或房室传导阻滞，对见于非二氢吡啶类CCB。④直立性低血压，主要在与其他降压药物合用时发生。⑤恶心、便秘、腹痛等消化道症状。⑥失眠、震颤、感觉异常、嗜睡、眩晕等精神神经症状。

【临床应用要点】①非二氢吡啶类CCB（地尔硫䓬、维拉帕米）应避免和β受体阻滞剂合用，以免诱发或加重对心脏的抑制作用。②长效CCB可作为高血压伴脑血管动脉粥样硬化的首选药物；CCB+ACEI/ARB是多国高血压指南优先推荐的联合降压治疗方案之一。③肾衰竭对CCB的药物代谢动力学影响很小，故CCB可用于终末期肾病，是肾性高血压的首选。CCB不能被透析。④具有负性肌力作用的CCB对于心肌梗死后伴左心射血分数下降、无症状的心衰患者可能有害，不宜应用。当心衰合并高血压或心绞痛时，CCB宜选用氨氯地平或非洛地平，长期应用的安全性较高。

1. 硝苯地平（心痛定）：Nifedipine

【剂型规格】 片剂 10mg×100 片。

【适应证与用法】 ①变异性心绞痛，10mg，po，tid 至 20~30mg，tid~qid；心绞痛发作时可舌下含服，单次最大剂量 30mg，每日总量不超过 120mg。②高血压，10mg，po，tid。

【点评】 因快速降压，血压波动大，并可导致反射性心动过速，已经不推荐常规降压使用。

2. 硝苯地平控释片（拜新同、欣然）：Nifedipine Controlled Release Tablets

【剂型规格】 片剂 30mg×7 片；30mg×6 片。

【适应证与用法】 30mg，po，qd，根据血压情况可增加剂量至 60mg，po，qd 或 q12h，最大剂量 120mg/d，不能掰开或碎服。

【点评】 强效、平稳；具有抗动脉粥样硬化、改善动脉内皮功能；微囊控释技术，每天 1 次，依从性好。

3. 硝苯地平缓释片（得高宁、伲福达、圣通平、宜欣）：Nifedipine Sustained Release Tablets

【剂型规格】 片剂：得高宁 10mg×50 片；伲福达 20mg×30 片；圣通平、宜欣 10mg×30 片。

【适应证与用法】 10~20mg，po，bid。

【点评】 应用不如拜新同广泛。

4. 非洛地平（波依定）：Felodipine

【剂型规格】 缓释片剂 5mg×10 片。

【适应证与用法】 5mg，po，qd，根据情况可减少至每日 2.5mg 或增加至每日 20mg。

【点评】 较其他二氢吡啶类钙通道阻滞剂，对血管平滑肌选择性抑制作用强于对心肌作用，未发现明确的心肌负性肌力作用；经肝 CYP450 系统代谢，肝功能不全者注意减量。

5. 氨氯地平（络活喜、压氏达、施慧达）：Amlodipine

【剂型规格】 片剂：络活喜 5mg×7 片；压氏达 5mg×14

片；施慧达 2.5mg×14 片。

【适应证与用法】2.5~10mg，po，qd。

【点评】血管选择性强，与受体结合和解离的速度慢，起效慢、作用时间长，最大降压效应出现在用药后 2~4 周；比较容易出现外周血管扩张效应导致下肢水肿，继续用药可自行消失。

6. 氨氯地平阿托伐他汀钙（多达一）

【剂型规格】片剂，苯磺酸氨氯地平 5mg/阿托伐他汀钙 10mg×7 片。

【适应证与用法】（高血压和高脂血症）1 片，po，qd。

【点评】复方制剂，强化抗动脉粥样硬化作用，改善动脉内皮功能。

7. 拉西地平（司乐平、乐息平）：Lacidipine

【剂型规格】片剂，4mg×30 片。

【适应证与用法】高血压，2~8mg，po，qd。

【点评】第三代高度脂溶性二氢吡啶类 CCB，作用时间长，药力作用强。

8. 乐卡地平（再宁平）：Lercanidipine

【剂型规格】片剂，10mg×7 或 14 片。

【适应证与用法】轻、中度原发性高血压。10mg，po，qd。

【点评】新一代二氢吡啶类 CCB，高血管选择性，高脂溶性，起效时间较慢而作用时间长。

9. 贝尼地平（可力洛）：Benidipine

【剂型规格】4mg 或 8mg×7 片。

【适应证与用法】原发性高血压。2~4mg，qd，每日最大剂量8mg；心绞痛：4mg，bid。

【点评】均衡扩张肾小球出、入球小动脉，保护肾脏。

10. 尼莫地平（尼莫同、尼达尔）：Nimodipine

【剂型规格】片剂：尼莫同 30mg×20 片，尼达尔 20mg×

50 片。

【适应证与用法】脑血管病及其导致的脑供血不足，轻、中度原发性高血压，还可用于血管性头痛、缺血性突发性耳聋。30~40mg，tid，每天最大剂量240mg。

【禁忌证】严重低血压，脑水肿或颅内压力明显升高。

【点评】轻、中度原发性高血压，如合并脑血管疾病者可优先选用。

11. 尼群地平（洛普思）：Nitrendipine

【剂型规格】10mg×100 片。

【适应证与用法】各型高血压，10mg，po，qd 或 10~20mg，po，bid 或 10mg，po，tid。

【点评】降压作用在 1~2 小时最大，持续 6~8 小时；对冠状动脉及外周血管均有较强的选择性。

12. 尼卡地平（佩尔）：Nicardipine

【剂型规格】片剂 40mg×30 片；针剂 10mg/10ml×10 支。

【适应证与用法】高血压，劳累性心绞痛：20~40mg，tid；静脉用于高血压急症：$0.5~6\mu g/(kg \cdot min)$ 静脉滴注；静脉用于手术时异常血压升高的短期处置：$2~10\mu g/(kg \cdot min)$ 静脉滴注。

【禁忌证】重度主动脉瓣狭窄，脑卒中急性颅内压力增高，脑出血尚未完全止血者。

【点评】有高度血管选择性，可增加心、脑、肾等主要脏器的血流量。

13. 地尔硫䓬（合贝爽）：Diltiazem

【剂型规格】合贝爽缓释胶囊 90mg×10 粒；合贝爽粉针 10mg/支。

【适应证与用法】心绞痛、高血压、肥厚型心肌病、原发性肺动脉高压，口服：90mg，qd~bid；血流动力学正常的室上性心动过速或快速房颤控制心室率：10mg+NS 20ml，3分钟以上缓慢静脉注射；手术室异常高血压处置及高血压急诊：10mg，缓慢静脉注射，或以 $5~15\mu g/(kg \cdot min)$ 速度静脉泵入，血压降至目标值后根据血压情况调整速度；变异性心绞痛或不稳定心绞痛：以 1~5μg/（kg·min） 速度静脉泵入，最大速度 5μg/（kg·min）。

【禁忌证】病态窦房结综合征，二或三度房室传导阻滞未安装起搏器者，严重低血压或心源性休克，急性心梗，严重充血性心衰，严重心肌病，妊娠。

【点评】因有传导阻滞作用和心肌负性肌力作用，用药需注意监测心率和血压，尤其静脉用药必须小剂量开始，并需持续心电、血压监测，可能导致严重心动过缓、严重房室传导阻滞甚至心脏停搏，用药前要备好抢救药物设备。

14. 维拉帕米（异搏定）：Verapaminl

【剂型规格】维拉帕米注射液 5mg/2ml×5 支；缓释异搏定 240mg×10 片；维拉帕米片 40mg×30 片。

【适应证与用法】阵发性室上性心动过速、房颤、房扑控制心室率，5~10mg 稀释后静脉缓慢注射至少 2 分钟以上，首剂量 15~30 分钟后可重复给药一次，或以每小时 5~10mg 静脉滴注，每日总量不超过 50~100mg；口服治疗心绞痛、高血压、肥厚型心肌病或预防阵发性室上速发作：缓释片 120mg，qd~240mg，bid，普通片剂 40~80mg，tid。

【禁忌证】病态窦房结综合征、严重房室传导阻滞、严重心衰、心源性休克或严重低血压，预激综合征伴房颤、房扑，已经使用胺碘酮、地高辛、β受体阻断药者慎用。

【点评】因有传导阻滞作用和心肌负性肌力作用，肝肾功能不全时慎用并注意减量。

第二节　血管紧张素转换酶抑制剂

　　血管紧张素转换酶（angiotensin-converting enzyme，ACE）可将无活性的血管紧张素 I 转换为血管紧张素 II，后者为强血管收缩物质。血管紧张素转换酶抑制剂（angiotensin-converting enzyme inhibitors，ACEI）可竞争性抑制循环和组织中的 ACE，减少血管紧张素Ⅱ的生成，从而抑制血管收缩，并减少醛固酮的分泌，达到抑制肾素-血管紧张素-醛固酮系统（RAAS）的作用。还能抑制激肽酶Ⅱ，使激肽聚集，以及增加前列腺素及其代谢产物生成，促使血管扩张，血压下降。此外，本药也可直接作用于血管，降低血管阻力，尤其增加肾血流量。本药还可降低交感神经系统活性、改善内皮功能及血管、心肌重构，适用于高血压、冠心病、心力衰竭、急性心梗后（EF<50%者）、左心室肥厚、慢性肾病、蛋白尿/微量蛋白尿、代谢综合征的患者，并可以降低心脑血管疾病的死亡风险，能显著降低患者的病残率和病死率。

【禁忌证】 ①过敏。②有使用 ACEI 类药物曾出现致命性不良反应，如血管神经水肿的患者。③双侧肾动脉狭窄。④肌酐大于 265.2μmol/L（3mg/dl）或急性肾衰。⑤高钾血症。⑥有症状性低血压。⑦严重心力衰竭。⑧妊娠。

【不良反应】 ①刺激性干咳，最为常见，可能与缓激肽聚集相关，随着用药时间的延长症状不会趋于缓解，停药后可消失。②血管神经性水肿，可出现在肢端、面部、口唇等部位，如发生在舌、声门、喉部则可引起气道阻塞，严重者可致命。处理：立刻停药，皮下注射肾上腺素、静脉注射氢化可的松。③低血压，血压下降与以前是否使用利尿剂治疗相关，也与患者血浆肾素及血管紧张素Ⅱ水平相关，尤其在老年人、血容量不足和心力衰竭患者容易发生。④血钾升高，尤其是在肾功能障碍者。⑤肾功能恶化，ACEI 扩张肾小球入球小动脉的程度小于扩张出球小动脉的程度，肾小球可能出现相对缺血状态，肾小球滤过率不同程度降低，可致肌酐不同程度升高，并可发生血尿、蛋白尿、急性肾衰竭等。⑥其他，皮疹、味觉障碍、粒细胞减少、男性乳腺发育、低血糖、低钠血症等。

【临床作用要点】 ①治疗慢性心衰的基石，应从小剂量开始，若可以耐受则每隔 1~2 周逐渐加量，滴定过程及靶剂量需个体化。起始治疗后 1~2 周应检测肾功能和血钾。血清

肌酐增高超过基础值的 30% ~ 50% 则应减量或停药。②ACEI
对慢性心衰患者应终身应用，避免突然撤药，并尽早联用 β
受体阻滞剂，注意切勿因不能到达 ACEI 的靶剂量而推迟使
用 β 受体阻滞剂。治疗心力衰竭的疗效在数周、数月甚至更
长时间才出现。③ACEI+利尿剂，ACEI+CCB 是多国高血压
指南有限推荐的联合降压方案之一。④多个大型临床试验证
实，急性心梗后早期使用 ACEI 能减低病死率，尤其是前 6
周的病死率降低最为显著，而前壁心梗伴左心衰的患者获益
最大。在无禁忌的情况下，血流重建后血流动力学稳定即可
小剂量开始使用 ACEI。

1. 卡托普利 （开博通）：Catopril

【剂型规格】 12.5mg×20 片。

【适应证与用法】 高血压，12.5mg，bid ~ tid，按需要 1 ~
2 周内增加至 50mg，bid ~ tid；慢性心力衰竭，6.25mg，tid
起始，常用 12.5 ~ 25mg，bid ~ tid，靶剂量 50mg，tid。

【点评】 口服起效快，1 ~ 1.5 小时药物浓度达峰，持续
6 ~ 12 小时，常用于血压波动时临时短效降压使用；刺激性
干咳反应比较常见，部分不能耐受者需停药。

2. 复方卡托普利制剂 （开富特）

【剂型规格】 片剂：每片含卡托普利 10mg+DH-CT6mg×
100 片。

【适应证与用法】 高血压：起始剂量 1 ~ 2 片，bid ~ tid，
按需要 1 ~ 2 周内增加至 2 片，bid ~ tid；慢性心衰，起始剂量
1 片，bid ~ tid，必要时逐渐增加至 2 片，bid ~ tid。

3. 依那普利 （悦宁定）：Enalapril

【剂型规格】 片剂 5mg×10 片。

【适应证与用法】 高血压，5 ~ 10mg，qd ~ bid；最大剂量
每日 40mg；心衰 2.5mg，bid，靶剂量 10 ~ 20mg，bid。

【点评】 半衰期 11h，降压作用可维持 24h，药效为卡托
普利的 10 ~ 20 倍。

4. 依那普利叶酸片 (依叶)

【剂型规格】片剂依那普利 10mg+叶酸 0.8mg/片。

【适应证与用法】H 型高血压, 即伴有同型半胱氨酸升高的高血压, 起始量半片, qd; 维持量 1~2 片, qd。

【点评】有降低同型半胱氨酸的作用。

5. 贝那普利 (洛汀新): Benazepril

【剂型规格】片剂 10mg×14 片。

【适应证与用法】高血压, 通常 10mg, qd, 可增加至 20mg, qd~bid, 每日最大剂量 40mg; 慢性心衰, 2.5mg, qd, 靶剂量 40mg, qd。

【点评】第二代羧基类 ACEI, 半衰期约 10h, 作用可持续 24h, 2~3 天达稳态, 可增加肾血流和排钠作用, 改善肾功能。

6. 贝那普利氢氯噻嗪片 (依思汀、双赛普利)

【剂型规格】片剂贝那普利 10mg+氢氯噻嗪 12.5mg×7 片, 14 片。

【适应证与用法】单药不能控制的高血压, 1~2 片, qd。

【点评】ACEI 与氢氯噻嗪复合制剂。

7. 咪达普利 (达爽): Imidapril

【剂型规格】片剂 10mg×10 片。

【适应证与用法】高血压, 2.5~10mg, qd, 最大剂量 20mg, qd; 慢性心衰, 2.5~5mg, qd。

【点评】每日用药 1 次, 持续作用 24 小时, 3~5 天后达稳态血药浓度, 咳嗽发生率较低。

8. 福辛普利 (蒙诺): Fosinopril

【剂型规格】片剂 10mg×14 片。

【适应证与用法】高血压, 10mg, qd, 维持量 10~40mg, qd; 慢性心衰, 10mg, qd, 靶剂量 40mg, qd; 心肌梗死, 5~20mg, qd。

【点评】第三代水溶性、含磷基的 ACEI, 肝肾双通道代谢，尤其适合治疗糖尿病肾病、肾功能不全者及老年患者。

9. 培哚普利（雅施达）：Perindopril

【剂型规格】片剂 4mg×30 片。

【适应证与用法】高血压，起始剂量 4mg，qd，最大剂量，8mg，qd；慢性心衰：起始剂量 2mg，qd，维持剂量 2~4mg，qd，靶剂量 4~8mg，qd；稳定性冠心病，4~8mg，qd。

【点评】第三代脂溶性 ACEI，口服 4~8 小时后达最大效应，作用持续 24 小时，4 日后血药浓度达稳态。

10. 培哚普利吲哒帕胺片（百普乐）

【剂型规格】片剂：培哚普利 4mg+吲哒帕胺 1.25mg/片。

【适应证与用法】高血压，1 片，qd，血压不能控制时可增加至 2 片，qd。

【点评】ACEI 与吲哒帕胺的复合制剂，用于单药不能控制的高血压。

11. 雷米普利（瑞泰）：Ramipril

【剂型规格】片剂，5mg×8 片。

【适应证与用法】高血压，起始剂量 2.5mg，qd，维持剂量 5mg，qd，最大剂量 20mg，qd，如 5mg，qd 的降压效果不理想则考虑可加利尿剂；慢性心衰：初始剂量 2.5mg，qd，根据需要 1~2 周后可加量，每日 1~2 次给药，靶剂量 10mg，qd；急性心梗后（2~9 日）轻中度心力衰竭患者：剂量调整只能在住院的情况下对血流动力学稳定的患者进行，起始剂量 2.5mg，bid，若不能耐受可采用 1.25mg，bid，酌情加量，靶剂量每日 10mg。

【点评】第三代脂溶性部分前体药，能减轻心脏负荷，在心衰时可扩张动脉与静脉，降低周围血管阻力（后负荷）和肺毛细血管压力（前负荷），从而改善心排量。能显著降低病死率和主要心血管事件的发生率。

12. 赖诺普利（帝益洛）：Lisinopril

【剂型规格】片剂：5mg，10mg/片。

【适应证与用法】高血压，起始剂量 10mg qd，一般维持剂量 10~40mg qd，最大剂量 80mg/d；慢性心衰：起始剂量 2.5~5mg，qd，靶剂量 20~40mg/d。

【点评】第三代，唯一本身为水溶性，无须经肝代谢转换即有活性的 ACEI，半衰期 12.6 小时。

第三节　血管紧张素 II 受体拮抗剂

血管紧张素 II 受体拮抗剂（angiotensin II receptor blockers，ARBs）的问世，被誉为 20 世纪 90 年代心血管药物的一个里程碑。其适应证和禁忌证基本同 ACEI，一般作为不能耐受 ACEI 的替代选择。目前临床上广泛使用的均为 AT1 高度选择性拮抗剂，通过可逆性、竞争性阻滞 AT1 受体与血管紧张素 II 的结合，抑制血管紧张素 II 的血管收缩作用及醛固酮分泌作用，从而抑制 RAAS。ARB 与 ACEI 相比，ARB 抑制 RAAS 的作用更完全，而且不影响 ACE 和缓激肽的降解，出现咳嗽和血管神经性水肿的可能小。

【不良反应】常见的有头痛、眩晕、心悸、低血压；少见的有咳嗽、高钾血症、肾功能恶化、血管神经性水肿。

【临床应用要点】①目前 ARB 拥有的适应证包括高血压、慢性心衰、左心室肥厚、慢性肾病、急性心梗后、预防房颤、代谢综合征、不能耐受 ACEI 的替代治疗。②治疗慢性心衰应从小剂量开始，在患者耐受的基础上逐渐增加至推荐剂量或靶剂量。在开始用药第 1~2 周内应监测血压、肾功能和血钾。③对因咳嗽或血管水肿不能耐受 ACEI 者，缬沙坦和坎地沙坦已经显示出降低住院率和病死率的益处。④对于常规治疗（包括 ACEI）后心力衰竭症状持续存在且 LVEF 低下者，可考虑加用 ARB。但目前尚无推荐 ACEI+ARB+醛固酮受体拮抗剂同时使用，避免高钾血症的发生。⑤ARB 降压作用起效缓慢，平稳增强，一般在 4~8 周时作用才最大。限制钠盐摄入或合并使用利尿剂可使起效迅速和作用增强，

ARB+利尿剂/CCB 是多国指南优先推荐的联合降压方案之一。

1. 氯沙坦（科素亚）：Losartan

【剂型规格】 片剂 50mg×7 片。

【适应证与用法】 高血压，50mg，qd，部分患者可增加至 100mg，qd；慢性心衰，初始剂量 12.5mg，qd，可逐渐增加至 50mg，qd，每日最大剂量 150mg。

【点评】 第一个用于治疗高血压的非肽类 ARB，对血管紧张素Ⅱ受体（AT1 型）具有高度选择性，其代谢产物活性比母体药强 10~40 倍，并具有口服有效、高亲和力、高选择性和无激动活性的特点；3~6 周可达最大降压效果；降压作用比较缓和。

2. 氯沙坦钾氢氯噻嗪（海捷亚）

【剂型规格】 片剂氯沙坦钾 50mg + 氢氯噻嗪 12.5mg×7 片。

【适应证与用法】 轻中度高血压，1 片，qd，对反应不足的患者可增加至 2 片，qd。

【点评】 氯沙坦和氢氯噻嗪具有协同作用，比单独使用降压作用更强；氢氯噻嗪可引起尿酸轻度升高，而氯沙坦有短暂和轻微的促尿酸排泄作用，两者合用可减轻利尿剂所致的高尿酸血症。

3. 缬沙坦（代文）：Valsartan

【剂型规格】 片剂 80mg×7 片。

【适应证与用法】 高血压，80~160mg，qd，每日最大剂量 320mg；慢性心衰，20~40mg，bid，靶剂量 80~160mg，bid。

【点评】 本药为强效和特异性的非肽类 ARB，对 AT1 型受体的亲和力比 AT2 型强 20000 倍，降压同时不影响心率，不影响胆固醇、三酰甘油、血糖或尿酸；降压效果较强，2~4 周可起到最大降压作用。

4. 缬沙坦钾氢氯噻嗪（复代文）

【剂型规格】片剂，缬沙坦 80mg＋氢氯噻嗪 12.5mg× 7 片。

【适应证与用法】高血压，1 片，qd，对反应不足可增加至 2 片，qd。

【点评】ARB 与氢氯噻嗪复合制剂，两者具有协同作用。

5. 缬沙坦氨氯地平（倍博特）

【剂型规格】片剂，缬沙坦 80mg＋氨氯地平 5mg×7 片。

【适应证与用法】用于单药不能控制的高血压，1 片，qd。

【点评】ARB 可以减轻 CCB 引起的外周水肿，起协同效应，提高患者依从性。

6. 替米沙坦（美卡素）：Telmisartan

【剂型规格】片剂，80mg×7 片。

【适应证与用法】高血压，起始剂量 40mg，qd，维持剂量 20～80mg，qd；慢性心衰，40mg，qd，靶剂量 80mg，qd。

【点评】可能升高血管紧张素 II 水平和降低醛固酮水平；用药后 4～8 周发挥最大降压作用，起效慢，作用强而持久。

7. 替米沙坦氢氯噻嗪（美嘉素）

【剂型规格】片剂，替米沙坦 80mg＋氢氯噻嗪 12.5mg× 7 片。

【适应证与用法】用于单药不能控制的高血压，1 片，qd。

【点评】ARB 与氢氯噻嗪复合制剂，两者具有协同作用。

8. 坎地沙坦（必洛斯）

【剂型规格】片剂，8mg×7 片。

【适应证与用法】高血压 4～12mg，qd；慢性心衰，4～ 8mg，qd，靶剂量 32mg，qd。

【点评】前体药，体内水解代谢产物方有活性；2~4周达完全疗效。

9. 奥美沙坦酯（傲坦）

【剂型规格】片剂，20mg×7片。

【适应证与用法】高血压，20~40mg，qd。

【点评】前体药，水解为奥美沙坦后起作用；1~2小时起效，3~5天达稳态。

10. 奥美沙坦氢氯噻嗪（复傲坦）

【剂型规格】片剂，奥美沙坦酯20mg+氢氯噻嗪12.5mg×7片。

【适应证与用法】单药难以控制的高血压，1片，po，qd。

【点评】ARB与氢氯噻嗪复合制剂，两者具有协同作用。

11. 厄贝沙坦（安博维）

【剂型规格】片剂150mg×7片。

【适应证与用法】高血压，150~300mg，qd；慢性心衰，150mg，qd，靶剂量300mg，qd。

【点评】除独立降压作用外的肾脏保护作用，可缓解肾脏疾病的进展。

12. 厄贝沙坦氢氯噻嗪（安博诺）

【剂型规格】片剂，厄贝沙坦150mg+氢氯噻嗪12.5mg×7片。

【适应证与用法】高血压，1~2片，qd。

【点评】ARB与氢氯噻嗪复合制剂，两者具有协同作用。

13. 其他类型RAS抑制剂

阿利吉仑（锐思力）

【剂型规格】片剂150mg，300mg/片。

【适应证与用法】原发性高血压，常规150mg，qd，对血压仍不能控制者可增加至300mg，qd。

【点评】全球第一个直接肾素抑制剂，源头阻断RAS，不推荐与 ACEI/ARB 联用。

第四节　β受体阻滞剂

β受体阻滞剂（beta-receptor blockers，βRB）具有抗高血压，降低心肌氧耗、增加冠状动脉血流、改善心功能、抗心律失常、降低血浆肾素和交感神经活性等作用，适用于不同程度高血压、冠心病、纠正快速室上性心律失常、肥厚型心肌病、主动脉夹层、慢性心衰等。

【禁忌证】①过敏。②心源性休克。③不稳定的、失代偿性慢性心力衰竭。④有症状的心动过缓、病态窦房结综合征、Ⅱ~Ⅲ度 AVB。⑤症状性低血压。⑥严重的周围血管疾病。⑦支气管痉挛性哮喘。

【内在拟交感活性】有些β受体阻滞剂在与β受体结合后除阻断受体外，对β受体具有部分激动作用，称之为内在拟交感活性（intrinsic sympathomimestic activity，ISA）。ISA 较强的药物在临床应用时，其抑制心肌收缩力、减慢心率和收缩支气管的作用一般较无 ISA 的药物弱。

【不良反应】①低血压。②心动过缓、房室传导阻滞。③体液潴留和心力衰竭恶化（常发生于起始治疗 3~5 天）。④支气管痉挛、哮喘发作。⑤代谢、内分泌紊乱，血糖、血脂异常、高钾血症。⑥抑郁、疲乏、头痛、失眠等。⑦撤药综合征。长期治疗后突然停药可发生高血压、心律失常和心绞痛恶化。⑧加重性功能障碍和末梢循环性疾病，如无症状外周动脉病患者用药后可导致间歇性跛行。

【临床应用要点】

（1）如果在应用β受体阻滞剂降压时需要加药，应优先考虑 CCB，而不用噻嗪类利尿剂，避免增加发生糖尿病的危险。亲脂性β受体阻滞剂容易透过血脑屏障，可发生与其相关的中枢神经系统不良反应，如多梦、幻觉、失眠、疲乏及抑郁症。

（2）目前临床试验已经证实可有效降低慢性心衰死亡率的只有3种：美托洛尔、比索洛尔、卡维地洛。

（3）β受体阻滞剂治疗慢性心衰应从极小剂量开始，逐步增加至靶剂量，避免突然停药引起反跳现象。减量应缓慢，每2~4天减量1次，2周内减完。β受体阻滞剂的治疗应个体化，一般以用药后晨起静息心率55~60次/分为达标剂量（靶剂量）或最大耐受量。

（4）β受体阻滞剂治疗慢性心衰起效时间长，可能需要2~3个月。起始治疗后患者需无明显的体液潴留，体重恒定（干体重），利尿剂已经维持在合适剂量。在一天的不同时间分开服用ACEI和β受体阻滞剂可以减少低血压发生的危险。NYHA Ⅳ级心衰的患者需待病情稳定（4天内未静脉用药，已无体液潴留并体重恒定）后，在严密监护下由专科医师指导应用。

（5）以下情况可首选β受体阻滞剂：快速型心律失常、冠心病、心衰合并高血压者；交感神经活性增高者，如心率增快、心理应激、焦虑、甲亢、围手术期高血压等；不能耐受ACEI/ARB的年轻高血压患者。

1. 美托洛尔（倍他乐克）：Metoprolol

【剂型规格】普通剂型（酒石酸美托洛尔）：25mg×20片；缓释剂型（琥珀酸美托洛尔）：47.5mg×7片；针剂：5mg/支。

【适应证与用法】

高血压：普通剂型（酒石酸美托洛尔）25~50mg，bid~tid，或100mg，bid；缓释剂型（琥珀酸美托洛尔），47.5~95mg，qd。

心力衰竭：普通剂型（酒石酸美托洛尔）6.25mg，bid~tid，靶剂量50mg，tid；心功能Ⅱ级的稳定性心衰，缓释剂型（琥珀酸美托洛尔）23.75mg，qd，2周后增加至47.5mg，qd，若可耐受以后每2周剂量加倍，最大剂量190mg，qd；心功能Ⅲ、Ⅳ级的稳定性心衰，起始剂量11.875mg，qd，

1~2周后可逐渐剂量加倍，最大剂量190mg，qd。

急性心梗：心源性休克者禁用，主张早期使用（最初几小时内），早期用药可减小未能血流重建患者的梗死范围、降低短期内死亡率（此作用在用药后24小时即出现）；且降低血流重建患者再梗死及再缺血发生率，若2小时内用药还可降低死亡率。心梗后若无禁忌应长期口服，已证实长期用药可降低心源性死亡率。一般先采用静脉注射本药一次2.5~5mg（2分钟内），每5分钟1次，共3次（10~15mg）。15分钟后开始口服，一次25~50mg，每6~12小时1次，共24~48小时；然后口服25~100mg，一日2次。心梗后若无禁忌，可长期口服，50~100mg，bid。

心绞痛：普通剂型（酒石酸美托洛尔）25~50mg，bid~tid，或100mg，bid；缓释剂型（琥珀酸美托洛尔）95~190mg，qd。

心律失常：静脉给药，一次2~20mg。对于室上性心动过速、房颤、房扑，给予5~15mg有较好疗效。具体用法为：在2.5分钟内静脉注射5mg，每隔7.5分钟注射一次。口服药：普通剂型（酒石酸美托洛尔）25~50mg，bid~tid，或100mg，bid；缓释剂型（琥珀酸美托洛尔）95~190mg，qd。

【点评】脂溶性、高选择性 β_1 受体阻滞剂（$\beta_1 : \beta_2 = 20 : 1$）。美托洛尔的降压作用机制尚未完全阐明，可能与阻断心脏 β_1 受体而降低心排量、阻断中枢 β 受体而降低外周交感神经活性、抑制肾素释放、减少去甲肾上腺素释放以及促进前列环素生成等作用有关。较大剂量时，心脏选择性逐渐消失，对血管及支气管平滑肌的 β_2 受体也有作用。

2. 比索洛尔（康忻、博苏）：Bisoprolol

【剂型规格】片剂，5mg×10片。

【适应证与用法】高血压：初始剂量5mg，qd，某些患者（如支气管痉挛者）可能适合从2.5mg，qd开始。可根据治疗效果增加至10~20mg，qd。慢性、稳定性心衰：从小剂量开始，1.25mg，qd，如耐受性好，可逐渐（每2~4周加量）增加至靶剂量 10mg，qd。心绞痛：起始剂量 2.5mg，qd，最大剂量 10mg，qd。

【点评】长效、水、脂双溶性，目前选择性最高的 β_1 受体阻滞剂（β_1：β_2 = 75：1），对支气管的 β_2 受体也有一定程度的阻滞，但仅在大剂量时可能出现，一般无明显临床意义。无内在拟交感性及膜稳定性。不影响糖、脂代谢，肝肾各 50% 代谢清除。

3. 阿替洛尔（阿替洛尔片）：Atenolol

【剂型规格】片剂，12.5mg/25mg×60 片。

【适应证与用法】高血压和心绞痛：6.25 ~ 12.5mg，bid~tid，最大剂量每天 100mg。

【点评】中效、水溶性、选择性 β_1 受体阻滞剂；无内在拟交感性及膜稳定性，肾功能不全者需减量。不推荐治疗慢性心衰。

4. 艾司洛尔（爱络）：Esmolol

【剂型规格】注射液，0.2mg：2ml/支。

【适应证与用法】主要用于治疗围手术期高血压、室上性心动过速、房颤、房扑紧急控制心室率患者。详见第七节。

【点评】超短效选择性 β_1 受体阻滞剂，其心脏选择性与美托洛尔相当。大剂量时选择性消失，对血管及支气管平滑肌的肾上腺 β_2 受体也有作用。在降压作用上比美托洛尔、普萘洛尔等其他 β 受体阻滞剂更能降低血压，提示本药的降压效应可能存在其他未知机制。

5. 普萘洛尔（心得安）：Propranolol

【剂型规格】片剂，10mg×100 片。

【适应证与用法】窦性心动过速，尤其是甲亢、β 受体反应亢进症、运动和精神因素与交感神经兴奋性增高有关者；高血压；心绞痛；原发性震颤；偏头痛预防等；肝硬化上消化道出血的预防及治疗。高血压：10mg，tid~qid，按需要及耐受程度逐渐调整剂量，直至血压得到控制，最大剂量每日 200mg；心绞痛：10～20mg，tid～qid，最大剂量每天 320mg；心律失常：10～30mg，tid～qid。

【点评】高亲脂性、非选择性 β 受体阻滞剂，无内在拟交感活性，具有中等强度的膜稳定性。

6. 拉贝洛尔（拉贝洛尔片）：Labetalol

【剂型规格】片剂，50mg×30 片；针剂，25mg/支。

【适应证与用法】多种类型高血压（尤其是高血压危象），围手术期血压控制，嗜铬细胞瘤。口服常规剂量：开始 100mg，bid～tid；可增加至 200mg，tid～qid。静脉注射用 10% GS 稀释后，一次 25～50mg，5～10 分钟内缓慢推注。维持剂量 0.5～2mg/min，根据反应调整剂量，24 小时总量不超过 300mg。静脉给药时应处于卧位，控制速度，防止降压过快。

【点评】高亲脂性，选择性拮抗 α₁ 受体和非选择性拮抗 β 受体，均表现为降压效应，对 β 受体的作用比 α 受体强，口服时约为 1∶3，静脉注射时约为 1∶7，对降低立位血压比卧位明显，一般不降低心排量或每搏输出量。静脉注射时尤其适用于高肾上腺能状态、妊娠、肾功能不良时高血压急症，几乎不影响心脑血流；静脉注射后 5 分钟内出现最大作用，作用可持续 6 小时。

7. 卡维地洛（卡维地洛、金络）：Carvedilol

【剂型规格】片剂，达利全：25mg×10 片。金络：10mg×14 片。

【适应证与用法】轻中度高血压、心绞痛：6.25mg，bid，如可耐受，1～2 周后逐渐增至 12.5～50mg，bid，最大剂量每日 100mg。慢性心衰：可降低死亡率和心血管疾病住院率，改善患者的一般情况并减慢疾病进程，同时接受地高辛、ACEI、利尿药治疗的患者，必须先让这些药物稳定病情后再使用本药，推荐起始剂量 3.125mg，bid，每 2 周递增一次，靶剂量 25mg，bid。

【点评】高亲脂性，阻断 α₁ 受体和非选择性拮抗 β 受体，其 β 受体阻断作用较强，为拉贝洛尔的 33 倍，为普萘洛尔的 3 倍，α 和 β 阻断强度比为 1∶10。无内在拟交感活性，具有膜稳定性。还具有抗氧化特性，对心排量和心率影响小。

8. 阿罗洛尔（阿尔马尔）：Arotinolol

【剂型规格】 片剂 10mg×10 片。

【适应证与用法】 轻中度高血压，心绞痛和心律失常，也用于原发性震颤。常规 10mg，bid，可增加至 15mg，bid。

【点评】 水、脂双溶性，对于肾上腺素能 α 受体和 β 受体均有一定的阻滞作用，两者强度 1∶8。

第五节　α 受体阻滞剂及其他类型降压药

α 受体阻滞剂（alpha-receptor blokers，αRB）能选择性地与 α 肾上腺素能受体结合，其本身不激动或弱激动肾上腺素能受体，阻断神经递质及药物与 α 受体结合，起到拮抗作用。本类药物目前为二线降压药，降压作用起效较迅速强力，但随着时间延长，降压效力逐渐减弱。单独口服一般仅对轻、中度高血压有明确疗效，有助于良性前列腺增生症状的改善，静脉主要用于高血压急症或顽固性高血压的联合治疗，心衰者慎用。

【不良反应】 ①最常见的直立性低血压，甚至可伴晕厥，在首次给药时、老年患者尤易发生。为避免首剂低血压的发生，建议首次给药宜在睡觉前，并且首剂减半，在给药后嘱患者在体位变化时动作应缓慢。②发射性心动过速、心绞痛。③头痛、头晕、嗜睡等神经系统症状。④其他：恶心、乏力、便秘、皮疹等，偶有外周组织水肿、视物模糊等。

【临床应用要点】 ①作用于中枢的 α 受体阻滞剂由于其较明显的中枢镇静等副作用，目前已少用。有抑郁症病史者应避免使用可乐定、利血平、甲基多巴等中枢作用降压药。

目前临床使用的主要是作用于外周的选择性 α_1 受体阻滞剂。②多数选择性 α_1 受体阻滞剂对血脂有良好的作用，可降低三酰甘油和提升高密度脂蛋白胆固醇浓度，能改善良性前列腺肥大增生的排尿症状。③对于嗜铬细胞瘤，由于 β 受体阻滞剂可引起 α 受体对循环中儿茶酚胺的敏感性相对增加而导致重度高血压，因此在接受足量的 α 受体阻滞剂治疗前，应避免使用任何一种 β 受体阻滞剂。

1. 哌唑嗪（哌唑嗪片）：Prazosin

【剂型规格】片剂，1mg×100 片。

【适应证与用法】高血压，起始剂量 0.5～1mg，bid～tid，可逐渐调整用量至每日 6～15mg，分 2～3 次口服，每日剂量不超过 20mg；慢性心衰，维持剂量 4～20mg/d，分次服用。

【点评】选择性 α_1 受体阻滞剂，高血压二线用药，常与其他降压药合用，也可用于嗜铬细胞瘤术前的血压控制；建议睡前卧床给药。

2. 特拉唑嗪（高特灵）：Terazosin

【剂型规格】10mg×28 片。

【适应证与用法】高血压，首剂 1mg，以后剂量逐渐增加至 1～5mg，qd。改善良性前列腺增生症患者的排尿症状，初始剂量 1mg，qd，缓慢增加至推荐量 5～10mg，qd。

【点评】高度选择 α_1 受体阻滞剂，作用于周围血管，降低动脉阻力，作用比哌唑嗪更均匀，降压起效慢，持续时间长。本药还可降低总胆固醇、低密度脂蛋白胆固醇及提高高密度脂蛋白胆固醇。通常为联合用药的选择，不作为高血压治疗的一线药物。

3. 多沙唑嗪（可多华）：Doxazosin

【剂型规格】可多华控释片，4mg×10 片。

【适应证与用法】高血压，首次给药小剂量 1mg，qd，睡前服用；逐渐增加至常用量 4～8mg，qd，最大剂量 16mg，qd。良性前列腺增生：2～4mg，qd。剂量超过每日 4mg，易引起过度体位性反应（直立性低血压、晕厥、直立性眩晕）。

【点评】长效、选择性 α_1 受体阻滞剂，本药还可降低总胆固醇、低密度脂蛋白胆固醇和三酰甘油和抗血小板作用，尤其适合合并高血脂患者。

4. 阿夫唑嗪（桑塔）：Alfuzosin

【剂型规格】缓释片剂 10mg×10 片。

【适应证与用法】良性前列腺增生：2.5mg，tid，缓释片为 5mg，bid 或 10mg，qd，睡前服用。高血压：7.5～10mg，分 3 次服用。

【点评】对膀胱三角区、尿道和前列腺的 α_1 受体有高度选择性作用（高于哌唑嗪和特拉唑嗪），主要用于改善良性前列腺增生的症状。

5. 酚苄明：Phenoxybenzamine

【剂型规格】片剂 5mg×24 片。

【适应证与用法】嗜铬细胞瘤和周围血管痉挛性疾病（如雷诺综合征），初始剂量 10mg，bid，以后隔日增加 10mg，直至获得预期临床疗效或出现轻微的 α 受体阻断效应，维持剂量一次 20～40mg，bid。前列腺增生，5mg，qd 开始，3 日后可改为 5mg，bid。静脉滴注用于心衰或休克，嗜铬细胞瘤术前用药，0.5～1mg/kg 加入 GS 250～500ml 中 2 小时滴完，一日总量不超过 2mg/kg，术前用药 3 日，必要时麻醉诱导再给药一次。

【点评】长效、非选择性 α 受体阻滞剂，主要用于嗜铬细胞瘤的治疗和术前准备，以及周围性血管痉挛性疾病和前列腺增生。

6. 酚妥拉明：Phentolamine

【剂型规格】注射液 10mg：1ml/支。

【适应证与用法】嗜铬细胞瘤的高血压发作、高血压急症处理：肌内注射或静脉注射 5mg/kg，或起始剂量 0.1～0.2mg/min，一般 0.3mg/min，最大剂量 0.5～1mg/min 静脉泵入。血管痉挛性疾病：一次 5～10mg，20～30 分钟后可重复给药。与正性肌力药物合用联合治疗顽固性充血性心衰，休克：0.3mg/min 静脉滴注。

【点评】短效非选择性 α 受体阻滞剂。

7. 乌拉地尔（亚宁定）：Urapidil

【剂型规格】注射液，亚宁定 25mg：5ml/支。

【适应证与用法】高血压急症：10～50mg，快速静脉注射，必要时可在 5 分钟后重复给药，静脉注射后可改为持续静脉滴注，剂量为 2mg/min，以后根据临床反应调整速度，维持量 6～24mg/h（即 100～400μg/min），最大药物浓度4mg/ml。

【禁忌证】主动脉峡部狭窄、动静脉分流患者（透析时的分流除外）。

【点评】α 受体阻滞剂，具有外周和中枢双重降压作用，降压幅度与剂量相关，无耐受性。对静脉的舒张作用大于对动脉的作用，降压时不影响颅内压，对血压正常者没有降压效果。还可降低心脏前后负荷和平均肺动脉压。

8. 甲基多巴：Methldopa

【剂型规格】片剂 250mg/片。

【适应证与用法】250mg，bid～tid，每 2 日调整一次剂量至达到疗效，维持量为每天 500～2000mg，分 2～4 次服用，最大剂量每天不超过 3000mg。

【点评】具有中枢作用的 α 受体阻滞剂，口服 4～6 小时后降压作用达高峰，主要经肾脏代谢，尤其适用于妊娠高血压；避免应用于抑郁症患者。

9. 传统固定配比单片复方制剂

【剂型规格】复方利血平（复方降压片），复方利血平氨苯蝶啶片（北京降压 0 号），复方罗布麻片，珍菊降压片等。

【适应证与用法】高血压。复方利血平：1～2 片，po.tid，北京降压 0 号：起始剂量 1 片，qd，维持剂量 1 片，bid～tid；复方罗布麻片：起始剂量 2 片，tid，维持剂量 2 片qd。珍菊降压片：1～2 片，tid。

【点评】此类药物以当时常用的利血平、可乐定、双肼屈嗪和氢氯噻嗪为主要成分，此类复方制剂组成成分的合理性虽然有争议，但仍在基层广泛使用。

第六节 高血压急症用药

1. 硝普钠：Nitroprusside Sodium

【剂型规格】注射液 50mg/支。

【适应证与用法】高血压急症，急性心力衰竭，麻醉控制性降压。静脉滴注，起始剂量 $0.5\mu g/(kg \cdot min)$，根据疗效逐渐以 $0.5\mu g/(kg \cdot min)$ 递增，常用维持剂量为 $3\mu g/(kg \cdot min)$，极量为 $10\mu g/(kg \cdot min)$，总量为 3500μg/kg。或静脉泵入：硝普钠 50mg+NS 50ml，0.6ml/h（$10\mu g/min$）开始，可用到 200~300μg/min。

【禁忌证】伴动静脉分流或主动脉缩窄的高血压患者；孕妇。

【不良反应】血压下降过快、过剧；硫氰酸盐中毒，视物模糊、眩晕、运动失调、谵妄、恶心、呕吐等；冠状动脉窃血。

【点评】硝基氢氰酸盐，为速效、短时、强效的血管扩张药。对动脉、静脉平滑肌均有直接扩张作用，使周围血管阻力降低，产生降压作用；还能减低心脏前后负荷，改善心排量，以及减轻瓣膜关闭不全时血液反流，从而使心力衰竭症状缓解。给药后几乎立即起效并达到作用高峰，静滴停止后作用维持 1~10min。肾功能不全者有蓄积性。

2. 硝酸甘油：Nitroglycerol

【剂型规格】注射液 5mg/支。

【适应证与用法】开始剂量 5μg/min，宜用静脉泵恒速滴注，可每 3~5 分钟增加 5μg/min 以达满意疗效，若在 20μg/min 时无效，可以 10~20μg/min 递增，最大剂量 100μg/min，合并急性肺水肿时极量可至 200μg/min。

【点评】主要扩张周围静脉，使血液贮集于外周，减少回心血量，降低左心室舒张末压和舒张期冠脉血流阻力；同时扩张周围小动脉，使外周阻力和血压下降，减少心肌耗氧量；扩张某些区域或冠状小动脉，使心肌缺血区血流重新分布，缓解心绞痛。

3. 乌拉地尔（亚宁定）：Urapidil

【剂型规格】注射液，亚宁定 25mg：5ml／支。

【适应证与用法】高血压急症：10～50mg，快速静脉注射，必要时可在 5 分钟后重复给药，静脉注射后可改为持续静脉滴注，剂量为 2mg／min，以后根据临床反应调整速度，维持量 6～24mg／h（即 100～400μg／min），最大药物浓度 4mg／ml。

【禁忌证】主动脉峡部狭窄、动静脉分流患者（透析时的分流除外）。

【点评】α 受体阻滞剂，具有外周和中枢双重降压作用，降压幅度与剂量相关，无耐受性。对静脉的舒张作用大于对动脉的作用，降压时不影响颅内压，对血压正常者没有降压效果。还可降低心脏前后负荷和平均肺动脉压。

4. 酚妥拉明：Phentolamine

【剂型规格】注射液 10mg：1ml／支。

【适应证与用法】嗜铬细胞瘤的高血压发作、高血压急症处理：肌内注射或静脉注射 5mg／kg，或起始剂量 0.1～0.2mg／min，一般 0.3mg／min，最大剂量 0.5～1mg／min 静脉泵入。血管痉挛性疾病：一次 5～10mg，20～30 分钟后可重复给药。与正性肌力药物合用联合治疗顽固性充血性心衰，休克：0.3mg／min 静脉滴注。

【点评】短效非选择性 α 受体阻滞剂。

5. 拉贝洛尔：Labetalol

【剂型规格】针剂，25mg／支。

【适应证与用法】多种类型高血压（尤其是高血压危象），围手术期血压控制，嗜铬细胞瘤。静脉注射：用 10%

GS 稀释后，一次 25~50mg，5~10 分钟内缓慢推注。维持剂量 0.5~2mg/min，根据反应调整剂量，24 小时总量不超过 300mg。静脉给药时应处于卧位，控制速度，防止降压过快。

【点评】 选择性拮抗 α_1 受体和非选择性拮抗 β 受体，均表现为降压效应，对 β 受体的作用比 α 受体强，口服是约为 1:3，静脉注射时约为 1:7，对降低立位血压比卧位明显，一般不降低心排量或每搏输出量。静脉注射时尤其适用于高肾上腺能状态、妊娠、肾功能不良时高血压急症，几乎不影响心脑血流；静脉注射后 5 分钟内出现最大作用，作用持续 6 小时。

6. 艾司洛尔：Esmolol

【剂型规格】 注射液：0.2mg：2ml/支。

【适应证与用法】 主要用于治疗围手术期高血压及高血压危象、室上性心动过速、房颤、房扑紧急控制心室率患者。1mg/kg 在 30 秒内静脉注射，继之以 0.15mg/(kg·min) 静脉滴注，最大维持剂量为 0.3mg/(kg·min)。

【禁忌证】 支气管哮喘、严重 COPD、窦性心动过缓、二~三度 AVB、顽固性心衰、心源性休克。

【点评】 超短效选择性 β_1 受体阻滞剂，其心脏选择性与美托洛尔相当。大剂量时选择性消失，对血管及支气管平滑肌的肾上腺 β_2 受体也有作用。在降压作用上比美托洛尔、普萘洛尔等其他 β 受体阻滞剂更能降低血压，提示本药的降压效应可能存在其他未知机制。

7. 尼卡地平：Nicardipine

【剂型规格】 针剂 10mg/10ml×10 支。

【适应证与用法】 静脉用于高血压急症：0.5~6μg/(kg·min) 静脉滴注。

【禁忌证】 重度主动脉瓣狭窄，脑卒中急性颅内压力增高，脑出血尚未完全止血者。

【点评】 有高度血管选择性，可增加心、脑、肾等主要脏器的血流量。

8. 地尔硫䓬：Diltiazem

【剂型规格】合贝爽粉针 10mg/支。

【适应证与用法】静脉治疗手术室异常高血压处置及高血压急诊：10mg，缓慢静脉注射，或以 $5 \sim 15 \mu g/(kg \cdot min)$ 速度静脉泵入，血压降至目标值后根据血压情况调整速度。

【禁忌证】病态窦房结综合征、二或三度房室传导阻滞未安装起搏器者；严重低血压或心源性休克；急性心梗；严重充血性心衰；严重心肌病，妊娠。

【点评】因有传导阻滞作用和心肌负性肌力作用，用药需注意监测心率和血压，尤其静脉用药必须小剂量开始，并需持续心电、血压监测，可能导致严重心动过缓、严重房室传导阻滞甚至心脏停搏，用药前要备好抢救药物设备。

9. 硫酸镁

【剂型规格】25%硫酸镁溶液 10ml/支，50%硫酸镁溶液 500ml/瓶。

【适应证与用法】具有先兆子痫的首选降压药物。硫酸镁 5g 稀释至 20ml，静脉慢推 5min，随后 1 ~ 2g/h 维持，或 5g 稀释至 20ml，深部肌内注射，每 4h 重复。总量 25 ~ 30g/d。

【点评】具有神经肌肉阻滞、抑制钙离子内流的左右。

第七节　硝酸酯类药物

【概述】硝酸酯类药物通过①扩张容量静脉，减少回心血量，降低心脏前负荷；②扩张外周动脉，减少心脏后负荷；③扩张冠状动脉，解除冠脉痉挛，重新分配冠脉血流量等主要机制发挥抗心绞痛作用；此外，静脉应用硝酸酯类药物可有效降低血压。硝酸酯类药物根据其化学结构主要分为以下三类。从表中可知，随诊硝基数量减少，起效时间减慢，药效持续时间延长。

心血管系统疾病

代表药物	硝基数量	起效时间	持续时间	药效维持	给药途径
硝酸甘油	3	舌下：1~2分钟 口服：30分钟	舌下：20~40分钟 口服：10分钟	短效	静脉、喷入、舌下、口服、经皮
硝酸异山梨酯	2	舌下：2~5分钟 口服：15~20分钟	舌下：2~4小时 口服：2~4小时	中效	舌下、口服、静脉
单硝酸异山梨酯	1	缓慢	长	长效	口服

抗心绞痛药物除了硝酸酯类药物之外，还包括 β 受体阻滞剂、钙离子拮抗剂、曲美他嗪、尼可地尔以及中药制剂等，可参阅相关章节。

【临床应用要点】

心绞痛急性发作时应选用短效或中效制剂，长效制剂用于心绞痛的长期治疗与预防。

长期连续用药可产生耐药，尤其长期持续静脉注射，因此不宜长期连续使用。每天 8~12 小时的药物作用空白期可减少耐药的发生。在药效空白期内有心绞痛发作的风险。

硝酸酯类药物可有效减少、减轻心绞痛，改善冠心病患者生活治疗，但不改善其临床预后。

【禁忌证】

1. 急性循环衰竭。包括：心源性休克、急性心梗伴低充盈压、严重低血压（收缩压<90mmHg）。

2. 肥厚型梗阻性心肌病。

3. 缩窄性心包炎、心包填塞。

4. 禁止与 cGMP 特异的 5 型磷酸二酯酶选择性抑制剂（例如：西地那非、伐地那非、他达那非）联用。

5. 闭角型青光眼。

【不良反应】

1. 头痛。服用硝酸酯类药物后头痛并不少见，称为"硝酸盐性头痛"，为脑膜血管舒张所致。服用非长效制剂作为起始治疗再过渡到长效制剂或减量可减少头痛发作，持续应用头痛症状会逐渐减轻。

2. 低血压。尤其是容量不足、循环不稳定患者。

3. 心动过速。血管扩张后反射性交感神经兴奋所致。

4. 恶心、呕吐。

5. 皮肤潮红、皮疹、过敏、皮炎等。

【常用药物】

1. 硝酸甘油：Nitroglycerin

【剂型规格】注射液 5mg/1ml；片剂 0.5mg×24 片；气雾

心血管系统疾病

剂 0.5mg/喷，200 喷×1 支。

【适应证与用法】①心绞痛发作的治疗：片剂 0.25～0.5mg 舌下含服，如有必要，可 5 分钟后重复；气雾剂 1～2 舌下喷，如有必要，可 5 分钟后重复。②急性充血性心力衰竭。③高血压急症：静脉注射 5～10µg/min 起步，每 5～10 分钟增加 5～10µg/min，直至症状缓解或血压控制满意，最大剂量不宜超过 100µg/min，持续注射不宜超过 72 小时。停药应逐步减量。

【点评】舌下含服起效迅速。持续静脉注射可有效缓解严重心绞痛。

2. 硝酸异山梨酯（异舒吉、爱倍、消心痛）：Isosorbide Dinitrate

【剂型规格】①异舒吉注射剂 10mg/10ml×10 支；②爱倍注射液 10mg/10ml×1 支或 5mg/5ml×1 支；③消心痛片剂 5mg/片。

【适应证与用法】①急性左心衰竭、严重或不稳定心绞痛：注射剂 1～2mg/h 起步，每 20～30 分钟调整剂量 2mg/h，根据病情需要及血流动力学调整剂量，通常剂量 8～10mg/h，急性左心衰可能需要较大剂量，例如 50mg/h。②心绞痛发作的治疗：片剂 5～10mg 舌下含服或口服。③预防心绞痛发作：片剂 5～10mg tid。

【点评】可预防与治疗心绞痛发作。

3. 单硝酸异山梨酯（依姆多、异乐定、瑞德明、欣康）：Isosorbide Mononitrate

【剂型规格】①依姆多 片剂 60mg×7 片。②异乐定 缓释胶囊 50mg×10 粒或 20 粒。③瑞德明 缓释胶囊 40mg×30 粒。④欣康 片剂 20mg×48 片。

【适应证与用法】①冠心病长期治疗：20～60mg qd。②心绞痛长期治疗及预防：20～60mg qd。③与洋地黄和/或利尿剂联合治疗慢性充血性心力衰竭：20～60mg qd。

【点评】起效慢，药效持续时间长，适用于心绞痛长期治疗及预防，不宜用于心绞痛发作的治疗。缓释制剂的特殊工艺可使白天心脏负荷重时血药浓度高、夜间心脏负荷相对轻时血药浓度低，并模拟空白期，避免耐药出现。

第八节　抗血小板药物

【概述】

抗血小板药物通过抑制血小板黏附、聚集以及释放，抑制动脉粥样硬化血栓形成，在心血管系统疾病，尤其是冠状动脉粥样硬化性心脏病的治疗方面起重要作用。根据其作用机制，可分为以下几类。

分类	作用机制	代表药物
TXA_2 抑制剂	阻断环氧化酶-花生四烯酸途径，抑制 TXA_2 形成	阿司匹林
ADP $P2Y_{12}$ 受体拮抗剂（包括噻吩吡啶类、环戊三唑嘧啶类）	拮抗 ADP 诱导的血小板聚集	氯吡格雷、普拉格雷、替格瑞洛
GP Ⅱb/Ⅲa 受体拮抗剂	拮抗 GP Ⅱb/Ⅲa 受体介导的血小板激活	替罗非班
磷酸二酯酶抑制剂	令血小板内 cAMP 浓度上升，抑制 ADP 与 TXA_2 介导的血小板聚集	双嘧达莫、西洛他唑
选择性 5-HT_2 受体抑制剂	抑制 5-HT 导致的血小板聚集	沙格雷酯

注：TXA_2：血栓素 A2；ADP：二磷酸腺苷；GP：血小板糖蛋白；5-HT_2：5-羟色胺 2。

【临床应用要点】

阿司匹林口服后吸收迅速、完全，1小时后可达峰值血药浓度，长期服用宜选用肠溶阿司匹林，整片吞服，避免胃黏膜刺激，而嚼服阿司匹林则起效迅速。

噻吩吡啶类药物（包括噻氯吡啶、氯吡格雷、普拉格雷）需通过肝脏细胞色素P450 CYP 2C19酶代谢后的活性产物起效，若存在遗传性CYP 2C19功能降低或联用抑制CYP 2C19的药物（例如奥美拉唑），需要注意此类药物的药效降低。尽管在体外试验中，质子泵抑制剂（尤其奥美拉唑）可抑制CYP2C19，从而降低氯吡格雷的血小板抑制作用，但目前无联用氯吡格雷与质子泵抑制剂增加缺血事件风险的明确临床证据。噻吩吡啶类药物与$P2Y_{12}$受体不可逆结合，因此逆转其作用需血小板输注。环戊三唑嘧啶类药物（替格瑞洛）则无须肝脏代谢起效，其可逆抑制P2Y12受体。

服用抗血小板药物患者若进行外科手术，通常需要停用$P2Y_{12}$受体抑制剂（氯吡格雷、替格瑞洛术前5~7天停用），而阿司匹林通常无须停用。

【禁忌证】

1. 活动性病理性出血，例如消化性溃疡出血、颅内出血等。

2. 有出血倾向患者。

【常见不良反应】

1. 出血。

2. 血液学异常，包括白细胞、血小板降低及贫血等。

3. 胃肠道不适，如呕吐、腹泻、腹痛等。

4. 头晕、头痛。

5. 脸红、皮疹、皮肤瘙痒。

对于阿司匹林，有诱发"阿司匹林哮喘"的风险。

【常用药物】

1. **阿司匹林（拜阿司匹灵、阿司匹林肠溶片）：Aspirin**

【剂型规格】 100mg×30片；25mg×100片。

【适应证与用法】 ①冠状动脉粥样硬化性心脏病一级与二级预防：75～150mg qd，例如：100mg qd。②急性冠脉综合征：负荷剂量300mg，随后100mg qd。

【禁忌证】 有水杨酸盐或NASID导致哮喘的病史；（其余见上述"禁忌证"）。

【点评】 冠状动脉粥样硬化性心脏病二级预防基石药物。

2. 氯吡格雷（波立维、泰嘉）：Clopidogrel

【剂型规格】 片剂75mg×7片；25mg×20片。

【适应证与用法】 ①急性冠脉综合征（包括ST段抬高心肌梗死、非ST段抬高心肌梗死及不稳定心绞痛）：负荷剂量300～600mg，随后75mg qd（对于拟行早期冠状动脉介入治疗的患者，无出血高危因素，负荷量600mg，继以150mg qd×7天，随后75mg qd）。②慢性稳定冠心病择期PCI治疗后：术前负荷300mg，若2小时内手术，应负荷600mg，若置入裸金属支架75mg qd×至少1个月（最好12个月）；若置入药物洗脱支架75mg qd×至少12个月。

【点评】 急性冠脉综合征治疗的关键药物之一，使用广泛，证据充分；无论是否进行冠脉介入治疗，急性冠脉综合征患者疗程至少12个月。

3. 替格瑞洛（倍林达）：Ticagrelor

【剂型规格】 片剂90mg×14片。

【适应证与用法】 急性冠脉综合征（包括ST段抬高心肌梗死、非ST段抬高心肌梗死及不稳定心绞痛）：负荷剂量180mg，随后90mg bid。

【禁忌证】 心动过缓高风险患者、有哮喘和/或COPD病史患者慎用。（其余见上述"禁忌证"）

【点评】 在PLATO研究中，替格瑞洛与标准治疗相比，可降低急性冠脉综合征患者心血管死亡、心梗或卒中复合终点的发生率，而不增加大出血发生率。替格瑞洛无须经过肝脏代谢，起效迅速；可逆的抑制血小板$P2Y_{12}$受体，停药后药效较快消失。

4. **双嘧达莫（潘生丁）：Dipyridamole**

【剂型规格】注射液 10mg/2ml×10 支；片剂 25mg×100 片。

【适应证与用法】①诊断心肌缺血药物实验：给药速度 0.142mg/(kg·min)，葡萄糖溶液稀释后静滴共 4 分钟；②冠心病：25~50mg tid；③血栓栓塞性疾病：100mg qid。

【禁忌证】低血压患者慎用。（其余见上述"禁忌证"）

【不良反应】严重冠脉病变患者使用后有诱发心绞痛的风险。

【点评】目前已较少用于心血管疾病的治疗。

5. **西洛他唑（培达）：Cilostazol**

【剂型规格】片剂 50mg×12 片。

【适应证与用法】慢性动脉闭塞症引起的溃疡、肢体疼痛、冷感及间歇性跛行等缺血性症状：50~100mg qd~bid。

【禁忌证】充血性心力衰竭；合并冠状动脉狭窄患者慎用；（其余见上述"禁忌证"）

【点评】除了抗血小板外，还有动脉扩张作用。

6. **沙格雷酯（安步乐克）：Sarpogrelate**

【剂型规格】片剂 100mg×9 片。

【适应证与用法】改善慢性动脉闭塞症引起的溃疡、疼痛及冷感等缺血性症状：100mg tid；老年患者从低剂量开始，例如 150mg/d。餐后服用。

【点评】有改善侧支循环、抑制血管收缩、抑制血管平滑肌增生作用。

7. **替罗非班（欣维宁、艾卡特）：Tirofiban**

【剂型规格】针剂：5mg/100ml×1 瓶。

【适应证与用法】急性冠脉综合征冠脉介入治疗：起始剂量 10μg/kg，3 分钟左右静脉注射，继以 0.15μg/(kg·min) 持续静脉注射维持 36 小时。

【禁忌证】（见上述"禁忌证"）。

【点评】主要用于冠脉介入过程中，主要针对慢血流、无复流现象。不推荐用于急性冠脉综合征保守治疗及冠脉造影前常规应用。肌酐清除率<30ml/min者，剂量减半。

第九节　抗凝血药物

【概述】

抗凝血药物通过对凝血途径的不同环节的干扰，阻止血液凝固，在预防及治疗动、静脉血栓方面起重要作用。根据其化学结构、其对凝血途径的主要作用环节以及临床应用途径，本节将抗凝血药物分为以下几种：①间接凝血酶抑制剂，包括普通肝素、低分子肝素和磺达肝癸钠，其对Ⅹa和（或）Ⅱa因子的抑制作用需通过抗凝血酶Ⅲ进行；②直接凝血酶抑制剂，例如比伐卢定、阿加曲班，其抗凝作用无需依赖抗凝血酶Ⅲ；③维生素K拮抗剂：例如华法林；④新型口服抗凝药物，例如达比加群、利伐沙班、阿哌沙班等。

临床常用抗凝血药物主要特点

药物	主要作用环节	凝血监测	给药途径	是否依赖 AT Ⅲ
普通肝素	抗因子Ⅹa/抗因子Ⅱa为1:1	APTT	静脉	是
低分子肝素	抗因子Ⅹa/抗因子Ⅱa为4:1~2:1	无须监测	静脉、皮下	是
磺达肝癸钠	抗因子Ⅹa	无须监测	静脉、皮下	是
比伐卢定	抗Ⅱa因子	APTT	静脉	否
阿加曲班	抗Ⅱa因子	APTT	静脉	否

续　表

药物	主要作用环节	凝血监测	给药途径	是否依赖 AT Ⅲ
华法林	抗 Ⅱ、Ⅶ、Ⅸ、Ⅹ 因子	INR	口服	否
利伐沙班	抗 Ⅹa 因子	无须监测	口服	否
阿哌沙班	抗 Ⅹa 因子	无须监测	口服	否
达比加群	抗 Ⅱa 因子	无须监测	口服	否

注：AT Ⅲ：抗凝血酶Ⅲ。

【临床应用要点】

从普通肝素到低分子肝素再到磺达肝癸钠，分子量逐渐降低，其对Ⅱa因子的作用逐渐减弱，药效持续时间逐渐延长，与血小板因子Ⅳ结合逐渐减少，引起肝素诱导的血小板减少风险逐渐降低。而上述三者均需要依赖抗凝血酶Ⅲ发挥作用。比伐卢定、达比加群与阿哌沙班、利伐沙班分别针对Ⅱa与Ⅹa发挥作用，无须结合抗凝血酶Ⅲ。

低分子肝素主要通过肾脏清除，因此肾功能不全患者应用低分子肝素需要调整剂量，并密切监测不良反应。不同种类的低分子肝素适应证、推荐剂量有所不同，临床应用时需注意。

华法林属于香豆素类药物，通过拮抗维生素K，影响Ⅱ、Ⅶ、Ⅸ、Ⅹ的羧化，令其停留于无凝血活性的前体阶段，从而影响凝血过程，其起效慢，药效消退也慢。在应用初始，会造成血液高凝状态，故在INR升高前，需要合并应用肝素或低分子肝素。

新型口服抗凝药物药物相互作用少、剂量-效应关系可预测，因此无须监测凝血功能，临床应用方便，在非瓣膜病房颤、骨科术后患者预防深静脉血栓方面应用前广阔。而肾功能不全患者应慎用此类药物。

【禁忌证】

1. 有临床意义的活动性出血或出血高风险（例如血小板减少）。

2. 急性感染性心内膜炎。

3. 多数低分子肝素、磺达肝癸钠以及上述新型口服抗凝药物禁用于严重肾功能损害（肌酐清除率<20~30ml/min）患者。

4. 有肝素诱导血小板减少症病史患者禁用肝素类药物。

【常见不良反应】

1. 出血。高龄、肾功能不全、低体重、女性为发生出血的危险因素。

2. 肝素类药物可诱发血小板减少症（HIT）。应用过程中应常规监测血小板计数。如果出现血小板下降30%以上，伴或不伴有血栓形成，应考虑HIT可能。HIT的处理包括立即停用肝素、低分子肝素及磺达肝癸钠，并给予非肝素类抗凝药物，例如阿加曲班。

3. 低分子肝素注射部位血肿。

【常用药物】

1. 普通肝素（肝素钠注射液）： Unfractionated Heparin

【剂型规格】 针剂 12500U/2ml×10 支。

【适应证与用法】 ①防治血栓形成或血栓栓塞性疾病（例如：急性冠脉综合征、肺栓塞、血栓性静脉炎）：首剂负荷剂量 60~80U/kg iv，维持量通常为 14~18U/（kg·h）iv，监测 APTT 调整剂量，令 APTT 处于 50~70 秒（相当于正常值高限 1.5~2.5 倍）；②弥漫性血管内凝血（DIC）：25~50U/kg iv 持续 4 小时，若 4~8 小时病情无好转，即停用；③用于血液透析：负荷剂量 2000~3000U iv，维持量 1000~2000U/h，透析结束前 30~60 分钟停用；④心内导管等器械的体外抗凝：NS 500ml+肝素 12500U，体外冲洗相关器械。

【点评】静脉给药起效迅速，停止给药药效迅速消失，有助于临床灵活掌握抗凝强度；需持续给药以维持药效，通过监测 APTT 以调整剂量；过量可应用鱼精蛋白中和（1mg 鱼精蛋白中和 100U 肝素）。

2. 低分子肝素钠（吉派林）：Heparin Sodium

【剂型规格】5000U/0.5ml×1 支。

【适应证与用法】①血液透析或血液滤过防止体外循环过程中血液凝固：血液透析开始时，血管通道动脉端注入 5000U 1 次；②预防深静脉血栓形成：2500U ih qd。

3. 低分子肝素钙（速碧林）：Nadroparin Calcium

【剂型规格】3075U/0.3ml×2 支；4100U/0.4ml×2 支；6150U/0.6ml×2 支。

【适应证与用法】①预防静脉血栓栓塞性疾病：0.1ml/10kg sc qd；②治疗已经形成的深静脉血栓：0.1ml/10kg q12h；③不稳定心绞痛及非 ST 段抬高心肌梗死：0.1ml/10kg sc q12h；④血液透析预防体外循环血栓形成：在血液透析开始时，血管通道动脉端注入 65U/kg 1 次。

4. 达肝素钠（法安明）：Dalteparin Sodium

【剂型规格】5000U/0.2ml×10 支；7500U/0.3ml×10 支。

【适应证与用法】①预防静脉血栓栓塞性疾病：2500U/5000U sc qd；②急性深静脉血栓形成：200U/kg ih qd 或 100U/kg sc q12h；③不稳定心绞痛及非 ST 段抬高心肌梗死：120U/kg sc q12h（最大剂量 10000U sc q12h），或 5000U/7500U q12h；④血液透析预防体外循环血栓形成：在血液透析开始时，血管通道动脉端注入 5000U 1 次。

5. 伊诺肝素钠（克赛）：Enoxaparin Sodium

【剂型规格】4000U/0.4ml×2 支；6000U/0.6ml×2 支；对等换算：0.1ml 注射液 = 1000U（抗 Xa 活性）= 10mg。

【适应证与用法】①预防静脉血栓栓塞性疾病：0.1ml/10kg（即 1mg/kg 或 100U/kg）sc qd。②治疗深静脉栓塞：

0.1ml/10kg（即 1mg/kg 或 100U/kg）sc q12h。③不稳定心绞痛及非 ST 段抬高心肌梗死：0.1ml/10kg（即 1mg/kg 或 100U/kg）sc q12h，疗程 2~8 天（肌酐清除率<30ml/min 患者减量为 1mg/kg sc qd）。④血液透析预防体外循环血栓形成：透析开始时动脉通路给予 0.1ml/10kg（即 1mg/kg 或 100U/kg）×1 次。⑤联合 PCI 或溶栓治疗急性 STEMI：伊诺肝素（首剂静脉注射，随后皮下注射）可用于 PCI 术中抗凝；溶栓治疗前后给予伊诺肝素。

【点评】循证医学证据充分，非 ST 段抬高急性冠脉综合征指南推荐应用。

6. 磺达肝癸钠（安卓）：Fondaparinux Sodium

【剂型规格】针剂 2.5mg/0.5ml×2 支或 7 支。

【适应证与用法】①下肢重大骨科手术患者预防静脉血栓栓塞事件：2.5mg sc qd，术后 6 小时开始给予，至少持续至术后 5~9 天。②不稳定心绞痛及非 ST 段抬高心肌梗死：2.5mg sc qd，最长使用 8 天。③溶栓或初始不接受其他形式再灌注治疗的 ST 段抬高心肌梗死：首剂 2.5mg iv，随后 2.5mg sc qd，最长使用 8 天。肌酐清除率 20~50ml/min 的患者减量到 1.5mg sc qd。

【点评】临床试验证实对于非 ST 段抬高急性冠脉综合征患者，磺达肝癸钠不劣于伊诺肝素，而大出血风险降低。2011 年欧洲心脏病学会推荐用于非 ST 段抬高急性冠脉综合征。

7. 比伐卢定（泰嘉宁）：Bivalirudin

【剂型规格】针剂：250mg/支。

【适应证与用法】①择期或急诊经皮冠状动脉介入治疗抗凝：在进行介入治疗前，静脉注射负荷剂量 0.75mg/kg，继以 1.75mg/(kg·h) 持续静脉输注，介入术后即停用。②拟行冠脉介入治疗的非 ST 段抬高急性冠脉综合征：静脉注射负荷剂量 0.1mg/kg，继以 0.25mg/kg 持续静脉输注直至进行冠脉介入治疗。

【点评】 水蛭素衍生物，直接抑制凝血酶，起效迅速，停用后作用消失亦迅速，剂量-效应关系可预测。

8. 阿加曲班（诺保思泰、达贝）：Argatroban

【剂型规格】 针剂：10mg/20ml×1 支。

【适应证与用法】 ①改善慢性动脉闭塞症患者四肢溃疡、静息痛及冷感：10mg+生理盐水稀释 250ml 稀释后静滴 2~3 小时，bid；②起病 48 小时内的缺血性脑卒中急性期患者的神经症状及日常生活改善：60mg 稀释后持续静滴 24 小时×2 天，此后 10mg 稀释后静滴 3 小时，bid×5 天。

9. 舒洛地特（伟素）：Sulodexide

【剂型规格】 注射液 600 LSU×10 支；胶囊 250 LSU×12 粒。

【适应证与用法】 有血栓形成危险的血管疾病：注射液 600 LSU im 或 iv qd×15~20 天，随后胶囊 250 LSU bid×30~40 天。

10. 华法林：Warfarin

【剂型规格】 片剂：3mg×100 片。

【适应证与用法】 用于心房颤动、深静脉血栓形成、肺栓塞、人工瓣膜置换术后患者的抗凝治疗：起始剂量通常为 3mg qd，（高龄及出血风险较高的患者适当减量，用药起始阶段需联用肝素或低分子肝素直至 INR 升高），随后根据 INR 目标值范围调整剂量。INR 目标值范围通常为 2.0~3.0。对于高龄患者心房颤动抗凝治疗 INR 目标值范围可在 1.6~2.5；对于联用抗血小板药物患者，INR 目标值范围可在 2.0~2.5；对于人工机械瓣患者，INR 目标值需>2.5。

【INR 监测】 通常用药后 3 天开始监测，根据 INR 结果调整剂量，INR 达标后从每周 2 次逐渐过渡到每 2 周 1 次，稳定后至少每月监测 1 次。若华法林剂量调整或合并应用与华法林相互作用的药物，需要重新监测。

【药物/食物相互作用】 增强华法林效应的常见药物/食

物：①药物：胺碘酮、阿奇霉素、奥美拉唑、氟康唑、莫西沙星、阿托伐他汀等；②食物：西柚、大蒜、鱼油。

抑制华法林效应的常见药物/食物：①药物：利福平、卡马西平、螺内酯、口服避孕药等；②食物：菠菜、西芹、甘蓝等。

【华法林过量处理】①INR<5.0且无明显出血：停用1~2次，监测INR下降至目标范围后重新使用；②INR 5.0~9.0，若无明显出血和出血风险，停用，监测INR下降至目标范围后重新使用；若有出血或出血风险：口服维生素 K_1 1~2.5mg，INR将迅速降低；③INR>9.0：若无明显出血，口服维生素 K_1 2~5mg，必要时可重复；④INR>20.0：可予维生素 K_1 10mg静脉注射，若存在严重出血，可同时给予新鲜血浆输注或凝血酶原浓缩物静脉输注。

【点评】华法林剂量-药效关系存在明显个体化差异，而且与多种药物/食物存在相互作用，应用时须密切注意 INR 及出血等不良反应。

11. 利伐沙班（拜瑞妥）：Rivaroxaban

【剂型规格】片剂 10mg×5 片。

【适应证与用法】①预防择期髋关节或膝关节置换手术静脉血栓形成：10mg qd；②非瓣膜病房颤卒中或系统性栓塞预防：20mg qd；③治疗 DVT、预防 DVT 复发及急性 DVT 后肺栓塞：10mg qd。

【点评】口服直接 Xa 因子抑制剂，药代动力学可预测，药物相互作用少，固定剂量，无须监测 INR，使用方便。

12. 阿哌沙班（艾乐通）：Apixaban

【剂型规格】片剂：2.5mg×60 片。

【适应证与用法】①预防择期髋关节或膝关节置换手术静脉血栓形成：5mg bid；②非瓣膜病房颤卒中或系统性栓塞预防：5mg bid。

【点评】口服直接 Xa 因子抑制剂，药代动力学可预测，药物相互作用少，固定剂量，无须监测 INR，使用方便。

13. 达比加群（泰毕全）：Dabigatran

【剂型规格】胶囊剂 150mg/110mg×10 粒。

【适应证与用法】①预防择期髋关节或膝关节置换手术静脉血栓形成：150/110mg bid；②非瓣膜病房颤卒中或系统性栓塞预防：150/110mg bid。

【点评】口服直接Ⅱa因子抑制剂，药代动力学可预测，药物相互作用少，固定剂量，无须监测 INR，使用方便。

第十节 调血脂药物

血脂异常是指血浆胆固醇升高、三酰甘油升高、高密度脂蛋白胆固醇降低中的一种或两种以上异常组合的病理性脂代谢症，是冠心病等多种心血管疾病的主要危险因素之一。冠心病血脂异常的治疗应以低密度脂蛋白胆固醇作为首要目标。美国 NCEP-ATP-Ⅲ 指出，冠心病患者的二级预防目标是：TC<4.5mmol/L，LDL-C<2.6 mmol/L，极高危患者 LDL-C<1.8 mmol/L。2007 年中国成人血脂防治指南指出，高危患者 LDL-C<2.6 mmol/L，极高危患者 LDL-C<2.0mmol/L，极高危患者是指急性冠脉综合征或缺血性心血管病合并糖尿病。

【调血脂药的分类】

1. 羟甲基戊二酰辅酶 A（HMG-CoA）还原酶抑制剂（他汀类）。主要减低胆固醇，兼降低三酰甘油。他汀类一般不用于儿童，唯一例外是用于治疗家族性高胆固醇血症。

2. 苯氧芳酸及其衍生物（贝特类）。主要降低三酰甘油，兼降低胆固醇。

3. 烟酸及其衍生物。主要降低三酰甘油，兼降低胆固醇。

4. 胆汁酸螯合剂。主要降低胆固醇。

5. 胆固醇吸收抑制剂（依折麦布）。

6. 胆固醇酯转运蛋白抑制剂。

7. 多烯脂肪酸类。又称多不饱和脂肪酸，临床应用最多的是深海鱼油，其中含有大量的多烯不饱和脂肪酸。

8. 抗氧化剂，主要包括维生素 E、维生素 C 等。

9. 中成药制剂及其他类型。包括血脂康、多廿烷醇等。

一、HMG-CoA 还原酶抑制剂（他汀类）

羟甲基戊二酰辅酶 A（HMG-CoA）还原酶为胆固醇生物合成的限速酶，HMG-CoA 还原酶抑制剂（他汀类）通过竞争性抑制 HMG-CoA 还原酶从而减少内源性胆固醇合成，降低血浆胆固醇水平。目前研究还显示，他汀类除了调脂作用外，还存在稳定斑块、保护血管内皮细胞、抗炎、预防新发房颤及肾脏保护作用等多效性。

【禁忌证】失代偿性肝硬化、急性肝功能衰竭、胆汁淤积和活动性肝病，肌病患者。

【不良反应】①最常见的是肝转氨酶升高，常发生在治疗的最初 3 个月，多为轻度、一过性、可逆性，且与剂量相关，也与其他合并用药有关。只要密切监测，转氨酶轻度升高（少于 3 倍正常值上限）仍然可以使用。②肌病、肌炎、甚至横纹肌溶解和肾衰竭。在老年人、合并使用大环内酯类抗生素时，横纹肌溶解的风险显著增加。③胃肠道反应，如恶心、呕吐等。

1. 瑞舒伐他汀（可定）：Rosuvastatin

【剂型规格】片剂 10mg×7 片。

【用法】起始剂量 5mg，qd，对需要更有效降低 LDL-C 的患者，起始剂量可增加到 10mg，qd，每日最大剂量 20mg。

【点评】目前降低 LDL-C 效力最强的他汀，口服 2 周内起效，90% 原形经粪便排泄，仅 10% 经肝脏 CYP450 代谢，药物相互用比较少。

2. 阿托伐他汀（立普妥、阿乐）：Atorvastatin

【剂型规格】立普妥 20mg×7 片；阿乐 10mg×7 片。

【用法】起始剂量 10~20mg。

心血管系统疾病

【点评】本药可降低血浆总胆固醇（30%～46%）、LDL-C（41%～61%），ApoB（24%～50%）及三酰甘油（14%～33%），有肝 CYP450 3A4 代谢。是唯一被 FDA 批准用于降低心力衰竭患者入院风险、拥有缺血性卒中/短暂性脑缺血发作二级预防证据的他汀。

3. 氟伐他汀（来适可）：Fluvastatin

【剂型规格】缓释片 80mg×7 片，胶囊 40mg×7 粒。

【用法】起始剂量 20～40mg，qn，每日最大剂量 80mg。

【点评】口服 4 周内达最大降脂疗效，主要经过肝清除，肝功能不全者可能产生蓄积，活动性肝病或持续地不能解释的转氨酶升高者禁用。

4. 普伐他汀（普拉固、美百乐镇）：Pravastain

【剂型规格】普拉固 20mg×5 片；美百乐镇 40mg×7 片。

【用法】起始剂量 10～20mg，qn，每日最大剂量 40mg。

【点评】第一个有活性的非前体他汀，主要经肝脏代谢，但不经 CYP450 3A4 代谢，通过肝、肾双通道清除。

5. 辛伐他汀（舒降之）：Simvastain

【剂型规格】20mg×7 片。

【用法】起始剂量 10～20mg，qn，每日最大剂量 80mg。

【点评】无活性的前体药，疗效是洛伐他汀的 2 倍。口服 2 周起效，4～6 周作用达高峰，长期治疗停药后作用可持续 4～6 周。2011 年美国 FDA 警告，辛伐他汀与胺碘酮联合使用或高剂量使用增加横纹肌溶解发生风险。

6. 匹伐他汀：Pitavastatin

【剂型规格】1mg，2mg×7 片。

【用法】1～2mg，qn，每日最大剂量 4mg。

【点评】其降低三酰甘油的作用强于普伐他汀、氟伐他汀和辛伐他汀，但对于本药是否能改善高脂血症患者的临床预后，尚缺乏相关研究证据。

7. 洛伐他汀：Lovastatin

【剂型规格】10mg，20mg×7 片。

【用法】起始剂量 10~20mg，qn，每日最大剂量 80mg。

【点评】真菌发酵产物，口服 2 周内起效，4~6 周达最大疗效。

二、苯氧芳酸及其衍生物（贝特类）

1. 非诺贝特（力平之）

【剂型规格】微粒化胶囊 200mg×10 片。

【用法】200mg，qd。

【点评】通过抑制极低密度脂蛋白和三酰甘油的生成并同时使其分解代谢增多，降低胆固醇和三酰甘油，其降低胆固醇的效果优于其他贝特类，还可提高高密度脂蛋白胆固醇和降低尿酸。

2. 苯扎贝特：Bezafibrate

【剂型规格】200mg，400mg×20 片。

【用法】缓释剂 400mg，qd，餐中、餐后服用；普通剂 200~400mg，tid。

【点评】贝特类酸性降脂药物，本药还可轻度降低血糖，适用于糖尿病伴高脂血症患者。

3. 吉非贝齐：Gemfibrozil

【剂型规格】胶囊 0.3g/粒。

【用法】0.3~0.6g，bid，餐前 30 分钟服。

【点评】非卤化的氯贝丁酯类降脂药，降低三酰甘油为主（40%~60%），兼降低胆固醇（10%~20%）。不推荐吉非贝齐与他汀类药物联合应用，发生横纹肌溶解的风险显著增高。

三、烟酸及其衍生物

阿昔莫司（阿昔莫司胶囊）：Acipimox

【剂型规格】胶囊 0.25g/粒。

【用法】0.25g，bid~tid。

【禁忌证】严重消化性溃疡。

【不良反应】①用药初期可出现因皮肤血管扩张所致的

面部潮热、皮肤瘙痒，通常于用药后几日内消失，不需停药。②胃肠道反应、诱发或加重消化性溃疡。③诱发非糖尿病患者的糖耐量异常，血尿酸升高。④过敏反应。

【点评】烟酸类衍生物，抑制脂肪分解，影响尿酸和葡萄糖代谢。烟酸是目前已知唯一能降低 Lp（a）和升高 HDL-C 幅度最大的调脂药物。

四、其他调血脂药物

1. 依折麦布片（益适纯）

【剂型规格】10mg×5 片。

【用法】10mg，qd。

【点评】选择性胆固醇吸收抑制剂，作用于小肠上皮细胞，选择性抑制小肠中胆固醇的吸收。本药对于内源性胆固醇无抑制作用，而他汀类药物的作用机制为减少肝脏中胆固醇的合成，故两药联用有协同降低胆固醇的作用。

2. 血脂康胶囊

【主要成分】红曲等，含洛伐他汀。

【功能主治】健脾消食，除湿祛痰。

【剂型规格】胶囊 0.3g/粒。

【用法】2 粒，bid；4～8 周一个疗程，维持剂量 2粒，qd。

【点评】部分对他汀类药物副作用不能耐受的患者使用本药也有满意的疗效。

3. 脂必妥胶囊

【主要成分】红曲、山楂、白术等，含洛伐他汀。

【功能主治】主治痰瘀互结、血气不利所致的高脂血症。

【剂型规格】胶囊 0.35g/粒。

【用法】3 粒，bid，4 周一个疗程。

4. 泰脂安胶囊

【主要成分】女贞叶乙醇提取物。

【功能主治】滋养肝肾。用于肝肾阴虚、阴虚阳亢证所致的原发性高脂血症，尤其适用于肝肾功能不良者。

【剂型规格】 胶囊 0.3g/粒。

【用法】 3 粒，tid，饭后服。

5. 普罗布考：Probucol

【剂型规格】 片剂，125mg×32 片，500mg×32 片。

【用法】 500mg，bid

【点评】 人工合成的抗氧化剂，具有抗动脉粥样硬化、延缓糖尿病肾病、调脂作用。

6. 多廿烷醇：Policosanol

【剂型规格】 10mg×7 片。

【用法】 起始剂量 5mg，qn；效果不明显可增加至 5mg，bid；每日最大剂量 20mg。

【点评】 蔗蜡中提取的多种脂肪醇混合物，可降低胆固醇，副作用小。

第十一节　抗心律失常药物

【概述】

心律失常包括快速心律失常与缓慢心律失常。对于前者，抗心律失常药物可快速终止其发作，并预防复发，在心律失常紧急处理及维持治疗方面有重要作用；对于后者，可短期提高心率，在侵入性器械起搏治疗前维持血流动力学稳定。

抗心律失常药物通常指治疗快速心律失常的药物，为叙述方便，本节同时包括治疗缓慢心律的药物及对心律失常有治疗作用的中成药。在 Ⅱ 类抗心律失常药物中，本节仅对艾司洛尔简要叙述，其他药物请参考相关章节。

目前抗心律失常药物依据 Vaμghan Williams 分类法进行分类。

心血管系统疾病

抗心律失常药物分类与特点

类别	作用离子通道/受体	对传导影响*	对复极极影响#	代表药物
I a	阻滞快钠通道（++）	减慢	延长	奎尼丁，普鲁卡因胺
I b	阻滞快钠通道（+）	略减慢/不变	加速	利多卡因，美西律，阿普林定
I c	阻滞快钠通道（+++）	显著减慢	不变	普罗帕酮，莫雷西嗪
II	阻滞β受体	减慢	不变	美托洛尔，艾司洛尔
III	阻滞钾通道	减慢	延长	胺碘酮，决奈达隆，伊布利特，多非利特，索他洛尔
IV	阻滞钙通道	减慢	不变	维拉帕米，地尔硫草

注：表内+表示作用强度；*对传导的影响主要体现在动作电位时程（active potential duration, APD）的变化，反之则延长，加速传导者缩短APD，反之则延长，加速传导者缩短APD；#对复极极影响主要体现在QT间期（QT duration）的变化，加速者缩短QT间期，反之则延长；洋地黄类药物，阿托品，腺苷属于"其他"类别。

【临床应用要点】

大多数抗心律失常药物本身有致心律失常作用，此外，大多数抗心律失常药物虽然减少心律失常发作，但并不能改善心律失常患者的预后。

Ⅰ类抗心律失常药物容易诱发室速、室颤等致命心律失常，尤其用于存在心肌病变、心肌缺血、射血分数下降的患者时，因此对于器质性心脏病患者应慎用。Ⅱ类抗心律失常药物降低交感神经兴奋，减少β受体介导的心律失常，Ⅱ类抗心律失常药物（例如美托洛尔）是唯一证明可减少猝死的药物。Ⅲ类抗心律失常药物阻滞钾通道，延长动作电位时程、延长复极、延长有效不应期，可有效终止折返；其中胺碘酮不增加死亡率，可用于心肌病变、射血分数下降的患者；由于Ⅲ类抗心律失常药物对钾通道的阻滞，可延长QT间期，有诱发尖端扭转室速的风险。Ⅳ类抗心律失常药物负性肌力作用较强，不宜用于低血压及左室收缩功能异常患者。

【禁忌证】

各类治疗快速心律失常的抗心律失常药物有共同的禁忌证，现分述如下：

1. 病态窦房结综合征（植入起搏器患者除外）。

2. Ⅱ度或Ⅲ度房室传导阻滞（植入起搏器患者除外）。

3. 严重低血压（收缩压<90mmHg）。

4. 心源性休克。

5. β受体阻滞剂、维拉帕米、地尔硫䓬、洋地黄类药物、腺苷禁忌用于预激综合征伴室上性快速心律经旁路下传者。

6. 普罗帕酮、决奈达隆、Ⅳ类抗心律失常药物禁用于左室收缩功能异常的心衰患者。

【不良反应】

各类治疗快速心律失常的抗心律失常药物通常有以下不良反应：

1. 心动过缓、传导阻滞、心脏停搏。

2. 低血压。

联用抗心律失常药物会显著增加不良反应发生，因此通常不联用抗心律失常药物。

【常用药物】

1. 奎尼丁：Quinidine

【剂型规格】 片剂 200mg/片。

【适应证与用法】 治疗各种快速心律失常，包括转复及预防房颤、房扑、室上速及室速；治疗各种频发室上性早搏及室性早搏：第 1 天：0.2g q2h，连续 5 次，如无效也无不良反应，第 2 日增至 0.3g q2h，第 3 日 0.4g q2h，连续 5 次。总量不宜超过 2.4g/d。恢复窦性心律后改为维持量，0.2g qd ~bid。连用 3~4 日如无效或有毒性反应，应停药。

【禁忌证】 严重心肌损害者禁用。低血压、QT 间期延长者慎用。

【不良反应】 ①金鸡纳反应：包括胃肠道反应（恶心、呕吐、腹痛、腹泻等）与中枢神经系统反应（耳鸣、耳聋、谵妄等）；②尖端扭转性室速（曾称为"奎尼丁晕厥"）；③低血压。

【点评】 奎尼丁不良反应多，每次应用前应监测血压、心律，长期应用维持窦律增加死亡率。有报道对于 Burgada 综合征，奎尼丁有一定治疗作用。

2. 利多卡因：Lidocaine

【剂型规格】 针剂 200mg/10ml×1 支。

【适应证与用法】 治疗及预防急性心梗患者室性心律失常：负荷剂量 50~100mg 稀释后缓慢静脉注射 3~5 分钟，必要时 5~10 分钟后重复 1~2 次；维持剂量 1~4mg/min 静脉滴注。

【禁忌证】 禁用于严重房室及室内传导阻滞患者。

【不良反应】 窦性心动过缓、窦性停搏、房室传导阻滞、血压下降。

【点评】急性心肌梗死患者出现室性心律失常预防性应用利多卡因不能降低病死率。

3. 美西律：Mexiletine

【剂型规格】片剂 50mg×100 片。

【适应证与用法】治疗各种室性心律失常：首次 200～300mg，必要时 2 小时后再服 100～200mg。维持剂量 400～800mg/d，分 2～3 次服。极量 1200mg/d。

【禁忌证】心源性休克；病窦综合征、二度或三度房室传导阻滞。

【点评】有效浓度与毒性血药浓度相近，因此剂量不宜过大。

4. 阿普林定：Aprindine

【剂型规格】片剂 25mg×20 片。

【适应证与用法】用于各种室上性（房早、房颤、室上速等）及室性心律失常（室早、室速）：首次 100mg，其后 6～8 小时 50～100mg，当日不超过 300mg，2～3 日内各 100～160mg，分 2～3 次口服，此后逐渐减至维持剂量每日 50～100mg。

【禁忌证】①癫痫病史；②窦性心动过缓、房室传导阻滞、严重室内传导阻滞。

【点评】心律失常治疗二线药物。可用于室上性心动过速伴预激综合征患者。

5. 普罗帕酮（心律平、悦复隆）：Propafenone

【剂型规格】针剂 70mg/20ml×1 支；片剂 150mg×10 片；50mg×100 片。

【适应证与用法】①转复或预防房颤：片剂 150mg tid；②转复房颤、室上性心动过速、室性心动过速：1.5～2mg/kg 静脉注射 10～20 分钟，心律失常终止后停用，单次最大剂量不超过 140mg。

【禁忌证】心衰、心源性休克、心动过缓、病窦综合征、房室传导阻滞、3 个月内心肌梗死者禁用；器质性心脏病者慎用。

【点评】多用于无器质性心脏病患者。可用于室上性心动过速伴预激综合征患者。

6. 莫雷西嗪：Moracizine

【剂型规格】片剂50mg×20片。

【适应证与用法】室上性（房早、室上速、房颤、房扑）与室性（室早、室速）心律失常：150~300mg q8h。

【禁忌证】窦性心动过缓、房室传导阻滞、严重心衰。

【点评】用于心肌梗死后非致命室性心律失常增加死亡率。

7. 艾司洛尔（爱络）：Esmolol

【剂型规格】200mg/2ml×1支。

【适应证与用法】①需紧急处理的房颤、房扑：溶于20ml生理盐水稀释至10mg/ml后，予负荷剂量0.5mg/kg于1分钟内静脉注射，随后根据血压、心率调整维持剂量0.05~0.2mg/（kg·min）静脉泵入，每4分钟调整一次，每次调整幅度为0.05mg/（kg·min），每次上调剂量均需要重复负荷剂量；②围手术期心动过速和/或高血压：负荷剂量1mg/kg，30秒内静脉注射，维持剂量0.15~0.3mg/（kg·min）静脉泵入。

【禁忌证】①严重心动过缓、房室传导阻滞；②重度心衰、心源性休克。

【点评】超短效选择性β_1受体阻滞剂，起效快，半衰期短，静脉泵入给药，停药后药效迅速消失。

8. 胺碘酮（可达龙）：Amiodarone

【剂型规格】针剂150mg/3ml×1支；片剂200mg×10片。

【适应证与用法】①转复或预防房颤/房扑、预防室早/室速/室颤、预防阵发性室上速：片剂：负荷剂量200mg tid×5~7天，200mg bid×5~7天，维持剂量100~300mg qd，根据个体反应采取最小有效剂量；②转复房颤/房扑、室上性心动过速、室性心动过速：针剂：负荷剂量150~300mg+5%

心血管系统疾病

GS 100ml 静脉点滴 30 分钟，24 小时内可重复 2~3 次，维持剂量 600mg+5% GS 38ml，5ml/h（即 1mg/min）静脉泵入×6 小时，随后减至 2.5mg/h（即 0.5mg/min）维持。24 小时累积剂量不超过 1.8g。

【禁忌证】①窦房结功能异常、房室传导阻滞、双束支传导阻滞；②严重低血压、循环衰竭；③甲状腺功能异常病史；④碘过敏。

【不良反应】心脏不良反应①低血压、心动过缓、QT 间期延长、尖端扭转性室速。心脏外不良反应①甲状腺功能亢进或低下；②肺纤维化、机化性肺炎；③经浅表静脉注射可引起静脉炎；④肝损害，如肝炎、肝硬化；⑤角膜微粒沉着、皮肤灰蓝色改变。

【点评】不增加器质性心脏病患者死亡率，致心律失常作用相对较少，可用于心衰患者。起效较慢（通常需数天到 2 周），半衰期较长（25~60 天）且个体差异明显。

9. 决奈达隆：Dronedarone

【剂型规格】片剂 400mg/片。

【适应证与用法】①转复房颤/房扑，转复后维持窦性心律：400mg bid。

【禁忌证】①心衰病史及左室射血分数下降；②严重肝、肾功能损害；③病窦综合征、房室传导阻滞、心动过缓；④血流动力学不稳定；⑤QTc 间期≥500ms。

【点评】无甲状腺及肺不良反应，临床试验提示决奈达隆有减少心律失常死亡的作用。应用时需监测肝功能。

10. 索他洛尔（施太可）：Sotalol

【剂型规格】片剂 80mg×14 片。

【适应证与用法】治疗各种室上性（房颤、房扑、室上速）及室性（室早、室速）心律失常：首剂 80mg q12h，常规剂量 80~160mg q12h。肾功能受损患者给药间隔延长至 24~48h。

【禁忌证】①哮喘；②窦性心动过缓、二度或三度房室传导阻滞、长 QT 综合征；③心源性休克、未控制的充血性心衰。

【不良反应】 主要不良反应为 QT 间期延长，尖端扭转性室速。

【点评】 用药期间应密切监测 QT 间期、电解质，避免与其他导致 QT 间期延长的药物联用。QTc≥500ms 应考虑减量或停药。

11. 伊布利特：Ibutilide

【剂型规格】 针剂 1mg/10m×1 支。

【适应证与用法】 转复房扑、房颤：1mg+5% GS 10ml 稀释后缓慢静脉注射 10 分钟。若未能转复，间隔 10 分钟可重复给药。单次最大剂量 2mg。

【禁忌证】 ①严重心动过缓、严重心力衰竭；②低钾、低镁血症；③QT 间期延长、尖端扭转性室速病史。

【点评】 通常在给药 5~20 分钟内有效转复房扑、房颤。用药后监测心电监护至少 4 小时或直至 QT 间期恢复基线。

12. 维拉帕米（异搏定）：Verapamil

【剂型规格】 针剂：5mg/2ml×5 支；片剂：40mg×30 片；缓释片（缓释异搏定）240mg×10 片（请参阅相关本书第二章第一节）。

【适应证与用法】 ①终止阵发性室上速、控制房颤心室率：针剂：5~10mg+0.9% NS 或 5% GS 20ml 稀释后静推>2 分钟，15~30 分钟后可重复 5~10mg，最大剂量不超过 15mg；②治疗房性早搏、预防室上速发作、控制房颤心室率：片剂：80~120mg tid~qid。

【点评】 维拉帕米避免用于心力衰竭患者。维拉帕米除作为抗心律失常药物外，缓释异搏定还用于治疗高血压（请参阅相关本书第二章第一节）、变异型心绞痛、肥厚型心肌病等。

13. 地尔硫䓬（合心爽、合贝爽）：Diltiazem

【剂型规格】 合心爽：片剂 30mg×20 片；合贝爽：缓释

胶囊 90mg×10 粒；针剂 10mg×10 支。

【适应证与用法】 ①终止阵发性室上速、控制房颤心室率：针剂：负荷剂量 10mg 稀释后静推>2 分钟，如果负荷剂量心室率控制不满意，可在 2 分钟和 15 分钟重复，维持剂量（体重 kg×3）mg+NS 至 50ml，持续泵入 5~15ml/h，即 5~15μg/（kg·min）。②控制房颤心室率：片剂：30mg tid；缓释胶囊 90mg qd。

【点评】 地尔硫䓬避免用于心力衰竭患者。地尔硫䓬除作为抗心律失常药物外，还用于治疗高血压（请参阅相关本书第二章第一节）、变异型心绞痛。

14. 硫酸镁：Magnesium Sulfate

【剂型规格】 25%硫酸镁针剂 2.5g/10ml×5 支。

【适应证与用法】 长 QT 综合征致尖端扭转型室速：25%硫酸镁针剂 20ml+5% GS 20ml 稀释后缓慢静推，随后 25%硫酸镁 20ml+5% GS 30ml 持续静脉泵入 2ml/h。

【点评】 适用于所有类型长 QT 综合征所导致的尖端扭转型室速。静脉注射过快或剂量过大，可引起低血压、心动过缓、呼吸抑制，可用 10% 葡萄糖酸钙 10~20ml 缓慢静推解救。

15. 腺苷：Adenosine

【剂型规格】 针剂：6mg/2ml×2 支。

【适应证与用法】 终止折返性室上速：6mg 快速静脉注射（2 秒内弹丸式注射），随后以生理盐水冲洗，单次剂量不超过 12mg，如果 2 分钟后无效，可再次给药 6~12mg。

【禁忌证】 支气管狭窄或痉挛患者（如哮喘）。

【不良反应】 面部潮红、支气管痉挛、胸部紧缩感、恶心、心动过缓。

【点评】 起效快，半衰期极短，需快速中心静脉注射，停药后不良反应迅速消失。

16. 阿托品：Atropine

【剂型规格】 针剂：0.5mg/1ml×10 支；1mg/1ml×10 支。

心血管系统疾病

【适应证与用法】①缓慢心律失常，尤其迷走神经兴奋导致的窦房传导阻滞、房室传导阻滞：每次 0.5～1mg 静脉注射，按需每 1～2 小时 1 次，每次最大剂量 2mg；②心肺复苏：每次 1mg 静脉注射，3～5 分钟重复 1 次，总量不超过 3mg。

【禁忌证】青光眼、前列腺肥大。

【不良反应】口干、少汗、皮肤干燥发热、腹胀、小便困难等。

17. 异丙肾上腺素：Isoprenaline

【剂型规格】针剂 1mg/2ml×2 支。

【适应证与用法】各类缓慢型心律失常：3mg＋NS 44mg 静脉泵入，1ml/h（即 1μg/min）。

【禁忌证】心肌炎、甲亢者禁用；高血压、心绞痛者慎用。

【点评】用于短期提高心率，改善血流动力学、减少间歇依赖的尖端扭转性室速发作。

18. 步长稳心颗粒

【剂型规格】冲剂：9g/袋×9 袋。

【主要成分】党参、黄精、三七、琥珀、甘松。

【中医药理】养阴益气，定悸复脉，活血化瘀。

【适应证与用法】功能性心律失常，如室性早搏、房性早搏、窦性心动过速等：1 袋 tid，疗程 4 周。

19. 黄杨宁片（环常绿黄杨碱）

【剂型规格】片剂：1mg×40 片。

【主要成分】小叶黄杨提取物环维黄杨星 D。

【中医药理】行气活血，通络止痛。

【适应证与用法】各种功能性心律失常、冠心病辅助治疗：1～2mg tid。

20. 心宝丸

【剂型规格】丸剂：60mg×20 粒。

【主要成分】洋金花、人参、鹿茸、肉桂、麝香、附子、三七、冰片、蟾酥。

【中医药理】温补心肾，益气助阳，活血通脉。

【适应证与用法】①慢性心功能不全、冠心病、窦房结功能不全引起的心动过缓：2~4 丸 tid，疗程 1~2 月；②严重病态窦房结综合征：5~10 丸 tid，疗程 3~6 个月。

21. 参松养心胶囊

【剂型规格】胶囊：0.4g×36 粒。

【主要成分】人参、麦冬等。

【中医药理】益气养阴，活血通络，清心安神。

【适应证与用法】冠心病室性早搏：4 粒 tid，4 周 1 疗程。

第十二节　洋地黄与其他正性肌力药物

【概述】

正性肌力药物选择性增强心肌收缩力，可改善射血分数下降的心力衰竭患者血流动力学状态，缓解其症状。慢性心力衰竭的基础治疗原则为抑制神经内分泌激活、抑制及逆转心肌重塑，心衰患者长期应用正性肌力药物无助于降低病死率及改善预后。

目前常用正性肌力药物主要有以下几类。

分类	代表药物
洋地黄类	地高辛、去乙酰毛花苷、洋地黄毒苷、毒毛花苷 K
Ⅲ型磷酸二酯酶抑制剂二氢吡啶类	米力农、氨力农、维司力农
Ⅲ型磷酸二酯酶抑制剂咪唑类	依诺昔酮
钙增敏剂	左西孟旦
儿茶酚胺类	多巴胺、多巴酚丁胺

本节对常用的正性肌力药物进行分述，儿茶酚胺类药物请参阅重症监护及急救类药物章节。

【临床应用要点】

洋地黄类药物目前主要用于：①慢性左室射血分数下降心力衰竭患者，以改善症状；②快速心房颤动/心房扑动患者控制心室率，以控制静息状态下心室率为主。

2012年欧洲心脏病学会（ECS）心力衰竭诊治指南认为，对于有持续症状的左室射血分数下降的心衰患者，在应用ACEI（或ARB）、β受体阻滞剂及醛固酮受体拮抗剂的基础上，可考虑应用地高辛以减少因心衰住院的风险（Ⅱb级推荐，B级证据）；而对于慢性心衰伴房颤的患者，在应用β受体阻滞剂的基础上，推荐应用地高辛以控制快速心室率（Ⅰ级推荐，B级证据）。2010年ESC房颤处理指南推荐地高辛用于控制房颤患者心室率（Ⅰ级推荐，B级证据）。

胺碘酮、普罗帕酮、钙离子拮抗剂均提高地高辛血药浓度，联合应用时应注意。

其他种类正性肌力药物目前仅局限应用于急性心衰伴低血压患者，以短期改善器官灌注及症状，长期应用有增加死亡率风险。

【禁忌证】

洋地黄类药物禁用于以下情况：①预激综合征伴房颤、房扑；②禁止与钙注射剂合用；③肥厚型梗阻性心肌病；④缓慢心律失常，例如窦性停搏、房室传导阻滞等；⑤急性心肌梗死24小时内。

洋地黄类药物对于二尖瓣狭窄或缩窄性心包炎造成的肺水肿无效。低血钾、缺氧患者对洋地黄类药物耐受性降低，应用时应慎重。

【不良反应】

洋地黄类药物常见不良反应包括：

1. 胃肠道反应：畏食、恶心、呕吐、腹泻、腹痛等。畏食是洋地黄中毒最早的表现。

2. 神经精神症状：头痛、眩晕、谵妄、幻觉等。

3. 视觉障碍：黄视、绿视、视物模糊等。

4. 心律失常：室上性或室性心律失常、房室传导阻滞、窦性停搏等，其中以室性早搏最为常见。心律失常是洋地黄类药物最严重的不良反应。

5. 心电图异常：ST 段呈"鱼钩"样改变是洋地黄类药物中毒的特征性表现。

出现洋地黄中毒时，应即时停药；快速心律失常可给予静脉补钾治疗，严重患者给予苯妥英钠。缓慢心律失常及传导阻滞患者可给予阿托品，并考虑临时起搏治疗。

【常用药物】

1. 地高辛：Digoxin

【剂型规格】片剂：0.25mg×100 片。

【适应证与用法】①急性及慢性心力衰竭：0.125 ~ 0.25mg qd；②快速房颤、房扑控制心室率：0.125 ~ 0.25mg qd。高龄及肾功能不全患者应减量。

【点评】尽管不能改善总体生存，但地高辛能有效缓解左室射血分数下降心衰患者的症状、提高生活质量、减少心衰住院。

2. 去乙酰毛花苷（毛花苷 C、西地兰）：Deslanoside/Lanatosiade C/Cedilanid

【剂型规格】针剂：0.4mg/2ml。

【适应证与用法】①急性心衰：首剂 0.4 ~ 0.8mg 加入5% 或 25% GS 20ml 稀释后缓慢静脉注射，2 ~ 4 小时后可重复0.2 ~ 0.4mg，24 小时总量 1.0 ~ 1.2mg；②房颤控制心室率：首剂 0.4 ~ 0.8mg 加入 5% 或 25% GS 20ml 稀释后缓慢静脉注射，2 ~ 4 小时后可重复 0.2 ~ 0.4mg，24 小时总量<1.2mg。

【点评】静推 10 分钟起效，1 ~ 2 小时后达作用高峰。2012 年 ESC 心衰诊治指南及 2010 年 ESC 房颤处理指南均推荐静脉注射去乙酰毛花苷用于房颤患者发作急性心衰时控制心室率（Ⅰ级推荐）。

3. 米力农（鲁南力康）：Milrinone

【剂型规格】 针剂：5mg/5ml×2 支。

【适应证与用法】 急性心衰伴低心输出量：负荷剂量 25~75μg/kg 静脉注射 5~10 分钟，维持剂量 0.25~0.75μg/(kg·min)，每日最大剂量不超过 1.13mg/kg。

【禁忌证】 禁用于严重瓣膜狭窄病变及肥厚型梗阻性心肌病。低血压、心动过速、急性心肌缺血、肝、肾功能异常患者慎用。

【点评】 不常规用于急性心衰患者，除非伴有低心输出量、低血压、重要器官灌注不足，可短时应用；长期应用增加心律失常、心肌缺血风险，增加心衰患者死亡率。

4. 依诺昔酮：Enoximone

【剂型规格】 针剂：50mg/支；100mg/支。

【适应证与用法】 起始剂量 0.25~0.75mg/kg 缓慢静脉注射，随后每 30 分钟静脉注射 0.5mg/kg，直至起效或总剂量达 3mg/kg。

【点评】 仅宜静脉短期应用，长期口服增加死亡率。

5. 左西孟旦（悦文）：Levosimedan

【剂型规格】 针剂：12.5mg/5ml。

【适应证与用法】 急性失代偿心力衰竭：负荷剂量 6~12μg/kg 静脉注射 10 分钟；维持剂量 0.1μg/(kg·min)，用药 30~60 分钟后根据效果调整剂量 0.05~0.2μg/(kg·min)，持续静脉输注 24 小时。

【禁忌证】 ①显著影响心室充盈和/或射血的机械性阻塞性疾病；②严重肝、肾功能异常；③严重低血压；④有尖端扭转性室速病史。

【点评】 有扩血管作用，收缩压<90mmHg 患者不宜给予静脉注射负荷量。常见的不良反应为头痛、低血压及室性心动过速。

6. **重组人脑钠尿肽（新活素、奈西立肽）**：Recombinant Human Brain Natriuretic Peptide，rh-BNP

【剂型规格】粉针剂：0.5mg/支。

【适应证与用法】急性失代偿心力衰竭，心功能 NYHA Ⅲ～Ⅳ级：负荷剂量 1.5～2μg/kg 静脉冲击，维持剂量 0.0075～0.01μg/(kg·min) 持续静脉滴注 24 小时。

【禁忌证】①心源性休克、收缩压<90mmHg；②血容量不足心脏充盈压降低者；③严重瓣膜狭窄、限制性心肌病、缩窄性心包炎；④肥厚型梗阻性心肌病。

【点评】仅用于急性心衰，可扩张血管、排钠利尿。最常见的不良反应为低血压，用药期间应密切监测。

第十三节　溶栓药物

【概述】

溶栓药物（纤维蛋白溶解药）能使纤溶酶原激活成纤溶酶，促进纤溶，溶解血栓。根据溶栓药物的纤维蛋白选择性，可分为以下几类。

分类	代表药物	半衰期	纤维蛋白选择性
第一代	尿激酶、链激酶	短	无选择性，对循环中纤维蛋白作用明显，可致全身纤溶状态
第二代	单链尿激酶型纤维蛋白溶酶原激活剂	短	选择性作用于血栓内纤溶系统，对循环中凝血因子及纤维蛋白降解较少
第三代	阿替普酶、瑞替普酶	较长	选择性较第二代药物进一步提高，选择性作用于血栓内纤溶系统，对全身循环作用相对少

2012 年欧洲心脏病学会（ESC）急性 ST 段抬高心肌梗死处理指南推荐纤维蛋白选择性较高的溶栓药物，例如阿替普酶、瑞替普酶等。

【临床应用要点】

溶栓药物目前主要应用在三个方面，急性 ST 段抬高心肌梗死、急性缺血性脑卒中及急性肺栓塞。上述不同疾病有不同的溶栓指征、时间窗，而且应用不同的溶栓药物、通过不同的给药途径，其溶栓指征和时间窗也有所不同，应根据相关指南进行治疗。

此外，溶栓药物亦广泛用于人工机械瓣血栓堵塞、血栓性动脉闭塞、血液透析插管、移植物和动静脉瘘等情况。

溶栓药物只用于治疗急性血栓栓塞性疾病，对形成已久并已经机化的血栓难以发挥作用。多数溶栓药物半衰期较短，通常需要连续静脉给药。在溶栓之后，均需要持续肝素抗凝至少 48 小时，直至进行血管重建或在住院期间持续给予（最长用至 8 天），抗凝药物可选择普通肝素（维持 APTT 50~70 秒）或伊诺肝素（静脉注射随后改皮下注射 1mg/kg q12h）；对于阿替普酶与瑞替普酶，溶栓前尚需给予负荷剂量肝素 60U/kg 静脉注射（最大剂量 4000U）。

【禁忌证】

溶栓药物用以下共同的禁忌证：

1. 已知出血体质，目前正口服抗凝药物。

2. 目前或近期有严重或危险的出血。例如 1 个月内消化道出血、24 小时不可压迫部位穿刺（例如肝穿刺、腰穿等）。

3. 已知有颅内出血史或怀疑颅内出血史；过去 6 个月内缺血性脑卒中；颅内肿瘤、颅内动静脉畸形、动脉瘤。

4. 严重的未得到控制的高血压（收缩压≥180mmHg 和/或舒张压≥110mmHg）。

5. 严重意识障碍患者。

6. 高度怀疑主动脉夹层患者。

7. 出血性视网膜病史。

8. 严重肝、肾功能异常或恶性肿瘤患者。

9. 3 周内大创伤、大手术（例如颅内手术、脊柱手术、器官移植、冠脉搭桥）、头部受伤。

10. 较长时间（超过 10 分钟）心肺复苏术。

此外，存在急性心包炎、亚急性感染性心内膜炎的患者慎用溶栓药物。房颤伴左心房血栓患者慎用溶栓治疗，因可能发生脑栓塞。既往曾经应用链激酶的患者亦不宜重复使用。

【不良反应】

最常见而严重的不良反应为出血，包括内脏出血（例如：颅内出血、消化道出血）与浅表出血（例如：穿刺部位出血等）等。颅内出血的危险因素包括：高龄、低体重、女性、既往脑血管疾病史、入院时高血压。用药后需要密切监测。

其他常见不良反应包括：

1. 过敏反应，包括皮疹、发热、寒战等，严重可致低血压。多见于链激酶输注过程中。

2. 再灌注心律失常（例如窦性心动过缓、室上速、室性早搏、室速等）。

【常用药物】

1. 尿激酶：Urokinase

【剂型规格】粉针剂：25 万单位/支。

【适应证与用法】①急性 ST 段抬高心肌梗死：200 万~300 万单位，45~90 分钟内输入，随即肝素抗凝；②急性肺栓塞：首剂 4000 单位/kg，30~45 分钟输注，继以 4000 单位/（kg·h）静脉泵入 24~48 小时。

2. 重组人尿激酶原（普佑克）：Recombinant Human Prourokinase

【剂型规格】粉针剂：5mg（50 万单位）/支×10 支。

【适应证与用法】急性 ST 段抬高心肌梗死：20mg 溶于 10ml 生理盐水，静脉注射 3 分钟，30mg 溶于 90ml 生理盐水静脉滴注 30 分钟。

3. **链激酶（德链）：Streptokinase**

【剂型规格】粉针剂：25 万单位/支；75 万单位/支；150 万单位/支。

【适应证与用法】①急性 ST 段抬高心肌梗死：150 万单位溶于 5% 葡萄糖 100ml，静脉滴注 30～60 分钟。②急性肺栓塞：起始剂量 25 万单位静脉滴注 30 分钟，维持剂量 10 万单位/小时，可用 3 天。③急性动脉栓塞：起始剂量 25 万单位静脉滴注 30 分钟，维持剂量 10 万单位/小时，使用 3 天。

【点评】应用过程中警惕过敏反应。

4. **重组链激酶（思凯通）：Recombinant Streptokinase**

【剂型规格】粉针剂：10 万单位/支、50 万单位/支、150 万单位/支。

【适应证与用法】急性 ST 段抬高心肌梗死：150 万单位溶于 5% 葡萄糖 100ml，静脉滴注 30～60 分钟。

【禁忌证】近期链球菌感染、亚急性感染性心内膜炎、抗链球菌酶值大于 100 万单位。（其余见上述"禁忌证"）

【点评】应用过程中警惕过敏反应。

5. **重组人组织型纤溶酶原激活物（阿替普酶、爱通立）：Recombinant Tissue-type Plasminogen Activator/Alteplase/rt-PA**

【剂型规格】针剂：20mg/支；50mg/支。

【适应证与用法】①急性 ST 段抬高心肌梗死：a、起病 6 小时内采用 90 分钟加速给药法：静推 15mg，其后 30 分钟内静滴 50mg，剩余 35mg 在 60 分钟内静滴，直至最大剂量达 100mg。对于体重<65kg 的患者，静推 15mg，其后 30 分钟内静滴 0.75mg/kg（最大剂量 50mg），剩余的按照 0.5mg/kg（最大剂量 35mg）在 60 分钟内静滴；b、起病 6～12 小时采用 3 小时给药法：静推 10mg，其后 1 小时内静滴 50mg，剩余的按照 10mg/30min，至 3 小时末静滴完毕，直至最大剂量达 100mg。体重<65kg 患者，给药总剂量不应超过 1.5mg/kg。

②急性肺栓塞 2 小时给药法：10mg 在 1~2 分钟内静推，剩余 90mg 在 2 小时内静滴。体重<65kg 患者，给药总剂量不应超过 1.5mg/kg。③急性缺血性脑卒中：推荐剂量 0.9mg/kg，最大剂量 90mg；先将剂量的 10%静推，剩余剂量在 1 小时内静滴。

【点评】第三代溶栓药物，纤维蛋白选择性较高。

6. 重组人组织型纤溶酶原激酶衍生物/瑞替普酶（瑞通立）：Recombinant Plasminogen Activator/Reteplase/r-PA

【剂型规格】粉针剂：18mg/支。

【适应证与用法】急性 ST 段抬高心肌梗死：18mg+18mg 分两次静脉注射，每次缓慢推注 2 分钟以上，两次间隔为 30 分钟。注射时应使用单独的静脉通路。

【点评】用于急性心梗的第三代溶栓药物，纤维蛋白选择性较高。

第十四节　抗肺高压药物

【概述】

肺高压（pulmonary hypertension）是以肺动脉压力升高为特征的一种临床综合征，其血流动力学定义为静息状态下右心导管检查肺动脉平均压≥25mmHg。肺高压病因复杂，2008 年 Dana Point 会议将其分为肺动脉高压、左心疾病相关性肺高压、呼吸系统疾病或缺氧相关的肺高压、慢性血栓栓塞性肺动脉高压及机制不明或多种因素所致肺高压。

肺高压的治疗措施应根据分类、病因、症状以及并发症等综合制定，包括原发病治疗、抗凝、利尿、氧疗、降低肺动脉压力等。降低肺动脉压力是肺高压治疗的重要环节之一，近年来新开发的药物显著改善了部分肺高压患者的症状及预后。本节主要介绍降低肺动脉压力的药物，其他肺高压治疗药物请参考相关章节。

目前常用降低肺动脉压力的药物主要分类如下：

降低肺动脉压力药物分类

分类	代表药物	药物临床试验纳入的人群
钙离子通道阻滞剂	硝苯地平、地尔硫䓬、氨氯地平	IPAH
前列环素及其类似物	依前列醇、伊洛前列素	IPAH、硬皮病肺高压、APAH、不能手术的 CTEPH
内皮素受体拮抗剂	波生坦 安立生坦	IPAH、CTD 相关 PAH、艾森曼格综合征 IAPH、CTD 相关 PAH、HIV 感染
5 型磷酸二酯酶抑制剂	西地那非、伐地那非、他达那非	IAPH、CTD 相关 PAH、CTEPH、先天性心脏病

IPAH：idiopathic pulmonary arterial hypertension，特发性肺动脉高压；APAH：associated pulmonary arterial hypertension，相关性肺动脉高压；CTEPH：chronic thromboembolic pulmonary hypertension，慢性血栓栓塞肺高压；CTD：connective tissue disease，结缔组织病；HIV：human immunodeficiency virus，人类免疫缺陷病毒。

【常用药物】

1. 硝苯地平、地尔硫䓬、氨氯地平

【剂型规格】见相关章节。

【适应证与用法】特发性肺动脉高压且急性肺血管扩张试验结果阳性：①硝苯地平 60～120mg bid；②氨氯地平 20mg qd；③地尔硫䓬 80～240mg tid。

【禁忌证】（见相关章节）

【不良反应】①低血压；②下肢水肿。

【点评】钙离子拮抗剂仅适用于急性肺血管扩张试验结果阳性的患者，其有效剂量通常较大，可从小剂量开始小心加量到最大耐受剂量。基础心率较慢者选用二氢吡啶类，基础心率较快者，选用地尔硫䓬。维拉帕米有加重心衰风险，

不宜应用。正在服用钙离子拮抗剂但疗效不佳者，因逐渐减量至停用。

2. 依前列醇：Epoprostenol

【剂型规格】粉针剂：500μg/支。

【适应证与用法】特发性肺动脉高压、硬皮病相关肺动脉高压患者，WHO 心功能分级Ⅲ～Ⅳ：起始剂量 2～4ng/(kg·min) 持续静脉泵入，调整到最佳有效剂量 20～40ng/(kg·min)。

【禁忌证】出血倾向者。

【不良反应】头痛、颜面潮红、腹泻、腿痛。

【点评】依前列醇可改善肺高压患者症状、活动耐量、血流动力学，可改善 IPAH 患者生存率。半衰期短（3～5 分钟）需要持续静脉泵入，应避免突然撤药导致的肺动脉压力反弹。

3. 贝前列素（德纳）：Beraprost

【剂型规格】片剂：20μg×10 片。

【适应证与用法】WHO 心功能分级Ⅱ～Ⅳ肺动脉高压：40μg tid，饭后口服。

【禁忌证】合并出血风险的疾病。

【不良反应】主要为出血倾向；头痛、颜面潮红、下颌疼痛及腹泻。

【点评】有研究提示可改善活动耐量，但效果仅持续 3～6 个月。目前较少用于治疗肺高压。

4. 伊洛前列素（万他维）：Iloprost

【剂型规格】针剂：20μg/2ml×5 支。

【适应证与用法】中度原发性肺动脉高压：每次吸入从 2.5μg 开始（可根据不同患者的需要和耐受性逐渐增加至 5μg），每天吸入 6～9 次，每次吸入时间约应为 5～10 分钟。

【禁忌证】①合并出血风险的疾病；②严重心脏疾病（包括严重心律失常、严重冠脉疾病、不稳定心绞痛、6 个月内心肌梗死、失代偿心力衰竭、心瓣膜病导致的心功能异常）；③3 个月内脑血管事件（包括卒中、短暂性脑缺血发作）；④体循环低血压（收缩压<85mmHg）。

【不良反应】①血管扩张导致的低血压、头痛、面部潮红；②局部刺激导致的咳嗽加重；③晕厥；④颊肌痉挛。

【点评】临床试验提示可改善肺高压患者血流动力学参数、活动耐量及症状。2009 年 ESC 指南推荐用于 WHO 心功能Ⅲ~Ⅳ级患者。

5. 波生坦（全可利）：Bosentan

【剂型规格】片剂：62.5mg×56 片；125mg×56 片。

【适应证与用法】WHO 心功能Ⅱ~Ⅳ级原发性肺高压或硬皮病引起的肺高压：起始剂量 62.5mg bid×4 周，再加量到维持剂量 125mg bid。

【禁忌证】①中度及重度肝功能损害者和/或天冬氨酸转氨酶（AST）和/或丙氨酸转氨酶（ALT）高于正常值上限 3倍，总胆红素超过正常值上限 2 倍；②使用环孢素 A 者；③使用格列本脲者。

【不良反应】①肝转氨酶升高；②体液潴留；③贫血；④低血压；⑤致畸作用。

【点评】非选择性内皮素受体拮抗剂。临床试验提示波生坦可改善活动耐量、血流动力学参数、超声心动图参数，延缓临床恶化。2009 年 ESC 指南推荐用于 WHO 心功能Ⅱ~Ⅳ级患者。应用时须每月监测肝功能。

6. 安立生坦（凡瑞克）：Ambrisentan

【剂型规格】片剂：5mg×30 片，10mg×30 片。

【适应证与用法】WHO 心功能Ⅱ级或Ⅲ级特发性肺动脉高压或结缔组织病所致肺动脉高压：起始剂量 5mg qd，若耐受，则可考虑调整为 10mg qd。

【禁忌证】中度或重度肝功能异常。

【不良反应】①肝转氨酶升高；②体液潴留；③贫血；④低血压。

【点评】选择性作用于内皮素受体 A。临床试验提示安立生坦可改善活动耐量、血流动力学参数、延缓临床恶化。

2009 年 ESC 指南推荐用于 WHO 心功能 Ⅱ~Ⅳ 级患者。发生肝功能异常相对较少，但仍需要每月监测肝功能。

7. 西地那非（万艾可）：Sildenafil

【剂型规格】片剂：50mg×5 片，100mg×5 片。

【适应证与用法】国内尚未批准用于治疗肺高压。美国 FDA 批准用于治疗肺动脉高压：20mg tid。

【禁忌证】避免与硝酸酯类药物、硝普钠合用。

【不良反应】①低血压；②头痛；③皮肤潮红。

【点评】临床试验证实西地那非可改善活动耐量、症状及血流动力学。2009 年 ESC 指南推荐用于 WHO 心功能 Ⅱ~Ⅳ 级患者。通常有效剂量需超过 20mg tid，例如 40~80mg tid。

8. 伐地那非（艾力达）：Vardenafil

【剂型规格】片剂：20mg×4 片。

【适应证与用法】肺动脉高压：5mg qd，持续 2~4 周后过渡到 5mg bid。

【禁忌证】避免与硝酸酯类药物、硝普钠合用。

【不良反应】①头痛；②皮肤潮红。

9. 他达那非（希爱力）：Tadalafil

【剂型规格】片剂：20mg×1 片/2 片/4 片。

【适应证与用法】国内尚未批准用于治疗肺高压。美国 FDA 批准用于治疗肺动脉高压：40mg qd。

【禁忌证】避免与硝酸酯类药物、硝普钠合用。

【不良反应】①低血压；②头痛；③皮肤潮红。

第十五节　改善心肌代谢及其他抗心绞痛药物

【概述】

改善心肌代谢药物通过多种不同机制发挥改善心肌微循环、抗缺血、稳定心肌细胞膜、保护心肌等作用，可有效缓解心绞痛，在冠心病、心力衰竭等疾病中起重要辅助治疗作用。此外，β受体阻滞剂、钙离子通道阻滞剂也有抗心绞痛作用，相关具体药物见相应章节。

【常用药物】

1. 尼可地尔（喜格迈）：Nicorandil

【剂型规格】片剂：5mg×100片；5mg×30片。

【适应证与用法】用于治疗各种类型心绞痛：5mg tid，症状改善不明显时可增加剂量到10mg tid。

【禁忌证】①烟酸过敏者；②应用5型磷酸二酯酶抑制剂（例如西地那非）者；③青光眼患者。

【不良反应】①头痛；②胃肠道症状；③心悸、乏力、颜面潮红。

【点评】促进冠脉平滑肌细胞膜ATP敏感性K^+通道开放，扩张冠脉血管，有效缓解心绞痛。与硝酸酯类药物无交叉耐药。对血压、心率无明显影响。

2. 曲美他嗪（万爽力）：Trimetazidine

【剂型规格】普通片剂 20mg×30片；缓释片 35mg×30片。

【适应证与用法】心绞痛发作的预防性治疗：普通片剂20mg tid；缓释片35mg bid。

【禁忌证】无特殊禁忌证。

【不良反应】①胃肠道症状；②帕金森症状。

【点评】通过维持细胞内环境稳定发挥作用。对血流动力学无明显影响。不适用于心绞痛发作时治疗，也不适用于不稳定心绞痛或心肌梗死的初始治疗。

3. 辅酶Q10（Coenzyme Q10）：能气朗

【剂型规格】片剂：10mg×30片。

【适应证与用法】辅助治疗病毒性心肌炎、慢性心功能不全：10mg tid。

【禁忌证】无特殊禁忌证。

【不良反应】胃肠道症状。

【点评】在体内呼吸链电子传递中起作用，保持缺血心肌细胞线粒体形态结构，对缺血心肌有一定保护作用。

4. 依伐布雷定：Ivabradine

【剂型规格】片剂：5mg/片；7.5mg/片。

【适应证与用法】①禁用或不耐受 β 受体阻滞剂、窦性心律的慢性稳定心绞痛：起始剂量 5mg bid，3～4 周后根据患者心率调整为 2.5～7.5mg bid；②不耐受 β 受体阻滞剂或与 β 受体联用治疗慢性心衰且窦性心律，心率≥75 次/分：起始剂量 5mg bid，2 周后根据患者心率调整为 2.5～7.5mg bid。

【禁忌证】①静息心率小于 60 次/分；②低血压；③心源性休克、不稳定心绞痛、失代偿心衰。

【不良反应】①视野磷光现象；②心动过缓。

【点评】选择性抑制窦房结 I_f 通道，单纯降低心率，不影响心内传导及心肌收缩。SHIFT 研究提示其改善心衰患者生活质量、降低心衰住院率。2012 年 ESC 指南认为依伐布雷定可考虑用于部分心衰患者以降低心衰住院率。

5. 复心片

【主要成分】中成药制剂，每片含山楂叶干浸膏 0.25g。

【药理作用】改善心肌耗氧，促进心肌微循环。

【剂型规格】片剂：0.25g×54 片。

【适应证与用法】治疗胸闷、胸痛、心悸、气短：2～4 片 tid。

（编委　杨德彦　钟　华）

（审阅　刘震宇）

第三章 呼吸系统疾病用药

第一节 普通感冒常用对症药物

这一类药物均为复合制剂，具有共同的作用特点和适应证：

【作用特点】 复合制剂，通过其不同成分，分别缓解感冒时的各种症状。

【适应证】 适用于缓解和消除普通感冒及流行性感冒引起的发热、头痛、四肢酸痛、喷嚏、流涕、鼻塞、咳嗽、咽痛等症状。

【禁忌证】 故用药期间禁止饮酒；驾驶机动车，操作机器以及高空作业者工作时间禁用。故禁用于严重肝肾功能不全患者。

【不良反应】 为轻度头晕、乏力、恶心、上腹部不适、口干，食欲下降和皮疹等，偶可引起肝肾功能损伤，与其他解热镇痛药同用，可增加肾毒性的危险。

【点评】 联合用药时可能会加重不良反应，注意不宜与镇静药、催眠药、氯霉素、巴比妥类、解痉药、酚妥拉明、洋地黄苷类并用。使用该类药物控制症状不佳或出现新的症状时需警惕是否合并细菌感染。

1. 日夜百服宁：Bufferin Cold

【剂型规格】 每片含：对乙酰氨基酚 500mg，盐酸伪麻黄碱 30mg，氢溴酸右美沙芬 15mg。复合包装：日片 4 片+夜片 2 片/板，1 板/盒。

【用法用量】 日片（氨酚伪麻美芬片）口服，成人和 12 岁以上儿童 一次 1 片，白天每 6 小时服一次。

2. **泰诺：Tylenol**

【剂型规格】每片含：对乙酰氨基酚 325mg、盐酸伪麻黄碱 30mg、氢溴酸右美沙芬 15mg、马来酸氯苯那敏 2mg。铝塑凸泡包装，20 片/盒。

【用法用量】口服。12 岁以上儿童及成人，一次 1~2 片，每 6 小时服 1 次，24 小时内不超过 4 次。

3. **新康泰克：Contac NT**

【剂型规格】每片含：对乙酰氨基酚 500mg，氢溴酸右美沙芬 15mg，盐酸伪麻黄碱 30mg，马来酸氯苯那敏（氯苯那敏）2mg，10 片/盒。

【用法用量】口服，成人和 12 岁以上儿童每 6 小时服一次，一次 1~2 片。

第二节　支气管扩张剂（平喘药）

支气管哮喘、慢性阻塞性肺疾病均属于气流受限性疾病。其中支气管哮喘是由于气道的慢性非特异性的炎症，导致气道高反应和可逆性的气流受限，临床上可出现反复发作性的喘鸣、气短、胸闷、咳嗽等症状。慢性阻塞性肺疾病是一种以持续气流受限为特征的疾病，其气流受限多呈进行性发展。支气管扩张剂是一类能缓解支气管平滑肌痉挛，扩张支气管的药物，部分具有抗炎、减少气道分泌物等作用，可用于控制呼吸困难症状的发作，减轻气流受限，改善肺功能，减缓病情进展速度，以提高患者生活质量，改善症状和预后。

【平喘药的分类及代表药物】

1. β 肾上腺素受体激动剂：如沙丁胺醇、特布他林、沙美特罗、福莫特罗和茚达特罗等。

2. 抗胆碱能药物：如异丙托溴铵、噻托溴铵等。

3. 糖皮质激素：如倍氯米松、布地奈德、氟替卡松等。

4. 混合制剂：如沙美特罗/氟替卡松、复方异丙托溴铵、

呼吸系统疾病

布地奈德/福莫特罗等。

5. 甲基黄嘌呤类药物（茶碱类）：如氨茶碱、多索茶碱等。

6. 抗炎症介质类药物（白三烯受体拮抗剂）：如孟鲁司特、普仑司特等。

7. 细胞膜稳定剂：如色甘酸钠、扎普司特等。

【平喘药物使用的注意事项】

1. 临床上不推荐长期单独使用长效 β_2 受体激动剂（LABA）治疗支气管哮喘，LABA 应该与吸入糖皮质激素联合使用。

2. 临床上以支气管哮喘的严重程度选择治疗药物。治疗过程中应该及时调整剂量，确保个体化治疗；哮喘症状控制后不能立即减停，防止病情复发。

3. 慢阻肺稳定期患者应用支气管扩张剂治疗之前，应该进行综合评估。根据综合评估的结果，选择适当的药物治疗方案。

4. 慢阻肺患者如果平喘药物治疗有效，且无明显的副作用，则应该维持在同一药物治疗水平长期、稳定地治疗。

5. 使用吸入性平喘药物时必须确保患者能有效吸入药物，尤其在重症哮喘急性发作和慢阻肺急性加重时，由于严重的气流受限，患者往往不能自主有效吸入平喘药物。

6. 个别患者应用吸入制剂因气流刺激呼吸道，有时可能会刺激支气管痉挛，导致症状加重或者诱发喘息。

一、β 肾上腺素受体激动剂

本制剂通过激动气道 β_2 肾上腺素能受体发挥作用。心脏上亦有 β_2 受体，故大剂量使用该药可引起或加重心律失常或心肌缺血的问题。因此含 β_2 肾上腺素能激动剂的吸入制剂慎用于妊娠、哺乳期、甲亢、嗜铬细胞瘤、糖尿病、高血压、冠心病、心衰、严重心律失常等患者。

（一）中短效 β_2 受体激动剂

1. 沙丁胺醇（万托林、舒喘灵）：Salbutamol

【作用特点】作为短效 β_2 受体激动剂，起效快，支气管扩张作用强，药效持续时间短。

【适应证】缓解哮喘或 COPD 患者的支气管痉挛，预防急性运动诱发性哮喘，其他变应原诱发的支气管痉挛。

【禁忌证】禁用于拟交感神经药过敏、甲状腺功能亢进及心律失常者。糖尿病、心脏病患者慎用。

【不良反应】肌肉震颤、心悸、恶心、头晕，血糖升高、低血钾等。为运动员禁用或慎用的药物；对胎儿有危害性（致畸或胚胎死亡等），本类药物只有在权衡对孕妇的益处大于对胎儿的危害之后，方可使用。

【剂型规格】片剂：每片 2.4mg、4mg 或 8mg；气雾剂：每揿 100μg；雾化剂：100mg/20ml。

【用法】

气雾吸入：每喷 100μg，每次 1～2 喷，按需使用。最大剂量为每日 4 次，每次 2 揿，经口腔吸入。

口服：慢性频发的患者可口服片剂，每次 2～4mg，每日 3～4 次；控释沙丁胺醇片，每次 4mg，早晚各 1 次口服。

雾化吸入：吸入用硫酸沙丁胺醇溶液（salbutamol sulfate solution for inhalation）：5mg/ml，采用呼吸机或喷雾器给药。间歇性用法每日 4 次。成人每次：0.5～1.0 ml，本品（2.5～5.0 mg 硫酸沙丁胺醇）应以注射用生理盐水稀释至 2.0～2.5 ml。稀释后的溶液由患者通过适当的驱动式喷雾器吸入。

【点评】哮喘急性发作时首选的快速缓解药物。使用时需要注意患者的哮喘发作严重程度，根据其呼吸状态选择雾化吸入剂或喷雾剂。对于老年人或有心脏基础病的患者需注意心血管的副作用，建议可逐步增加剂量。不作为哮喘维持阶段的常规治疗。慎与大剂量拟交感神经药物合用。急性重症哮喘患者在与黄嘌呤衍生物、肾上腺糖皮质激素、利尿剂合并用药时，建议监测血清钾浓度。勿与非选择性 β 受体阻

呼吸系统疾病

断剂合用。

2. 特布他林（间羟舒喘灵、博利康尼）：Terbutatine

【作用特点】选择性 β_2 受体激动剂，其支气管扩张作用比沙丁胺弱。

【适应证】用于支气管哮喘、喘息性支气管炎、肺气肿等。

【禁忌证】高血压、冠心病、甲亢患者慎用。

【不良反应】主要为震颤、头痛、恶心、强直性痉挛、心动过速和心悸，大多在开始用药 1~2 周内自然消失。可能会发生皮疹和荨麻疹，睡眠失调和行为失调，如易激动、多动、坐立不安。

【剂型规格】片剂，2.5mg/片；气雾剂，250μg/喷。

【用法】片剂：成人开始 1~2 周，1.25 mg bid~tid，以后可增至 2.5 mg tid。气雾吸入，0.25mg/喷，200 喷/瓶，1 喷/次，每日 3~4 次；皮下注射，0.25mg/次，如 15~30 分钟无明显改善，可重复注射 1 次，但 4 小时内总量不能超过 0.5mg。

【点评】气雾吸入 5 分钟起效，皮下注射可迅速控制症状。甲亢、严重的心血管疾病、糖尿病、闭角型青光眼的患者慎用。大剂量应用可使有癫痫病史的患者发生酮症酸中毒。长期应用可产生耐受性。β_2 受体激动剂可能会引起低钾血症，当与黄嘌呤衍生物、类固醇、利尿药合用及缺氧的情况下需监测血清钾的浓度。如果雾化液被意外弄进眼睛，应用水冲洗眼睛。运动员慎用。

3. 班布特罗（盐酸班布特罗）：Bambuterol

【作用特点】本品在体内转化为特布他林，是肾上腺素、β_2 受体激动剂，舒张支气管平滑肌，达到平喘效果。

【适应证】支气管哮喘、慢性喘息性支气管炎、阻塞性肺气肿和其他伴有支气管痉挛的肺部疾病。

【禁忌证】高血压、冠心病、甲亢患者慎用。

【不良反应】震颤、头痛、强直性肌肉痉挛和心悸，在治疗最初 1~2 周内大多数自行消失。罕见转氨酶轻度升高、口干、头晕、胃部不适、皮疹。

【剂型规格】片剂，10mg/片。

【用法】每晚睡前口服 1 次，成年人初始剂量为 10mg，根据临床效果，在用药 1~2 周后可增加到 20mg。

【点评】本品在体内转化为特布他林，可延长母体药物作用的时间。高血压、缺血性心脏病、快速型心律失常、严重心衰或甲亢的患者应慎用。伴有糖尿病的患者使用时应加强血糖控制。肝硬化或某些肝功能不全患者不宜用本药。

4. 丙卡特罗（美普清）：Procaterol

【作用特点】第三代 β_2 受体激动剂，口服吸收良好，30 分钟起效，可维持 12 小时。其支气管扩张作用强而持久，尚有较强的抗过敏及促进呼吸道纤毛运动的作用。

【适应证】用于支气管哮喘、喘息性支气管炎、肺气肿等。

【禁忌证】心律失常、高血压、甲亢者慎用。

【不良反应】可有心悸、手颤、头晕等。

【剂型规格】片剂：25μg/片。

【用法】口服：25~50μg/次，每日 2 次，或睡前 50μg。

5. 妥洛特罗（阿米迪）：Tulobuterol

【作用特点】缓释型的 β_2 受体激动剂，气道扩张作用持久。

【适应证】用于支气管哮喘、喘息性支气管炎、肺气肿等，尤其是不能配合吸入治疗的患者。

【禁忌证】心律失常、高血压、甲亢者慎用。

【不良反应】可有手指震颤、心悸、头晕等。

【剂型规格】贴剂：0.5mg/贴和 2mg/贴，为白色方形带圆角的黏性贴片。

【用法】每日 1 次，成人为 2mg，儿童 0.5~3 岁以下为 0.5mg，3~9 岁以下为 1mg，9 岁以上为 2mg，粘贴于胸部、背部及上臂部均可。

【点评】 透皮贴剂的吸收受温度、皮肤表面的湿度等影响，对于不能配合吸入的老年或儿童患者是一种很好的选择。

（二）长效 β_2 受体激动剂

1. 福莫特罗（奥克斯都保）：Formoterol

【作用特点】 β_2 受体选择性很高，作用强而持久，有明显的抗炎作用，可抑制抗原诱导的嗜酸性粒细胞聚集与浸润。吸入后 1~3 分钟后起效，2~4 小时达高峰，作用持续 12 小时左右。口服后约 30 分钟起效。

【适应证】 治疗和预防可逆性气道阻塞。在维持治疗中可作为抗炎药治疗时的附加药物。

【不良反应】 可有肌肉震颤、心悸等。

【剂型规格】 都保：4.5μg/喷，每支 60 喷。

【用法】 气雾吸入，每次 4.5~9.0μg，每日 1~2 次，24 小时内不超过 36μg。

【注意事项】 本品不应该用于支气管哮喘一线治疗。使用本品的支气管哮喘患者应同时使用适量的糖皮质激素维持抗感染治疗。甲亢、嗜铬细胞瘤、肥厚型梗阻性心肌病、特发性主动脉瓣膜下狭窄、严重高血压、颈内动脉-后交通动脉动脉瘤或其他严重的心血管病患者（如心肌缺血、心动过速或严重心衰者）应慎用。用药初期，糖尿病患者应注意血糖的控制。本品也可能造成低钾血症。运动员慎用。对本品或乳糖（其中包含少量牛奶蛋白质）过敏的患者禁用。

2. 沙美特罗：Salmaterol

【作用特点】 对 β_2 受体的选择性更高，作用持续时间长，有明显的抗炎作用。吸入后 15 分钟起效，较福莫特罗慢，3~4 小时达高峰，可维持 12 小时以上，较福莫特罗持久。

【适应证】 主要用于 COPD 的维持与预防急性加重。

【禁忌证】不适用于控制哮喘的急性发作。

【不良反应】同福莫特罗。

【用法用量】气雾吸入，轻、中度患者，$25 \sim 50\mu g$/次，每日 2 次。

【注意事项】同福莫特罗。

3. 马来酸茚达特罗（昂润）：Indacaterol

【作用特点】一种新型超长效 β_2 受体激动剂。

【适应证】用于有慢性阻塞性肺疾病（COPD）气流受限患者，包括慢性支气管炎和/或肺气肿的维持治疗。

【禁忌证】未使用长期哮喘控制药物的支气管哮喘患者。

【不良反应】包括鼻咽炎、上呼吸道感染、咳嗽、头痛以及肌肉痉挛。大多数不良反应为轻度或中度。

【剂型规格】吸入粉硬胶囊，活性成分为马来酸茚达特罗，每粒胶囊含马来酸茚达特罗 $150\mu g$，等价于茚达特罗 $150\mu g$，并含有 24.8mg 乳糖。

【用法用量】每次使用比斯海乐（药粉吸入器）吸入 1 粒 $150\mu g$ 胶囊的内容物，每日 1 次。

【注意事项】长效 β_2 肾上腺素受体激动剂增加哮喘相关死亡的风险。不适用于哮喘治疗、COPD 急性加重、支气管痉挛急性发作的急救治疗。不可采用增加剂量缓解症状。出现速发型过敏反应或矛盾性支气管痉挛，应立即停药。心血管疾病、惊厥疾病、甲状腺毒症及对拟交感神经胺类过敏的患者应慎用。

【点评】超长效的 β_2 受体激动剂，适用于 COPD 的维持治疗，尤其适用于不能使用吸入激素和抗胆碱药物的患者，或容易合并感染的患者，如支气管扩张导致的阻塞性通气功能障碍，为减少感染的发生，可选择茚达特罗来改善肺功能。本品不应与其他长效 β_2 肾上腺素受体激动剂或含有长效 β_2 肾上腺素受体激动剂合用。慎与 β 肾上腺素受体抑制剂（包括滴眼剂）、非保钾利尿剂、单胺氧化酶抑制剂、三环类抗抑郁药和延长 QTc 间期的药物合用。

二、抗胆碱能药物

该类药物扩张气道的作用虽不及 β 受体激动剂，但由于 COPD 患者的迷走神经张力较高，而支气管基础口径是由迷走神经张力决定的，迷走神经张力越高，则支气管基础口径越窄。此外，各种刺激均能刺激迷走神经末梢，反射性地引起支气管痉挛，抗胆碱能药物可与迷走神经末梢释放的乙酰胆碱竞争性地结合平滑肌细胞表面的胆碱能受体，因而可阻断乙酰胆碱所致的支气管平滑肌收缩，因此，抗胆碱能药物对于 COPD 患者扩张支气管的作用强于 β₂ 受体激动剂，二者合用的效果更强，因为可同时作用于交感、副交感神经，同时舒张大、中、小气道，延长作用时间，达到最理想的气道扩张效果。

1. 异丙托溴铵：Ipratropium Bromide

【作用特点】阿托品的异丙基衍生物，对呼吸道平滑肌具有较高的选择性，其抗胆碱作用较阿托品强，口服不吸收，故多作雾化吸入。与 β₂ 受体激动剂联合应用对扩张支气管有协同作用。

【适应证】扩张支气管，于慢性阻塞性肺疾病进行加重或哮喘急性加重时扩张支气管。

【禁忌证】青光眼患者忌用。前列腺增生及老年患者需注意副作用。

【不良反应】少数有口干、口苦感。老年患者甚至偶可引起尿潴留。

【剂型规格】气雾剂：20μg/喷，200 喷/支；雾化液：250μg/2ml。

【用法用量】

（1）气雾吸入：0.025% 溶液，1~2 喷/次，每日 3~4 次，每日总剂量不得超过 12 喷，经口腔吸入。

（2）雾化吸入：主要用于慢阻肺急性加重的治疗，1~2ml+生理盐水 3~4ml/次，每日 3~4 次。异丙托溴铵雾化吸入溶液（ipratropium bromide solution for inhalation）吸入用异丙托溴铵溶液可使用普通的雾化吸入器。在有给氧设施情况下，吸入雾化液最好在以每分钟 6~8 升的氧流量的条件下给予雾化吸入。用量应按患者个体需要做适量调节；通常成人每次吸入 500μg/2 ml。

【点评】快速起效的短效支气管扩张剂，可用于 COPD 或哮喘的急性发作，需要注意其胆碱能副作用，老年患者容易出现腹胀、尿潴留。

2. 山莨菪碱：Anisodamine

【作用特点】抗胆碱药，能拮抗乙酰胆碱所致的气管平滑肌痉挛，作用弱于阿托品。

【适应证】慢性阻塞性肺疾病患者扩张支气管平滑肌。

【禁忌证】颅内压增高、脑出血急性期、青光眼、幽门梗阻、肠梗阻及前列腺肥大者禁用。

【不良反应】口干、头晕、尿潴留等。脑出血急性期及青光眼患者忌用。

【剂型规格】片剂：10mg/片；针剂：10mg/支。

【用法用量】气雾吸入：0.1%~0.5%溶液，5~8ml/次，每日 1~2 次；口服：5~20mg/次，每日 3 次。

3. 噻托溴铵（恩力华）：Tiotropium Bromide

【作用特点】长效抗胆碱能药物，对 COPD 患者扩张支气管的作用强于 β_2 受体激动剂，二者合用的效果更强，因为可同时作用于交感、副交感神经，同时舒张大、中、小气道，延长作用时间，达到最理想的气道扩张效果。

【适应证】适用于慢性阻塞性肺疾病（COPD）的维持治疗，包括慢性支气管炎和肺气肿，伴随呼吸困难的维持治疗及急性发作的预防。不适用于急救。

【禁忌证】闭角型青光眼，重度前列腺增生者忌用。

【不良反应】口干、咽干、心率增加、视物模糊、青光眼、排尿困难、尿潴留和便秘。另外，吸入噻托溴铵患者可发生上呼吸道刺激现象。口干和便秘的发生率随年龄增长而增加。

呼吸系统疾病

【剂型规格】 胶囊：18μg/粒。

【用法】 只能用 HandiHaler（药粉吸入器）吸入装置吸入。每日 1 次，每次吸入 1 粒胶囊（18μg）。不得吞服。

【注意事项】 须注意避免将药物粉末弄入眼内。必须告知患者药粉误入眼内可能引起或加重闭角型青光眼、眼睛疼痛或不适、短暂视物模糊、视觉晕轮或彩色影像并伴有结膜充血引起的红眼和角膜水肿的症状。如果出现闭角型青光眼的征象，应停止使用噻托溴铵，并立即给予适当处理。口干，是由抗胆碱能治疗引起的，长期可引起龋齿。噻托溴铵的使用不得超过 1 天 1 次。

【点评】 用于 COPD 的维持治疗，扩张支气管作用强。

三、糖皮质激素

1. 倍氯米松：Beclomethasone

【作用特点】 强效糖皮质激素，具有抗炎、抗过敏、止痒等作用。

【适应证】 COPD 或哮喘患者抗炎、扩张支气管用，一般用于急性发作时。

【不良反应】 长期应用咽部真菌感染。

【剂型规格】 气雾剂：50 或 250μg/喷。

【用法】 气雾剂：0.05~0.2mg/次，每日 3 次。

2. 布地奈德：Budesonide

【作用特点】 本品为非卤化糖皮质激素，具高脂溶性，局部活性强，吸入治疗可对抗气道炎症反应而无全身副作用。

【适应证】 对支气管哮喘疗效良好，尤适用于慢性哮喘。适用于需使用糖皮质激素维持治疗以控制基础炎症的支气管哮喘患者。

【不良反应】 偶可引起咽部轻度刺激和声嘶，口腔念珠菌病极少见。

【剂型规格】 雾化混悬液：1mg/2ml；气雾剂：200μg/

喷；都保：100μg/喷。

【用法】

气雾剂吸入：成人，200μg/次，每日2次，哮喘发作其剂量可增至1.2mg。

吸入用布地奈德混悬液（令舒吸入液）：吸入用布地奈德混悬液应经合适的雾化器给药。根据不同的雾化器，患者实际吸入的剂量为标示量的40%~60%。雾化时间和输出药量取决于流速、雾化器容积和药液容量。对大多数雾化器，适当的药液容量为2~4 ml。

成人：1~2 mg/次，每日2次。

【注意事项】 运动员慎用。由于布地奈德能够进入循环系统，尤其在较高剂量时还可能出现全身活性，因此当服用超过推荐剂量的吸入用布地奈德混悬液时，或者在治疗中未滴定至最低有效剂量的情况下，可能出现HPA抑制的情况。布地奈德不是支气管扩张剂，因而不应单独使用布地奈德，用于快速缓解急性支气管痉挛或者其他哮喘急性发作的治疗，需要与支气管扩张剂联合应用。

【点评】抗炎作用强。

3. 氟替卡松（辅舒酮）：Fluticasone

【作用特点】 临床疗效优于布地奈德。吸入治疗可对抗气道炎症反应而无全身副作用。

【适应证】 对支气管哮喘疗效良好，尤适用于慢性哮喘。氟替卡松气雾剂不用于哮喘急性发作，而是用于常规的长期控制，患者需要吸入速效和短效支气管扩张剂以缓解急性哮喘发作的症状。

【不良反应】 一些患者可能出现口腔及咽喉念珠菌病和声音嘶哑，在用药后用水漱口有助于避免上述现象的发生。

【剂型规格】气雾剂：50或125μg/喷。

【用法】气雾剂，16岁以上儿童和成人，100~1000μg/次，每日2次，起始剂量，轻度哮喘，100~250μg/次，每日2次。中度哮喘，250~500μg/次，每日2次，重度哮喘，

$500\sim1000\mu g/$次，每日 2 次；4 岁以上儿童，$50\sim100\mu g/$次，每日 2 次。

【注意事项】同布地奈德。

【点评】抗炎作用强，副作用少。

4. 氟替卡松（辅舒良）：Fluticasone

【适应证】预防和治疗季节性过敏性鼻炎（包括花粉症）和常年性过敏性鼻炎。

【用法】每个鼻孔各 2 喷，每日 1 次（200 μg/d），以早晨用药为好。某些患者需每个鼻孔各 2 喷，每日 2 次。维持剂量：每个鼻孔 1 喷，每日 1 次。最大剂量：每个鼻孔不超过 4 喷。

【不良反应】常见鼻出血。与其他鼻部吸入剂一样，使用后有令人不愉快的味道和气味，头痛并可引起鼻、喉部干燥、刺激。

四、复合制剂

1. 沙美特罗/氟替卡松（舒利迭）：Fluticasone

【作用特点】本药所含沙美特罗属选择性长效 β_2 肾上腺素受体激动剂，具支气管扩张作用，且作用至少持续 12 小时，故与推荐剂量的短效 β_2 受体激动剂相比，可提供更有效的改善组胺诱导的支气管收缩作用。此外，沙美特罗能抑制人体吸入致敏原后的速发与迟发过敏反应，其中对后者的作用在单剂吸入后能持续 30 多小时。本药所含丙酸氟替卡松可在肺内产生糖皮质激素抗炎作用，从而减轻哮喘症状，改善肺功能，并防止病情恶化。长效 β_2 受体激动剂和脂溶性激素的混合制剂具有协同作用，可抗炎、平喘、扩张支气管，起效较慢，作用时间长，药效持久。

【适应证】用于支气管哮喘或慢性阻塞性肺疾病（FEV_1 ≤预计正常值的 50%，或者 COPD 综合评估属于 C 级或 D 级的患者）、肺气肿等的常规治疗或维持治疗。

【不良反应】见沙美特罗和氟替卡松的不良反应，两者混合不增加新的不良反应。

【剂型规格】吸入准纳器，60 吸/支，每吸含沙美特罗50μg，氟替卡松 100 μg、250 μg、500μg 3 种规格。其中沙美特罗/氟替卡松 50μg/500μg 除了支气管哮喘的适应证外，还适用于慢性阻塞性肺疾病；本品适用于慢性阻塞性肺疾病患者，包括慢性支气管炎及肺气肿的常规治疗。

【用法】

（1）支气管哮喘（成人和 12 岁及 12 岁以上的青少年）：按照支气管哮喘的病情严重程度，每次 1 吸（50 μg 沙美特罗和 100 μg 丙酸氟替卡松，或 50 μg 沙美特罗和 250 μg 丙酸氟替卡松，或 50 μg 沙美特罗和 500 μg 丙酸氟替卡松），每日 2 次。

（2）慢性阻塞性肺疾病：每次 1 吸（50 μg 沙美特罗和500 μg 丙酸氟替卡松），每日 2 次。

【注意事项】

（1）运动员慎用。

（2）本药粉吸入剂含有乳糖，故对乳糖及牛奶过敏者禁用本药粉吸入剂。

（3）本品不适用于缓解急性哮喘发作，缓解急性哮喘发作需要使用快速短效的支气管扩张剂（如沙丁胺醇）。应建议患者随时携带能够快速缓解哮喘急性发作的药物。慢性阻塞性肺疾病患者如中断治疗，可能会出现呼吸困难等症状，中断治疗应在监测下进行。

（4）接受舒利迭治疗 COPD 患者的研究中，肺炎的发生率增多。由于肺炎和 COPD 急性加重的临床表现可重叠，应对 COPD 患者发生肺炎的风险保持警惕。与所有吸入性皮质激素一样，肺结核患者慎用本品。

（5）甲状腺功能亢进的患者慎用本品。对拟交感胺类有异常反应的患者慎用。所有拟交感神经兴奋性药物，特别是服用剂量较高时，均可能出现一过性血钾水平降低。因此有低血钾倾向的患者应谨慎使用本品。

（6）所有拟交感神经兴奋性药物，特别是服用剂量较高时，均可能导致心血管系统反应，如收缩压升高和心率加快。因此已患有心血管疾病的患者应谨慎使用本品。

（7）吸入本药后漱口可减少声嘶和念珠菌病的发生率。对有症状的念珠菌病患者，可局部使用抗真菌药治疗，同时可继续使用准纳器吸入本药。

2. 布地奈德/福莫特罗（信必可都保）

【作用特点】长效 β_2 受体激动剂和吸入激素的混合制剂具有协同作用，起效较快，作用时间长。

【适应证】

（1）适用于需要联合应用吸入皮质激素和长效 β_2-受体激动剂的支气管哮喘患者的常规治疗。

（2）慢性阻塞性肺疾病（COPD）：患有 COPD（$FEV_1 \leqslant$ 预计正常值的 50% 或者 COPD 综合评估属于 C 级或 D 级的患者）和伴有病情反复急性加重的 COPD 患者进行临床治疗。

【禁忌证】对于任何一种成分过敏者，有心脏疾病者慎用。

【不良反应】见沙美特罗和氟替卡松的不良反应，两者混合不增加新的不良反应。

【剂型规格】复方制剂，60 吸/支，每吸的组分为：布地奈德（80µg/吸）和富马酸福莫特罗（4.5µg/吸），或布地奈德（160µg/吸）和富马酸福莫特罗（4.5µg/吸）。

【用法】

（1）支气管哮喘：本品应个体化用药，并根据病情的严重程度调节剂量。信必可都保 80µg/4.5µg：1～2 吸/次，1 日 2 次；信必可都保 160µg/4.5µg：1～2 吸/次，1 日 2 次。在常规治疗中，当 1 日 2 次剂量可有效控制症状时，应逐渐减少剂量至最低有效剂量，甚至 1 日 1 次给予信必可都保。

（2）慢性阻塞性肺疾病（COPD）：160µg/4.5 µg，2 吸/次，1 日 2 次。

【注意事项】

（1）运动员慎用。

（2）一旦支气管哮喘症状得到控制，要考虑逐步减少本品的剂量（不包括慢性阻塞性肺疾病患者）。当治疗减量时，定期随访非常重要，应给予本品最低有效剂量。

（3）不能在哮喘急性发作或症状明显加重或急性恶化的时候开始本品治疗。

（4）对于长期使用皮质激素的儿童和青少年，有造成生长抑制的危险。应推荐患者到专业儿科呼吸医生处就诊。

（5）对同时存在其他导致骨质疏松危险因素的患者，长期高剂量使用本品时，应该考虑对骨密度的潜在影响。

（6）为了减少口咽部念珠菌感染的风险，每次用药后用水漱口。

（7）当对 QTc 间期延长的患者予以治疗时，应小心观察。福莫特罗本身可能导致 QTc 间期的延长。

（8）对于活动性或隐匿性肺结核，呼吸道真菌和病毒感染的患者，吸入皮质激素的必要性和剂量需重新评估。

（9）辅料乳糖含有少量的牛乳蛋白质，可导致过敏反应。

3. 可必特：Combivent

【作用特点】溴化异丙托品与沙丁胺醇的混合制剂。作用于交感和副交感神经。同时舒张大、中、小气道，延长作用时间。吸入后起效时间 5 分钟，作用维持时间 6 小时。本品中的异丙托溴铵及沙丁胺醇叠加作用而产生支气管扩张作用，疗效优于单一给药。

【适应证】适用于气道阻塞性疾病有关的可逆性支气管痉挛，急性发作期及维持治疗期均可使用。

【不良反应】同时具有 β 激动剂及抗胆碱能药物的副作用。

【用法】吸入用复方异丙托溴铵溶液：2.5ml 内含有异丙托溴铵 0.5mg 和硫酸沙丁胺醇 3.0mg（相当于沙丁胺醇碱 2.5mg）。通过合适的雾化器或间歇正压呼吸机给药。适用于成人（包括老年人）和 12 岁以上的青少年。每日 3~4 次，每次 2.5ml。

【点评】雾化吸入扩张支气管效果好。

五、茶碱类

茶碱为黄嘌呤的衍生物，对气道平滑肌有较强的直接舒张作用，对中心气道和外周气道的作用相同，但其强度不及 β-受体激动剂。其作用机制尚未阐明。目前一般认为通过多个环节发挥作用。①对磷酸二酯酶的抑制作用使气道平滑肌细胞内的 cAMP 分解减慢，cAMP 水平升高引起特殊的磷酸化过程，使气道扩张。但近年研究发现，人体内茶碱达最适治疗浓度时，仅能抑制组织内磷酸二酯酶活性的 5%~30%，不足以产生明显的作用。②拮抗腺苷受体，能对抗内源性腺苷引起的支气管收缩。③促进内源性肾上腺素释放，增加儿茶酚胺水平，间接导致平滑肌舒张。④对 Ca^{2+} 转运的影响。体内 cAMP 水平的增加，影响细胞外的钙内流和细胞内贮钙的释放，从而产生支气管舒张作用。⑤抗炎作用：能预防致敏原引起的迟缓反应，并具有免疫调节作用。⑥可直接加强呼吸肌的收缩力，尤其对疲劳的膈肌可增强其收缩强度，消除呼吸肌疲劳。⑦兴奋呼吸中枢，增强呼吸深度。⑧促进气道纤毛运动，加强黏膜纤毛的转运速度。此外，茶碱还有强心作用，可改善心肌收缩力，可扩张血管，降低肺和冠状动脉的血管阻力，扩张肾脏血管，有利尿作用。

茶碱口服易吸收，生物利用度几乎 100%，半衰期 1~2 小时。有效血浓度为 10~20mg/L，快速吸收的茶碱一般在口服后 1~2 小时，缓慢释放的茶碱在 4~6 小时，每日 1 次的缓释剂在服药后 8~12 小时达血药峰浓度。茶碱的安全范围很窄，血浓度超过治疗水平时常发生不良反应，故最好按患者所用的药物剂型、用法等监测血药浓度。

茶碱的不良反应常见的有：厌食、恶心、呕吐、不安、烦躁、失眠、易激动等；当茶碱血药浓度超过 35mg/L 时，可发生心动过速、心律失常、血压下降、发热、脱水、谵妄、精神失常、严重腹痛、腹泻、胃出血、惊厥、昏迷等症状，甚至呼吸、心跳停止而死亡。如发现毒性反应，应立即停药并进行对症处理。口服过量者可给予催吐，血药浓度过高者给予血液透析。给以氧疗，必要时呼吸支持。

1. 氨茶碱：Aminophylline

【作用特点】茶碱与二乙氨的复盐，碱性较强，水溶性较大，局部刺激性大，口服后易引起胃肠道症状。能直接舒张支气管平滑肌，并间接抑制组胺等介质的释放，有抗炎作用。此外有增强心肌收缩力、扩张冠脉血管和轻度利尿的作用。

【适应证】常用的平喘药。也适用于心源性哮喘患者。口服疗效不及静脉注射。

【禁忌证】急性心肌梗死伴有血压显著降低者静脉禁用。对老年人、成人、肝功能不全者及甲亢患者用药需慎重。

【不良反应】与血药浓度有关（见上文所述）。

【剂型规格】片剂：0.1g/片（有普通及控释片）；针剂：250mg 10ml/支。

【用法用量】口服：100~200mg/次，每日3次；静脉滴注，250mg 加入 100~250ml 葡萄糖液体中，首剂 4~6mg/kg，继而以 0.4mg/(kg·h) 的速度维持静滴，速度<1mg/(kg·h)。如原已用过本药则不宜给予首剂负荷量。静脉泵入，500~1000mg 配葡萄糖或生理盐水至 50ml，每小时 2mg 泵入。极量 1.5g/d。

【点评】静脉给药时不可与维生素C、氯丙嗪、胰岛素、去甲肾上腺素、四环素等配伍。

2. 双羟丙茶碱（喘定）：Diprophylline

【作用特点】与氨茶碱相似，但作用较弱，1000mg 的气道扩张作用只有茶碱 400mg 的一半。在胃液中较稳定，对胃黏膜刺激小，口服吸收好，不良反应轻，副作用较氨茶碱小。

【适应证】同氨茶碱。

【不良反应】副作用同氨茶碱，但对胃刺激轻，对心脏兴奋作用小，可用于有心率增加的哮喘患者。

【剂型规格】片剂：100mg/片；针剂：250mg 10ml/支。

【用法】口服：0.1~0.2g/次，每日3次；肌注：0.25~0.5g/次；亦可静滴。

【点评】作用较弱，但对于心率的影响较小。

3. 茶碱控释剂

【作用特点】茶碱控释片，茶碱血浓度波动小，维持时间长，增加了茶碱的疗效，减少了其不良反应。

【适应证】平喘药，但不适用于支气管痉挛的急性发作期的患者。

【禁忌证】同氨茶碱。

【不良反应】同氨茶碱。

【剂型规格】片剂：100mg/片或400mg/片。

【用法用量】每次0.1~0.2g，每日口服2次；或每次0.4g，每晚口服1次。

【点评】喘息患者的常规维持治疗，安全性较好。

4. 多索茶碱：Doxofylline

【作用特点】可直接作用于支气管，松弛支气管平滑肌。通过抑制平滑肌细胞内的磷酸二酯酶等作用，松弛平滑肌，从而达到抑制哮喘的作用。

【适应证】平喘药物。

【剂型规格】针剂：0.1g/支。

【用法用量】成人每次200mg，12小时1次，以25%葡萄糖注射液稀释至40ml缓慢静脉注射，时间应在20分钟以上，5~10日为1疗程或遵医嘱。也可将本品300mg加入5%葡萄糖注射液或生理盐水注射液100ml中，缓慢静脉滴注，每日1次。

【点评】大环内酯类（如红霉素）对本品代谢影响不明显。与氟喹酮类药物合用，宜减量。

六、炎症介质阻滞剂和抗组胺药

本类药并非支气管扩张药，作为平喘药在此讲述。

本类药通过三方面起平喘作用：①稳定肥大细胞膜，阻止脱颗粒释放炎症介质；②降低呼吸道末梢感受器的兴奋性，或抑制迷走神经反射弧的传入支，防止各种刺激引起的支气管痉挛；③降低非特异的气道高反应性。主要不良反应可有口干、咽喉干痒、胸部压迫感、用药初期出现嗜睡、疲倦、头晕等反应，甚至诱发哮喘。用药期间不能突然停药，必须逐渐减量。孕妇慎用。

1. 甲哌噻庚酮（酮替芬）：Ketotifen

【作用特点】强效 H_1 受体阻滞剂，作用时间长。能阻滞生物活性介质的释放及抗组胺作用。对抗原及组胺诱发的气道痉挛有保护作用。

【适应证】可用于预防过敏性鼻炎、支气管哮喘的发作。

【禁忌证】服药期间不得驾驶机、车、船，从事高空作业、机械作业及操作精密仪器。

【不良反应】镇静、疲倦、头晕、口干、恶心等反应。

【剂型规格】片剂：1mg/片。

【用法】口服：1~2mg/次，每日 1~2 次。

【点评】抗过敏药，在同时合并过敏性皮疹、过敏性鼻炎等患者中使用，对于控制全身症状疗效好。

2. 阿司咪唑：Astemizote

【作用特点】一种无中枢镇静和抗胆碱能作用的强效、长效的组胺 H_1 受体拮抗剂。

【适应证】可用于预防过敏性鼻炎、支气管哮喘的发作。

【禁忌证】服药期间不得驾驶机、车、船，从事高空作业、机械作业及操作精密仪器。孕妇慎用。

【不良反应】极少。长期服用体重可能增加。

【剂型规格】片剂：3mg/片。

【用法】口服：3mg/次，每日 1 次。

呼吸系统疾病

3. 扎鲁司特：Zafirlucast

【作用特点】 选择性半胱氨酰白三烯受体拮抗剂，可改善肺功能、哮喘症状，并可减少 β_2 受体激动剂的使用。

【适应证】 常用于哮喘的长期预防和治疗。

【禁忌证】 肝功能损害者慎用。

【不良反应】 安全性好，副作用少，可有轻微头痛或胃肠道反应。

【剂型规格】 片剂：20mg/片。

【用法】 口服：20mg/次，每日 2 次。可逐渐加大至最大量 40mg/次，每日 2 次。

4. 孟鲁司特（顺尔宁）：Miontelukast

【作用特点】 新型长效白三烯受体拮抗剂。

【适应证】 本品适用于哮喘的预防和长期治疗，包括预防白天和夜间的哮喘症状，治疗对阿司匹林敏感的哮喘患者以及预防运动诱发的支气管收缩。本品适用于减轻性过敏性鼻炎引起的症状。哮喘急性发作时也可继续用药。

【禁忌证】 对本品成分过敏者。

【不良反应】 耐受好，不良反应轻微。常见副作用为嗜睡。

【剂型规格】 片剂：4mg 或 10mg/片。

【用法】 口服：10mg/d，每日 1 次。夜间服用可减少嗜睡等副作用。

【点评】 哮喘维持期和急性发作时均可使用，有利于其他药物的减量。

5. 盐酸西替利嗪：Cetitzin Hydrochloride

【作用特点】 本品为 H_1 受体选择性长效拮抗剂，能抑制组胺继发的气道高反应性，无嗜睡等副作用。

【适应证】 本品适用于过敏性鼻炎、过敏性结膜炎及过敏引起的瘙痒和荨麻疹引起的对症治疗，也可以抑制过敏引起的气道高反应性，改善咳嗽、气道痉挛。

【禁忌证】　妊娠期及哺乳妇女禁用，儿童慎用。

【不良反应】　偶有轻微和短暂的不良反应。如头痛、头晕、嗜睡、激动不安、口干、肠胃不适。

【剂型规格】　片剂：10mg/片

【用法】　口服：10mg/次，每日 1 次。

6. 依巴斯汀：Ebastine

【适应证】　伴有或不伴有过敏性结膜炎的过敏性鼻炎（季节性和常年性）。慢性特发性荨麻疹的对症治疗。

【用法】　12 岁以上患者：10~20 mg，每日 1 次。

【不良反应】　头痛，嗜睡，口干。罕见胃肠道反应、鼻出血、鼻炎、鼻窦炎、失眠、皮疹、烦躁、情绪不稳、多动、口味改变、虚弱。

【剂型规格】　片剂：10 mg/片

第三节　镇　咳　药

咳嗽反射由感受器、传入神经、传出神经及咳嗽中枢四个环节组成，只要能抑制咳嗽反射的任何一个环节，均能达到镇咳的作用。镇咳药物按作用机制可分为中枢性和周围性镇咳药及双重作用药。

一、中枢性镇咳药

中枢性镇咳药的作用主要是抑制延髓咳嗽中枢，适用于各种原因引起的剧烈干咳。副作用包括恶心、头痛、头晕、困倦、腹胀等，孕妇及哺乳期妇女慎用。

1. 可待因（甲基吗啡）：Codeine

【作用特点】　可待因与中枢神经系统内的阿片受体结合，阻断上行疼痛传递途径，缓解疼痛。该药还能直接作用于延髓，对延髓的咳嗽中枢有较强的抑制作用，镇咳作用强而迅速。

【适应证】　适用于各种原因所致的干性咳嗽。

【禁忌证】　对痰多黏稠者不适用。有严重高血压、冠心病或正服用单胺氧化酶抑制剂的患者禁用本品。

【不良反应】胃肠不适、腹痛、便秘、恶心、呕吐、口干、嗜睡及头晕。

【剂型】片剂：15mg 或 30mg/片；糖浆：复方可待因，100ml/瓶；针剂：15mg 1ml 或 30mg 2ml/支。

【用法】口服：15～30mg/次；皮下注射，15～30mg/次。极量，100mg/次，250mg/d。

【点评】本药属于毒麻药物，反复使用可成瘾。剂量过大可引起烦躁不安及中枢神经兴奋作用。中毒解救可用纳洛酮。

2. 喷托维林（咳必清）：Pentoxyverine

【作用特点】对咳嗽中枢有选择性抑制作用，兼有阿托品样作用和局麻作用，无成瘾性。

【适应证】中枢性镇咳药。

【禁忌证】痰多者宜与祛痰药合用。青光眼患者禁用。

【不良反应】轻度头痛、头晕、口干、恶心、腹胀、便秘。

【剂型规格】片剂：25mg/片；溶液：0.145%、0.2%、0.25%浓度。

【用法】口服：25mg/次，每日 3 次；溶液：10ml/次，每日 3 次。

3. 吗啡：Morphine

【作用特点】主要作用于中枢神经系统和平滑肌。与中枢内阿片受体结合改变对疼痛的知觉和反应。目前认为，吗啡的镇痛、欣快和成瘾性源于其对 μ_1 受体的作用，而对呼吸系统和肠蠕动的抑制则源于对 μ_2 受体的作用。吗啡对 κ 受体的激动作用能产生脊髓麻醉。吗啡对咳嗽中枢的直接抑制可产生镇咳作用。镇咳疗效非常显著，但使痰液难以咳出，并抑制呼吸中枢，极易成瘾。

【适应证】目前仅用于癌症或主动脉瘤引起剧烈咳嗽并伴极度痛苦、急性肺梗死或急性左心衰伴有剧烈咳嗽的患者。

【不良反应】便秘、呕吐、尿潴留、嗜睡、血压下降、呼吸抑制，成瘾。支气管哮喘时慎用。

【剂型】针剂：5 或 10mg/支；片剂：5mg/片。

【用法】皮下注射或口服，5~10mg/次，每日 1~3 次。极量，皮下，20mg/次，60mg/d。

【点评】属于毒麻药物，应严格掌握适应证。

4. 右美沙芬：Dextromethorphan

【作用特点】中枢性镇咳药。

【适应证】中枢镇咳药，作用强度与可待因相当，无成瘾性及耐药性。

【不良反应】头晕、恶心、嗳气等。痰多者慎用。

【剂型规格】片剂：复方右美沙芬。

【用法】口服：1~2 片/次，每日 3 次。

二、周围性镇咳药

抑制咳嗽反射弧中的末梢感受器、传入神经或传出神经的传导而起镇咳作用。

复方甘草片：Glycyrrhizin Co.

【作用特点】含阿片和甘草流浸膏，口服后部分残留在咽部黏膜上而减弱对咽黏膜的刺激，从而缓解咳嗽。

【不良反应】连续服用可出现排钾潴钠和轻度水肿。

【剂型规格】片剂：10 或 100 片/包。

【用法】口服或含服，1~2 片/次，每日 3~4 次。

三、复合性镇咳药

1. 伪麻美敏/右美沙芬/氯苯那敏（惠菲宁）：Pseudo-ephedrine hydrochloride/Dextromethorphan/Chlorphenamine

【作用特点】复合制剂，镇咳同时缓解上呼吸道感染的其他症状。

【适应证】适用于缓解普通感冒、流行性感冒及过敏引起的咳嗽、打喷嚏、流鼻涕、鼻塞、咽痛等症状。

【不良反应】少数患者可出现嗜睡、头晕、心悸、兴奋、失眠、恶心等，停药后可自行消失。痰多者慎用。

【剂型规格】100ml/瓶。每毫升含盐酸伪麻黄碱 6mg，氢溴酸右美沙芬 2mg，马来酸氯苯那敏 0.4mg。

【用法】口服 1 次 10ml，1 日 3～4 次，24 小时不超过4 次。

【点评】有中枢镇咳的作用，故对于痰多者、可能合并肺部感染者需慎用，以防镇咳后导致痰液引流不畅。

呼吸系统疾病

2. **复方甲氧那明（阿斯美）：Compound Methoxyphenamine**

【作用特点】复合成分，每粒含盐酸甲氧那明 Methoxyphenamine HCl 12.5 mg，那可丁 Noscapine 7 mg，氨茶碱 Aminophylline 25 mg，氯苯那敏 Chlorphenamine 2 mg。以达到镇咳、降低气道反应性的目的。

【适应证】用于支气管哮喘和喘息性支气管炎，以及其他呼吸系统疾病引起的咳嗽、咳痰、喘息等症状。

【禁忌证】哺乳期妇女禁用；哮喘危象、严重心血管疾病患者禁用；未满 8 岁的婴幼儿禁用。

【不良反应】偶有皮疹，皮肤发红、瘙痒、恶心、呕吐，食欲不振，眩晕，心悸及排尿困难，停药后消失。服药期间避免开车、高空作业等。

【剂型规格】60 粒/瓶，每粒胶囊含甲氧那明 12.5mg，那可丁 7mg，氨茶碱 25mg，马来酸氯苯那敏 2mg。

【用法】每日 3 次，每次 2 粒。可根据年龄与病情作适当的增减。

【点评】痰多者慎用。

3. **复方愈创甘油醚（可愈糖浆）：Compound Guai Fenesin**

【适应证】本品用于感冒、流行性感冒及气管炎、支气管炎、咽炎、喉炎、肺炎、百日咳等病引起的咳嗽。

【不良反应】偶有恶心、胃肠不适、便秘、困倦发生。长期使用可形成依赖性。

【剂型规格】本品为复方制剂，其组分为愈创甘油醚、磷酸可待因，每瓶 100ml。

【用法用量】口服：每次 10ml，每日 3 次，24 小时不超过 30ml。

【点评】镇咳作用突出，由于其可至成瘾性，故使用时需谨慎，对于呼吸道感染的患者应避免使用。

第四节　祛　痰　药

　　吸入呼吸道的尘粒（包括病毒和细菌），依赖于气道上皮黏液对尘粒的捕捉和上皮细胞纤毛的协调活动移送到咽喉部通过咳嗽作用得以有效清除。气道上皮黏液由气管、支气管的上皮细胞、黏膜下腺体及肺泡上皮所分泌，铺垫在黏膜表面上形成包括水样和凝胶层的黏液毯，炎症存在、细菌产物以及交感和副交感神经都可刺激黏液腺和杯状细胞使其分泌增加。呼吸道黏液分泌异常或分泌过多，就形成痰液。痰液黏稠度主要与黏液中酸性糖蛋白增加有关。炎症存在时大量炎症细胞破坏释放的 DNA 使痰液的黏稠度显著提高形成脓痰而不易咳出。另外，痰的 pH 值也影响其黏稠度，酸性液体中痰的黏稠度增加，碱性液体中黏稠度下降。除痰的黏稠度之外，痰量、纤毛运动状况、水样层与凝胶层的比例等均影响痰液的排出。

　　祛痰药是指能使痰液变稀，黏稠度降低，易于咳出，或能加速呼吸道黏膜纤毛运动，促进痰液排出的药物。按作用机制可分为 3 类：①恶心性祛痰药和刺激性祛痰药，如氯化铵、碘化钾等口服后可刺激胃黏膜，引起恶心、反射性地促进呼吸道腺体分泌物增加，使痰液稀释，易于咳出。②黏液溶解剂，如乙酰半胱氨酸可分解痰液的黏稠成分，使痰液液化而易于咳出。③黏液调节剂，如溴己新和羧甲司坦，作用于支气管的黏液产生细胞，促进其分泌黏滞性低的分泌物，使痰变稀，易于咳出。

一、恶心性祛痰药

口服药物后能刺激胃黏膜迷走神经纤维产生冲动传入中枢，引起轻度恶心，从而反射性兴奋支配气管、支气管黏膜腺体的迷走神经传出神经纤维，促进支气管浆液分泌增加，从而稀化痰液，易于咳出。作用温和，对稠厚黏痰作用不明显。肺出血和急慢性胃肠病患者不宜服用。

1. 氯化铵：Ammonium Chloride

【作用特点】口服后刺激胃黏膜迷走神经，引起轻度恶心，反射性引起呼吸道分泌物增加；入血的氯化铵经呼吸道排出时带出水分，使痰液变稀。

【适应证】化痰药。

【禁忌证】严重肝肾功能减退、溃疡病及代谢性酸中毒者忌用。

【不良反应】过量可导致高氯性酸中毒。

【剂型规格】片剂：0.3g/片。

【用法】口服：0.3~0.6g/次，每日3次，小儿30~60mg/kg。

【点评】目前很少单独使用，多为复合制剂，如棕铵合剂，有时候胃肠道反应突出。

2. 碘化钾：Potassium Iodide

【作用特点】刺激性祛痰药。

【适应证】常用于慢性支气管炎痰少而黏稠者。

【禁忌证】碘过敏者禁用，胃肠道疾病者慎用。

【不良反应】味苦，可有胃部不适，对碘过敏者可见发热、皮疹、唾液腺肿痛及感冒样症状。

【剂型规格】合剂：每100ml含碘化钾5g，碳酸氢钠2.5g，氯仿适量。

【用法】口服：6~10ml/次，每日3次。

【点评】不宜与酸性药物同时服用。

3. 愈创甘油醚：Guaifensin

【作用特点】同氯化铵，并有消毒、防腐作用，减少痰液臭味。大剂量有平滑肌松弛作用。

【适应证】适用于慢性化脓性支气管炎、肺脓肿和支气管扩张等。

【禁忌证】肺出血，急性胃、肠炎忌用。

【不良反应】恶心、胃部不适等。

【剂型规格】片剂：0.2g/片；糖浆：1%溶液。

【用法】口服：0.2g/次，每日 3 ~ 4 次；糖浆：10 ~ 20ml/次，每日 3 次。

4. 愈创木酚磺酸钾：Guaiacol Sulfonic acid Potassium

【作用特点】可温和的刺激呼吸道黏膜分泌增加，产生祛痰作用。

【适应证】祛痰、止咳。

【禁忌证】与愈创甘油醚相似。

【不良反应】与愈创甘油醚相似。

【剂型规格】伤风止咳糖浆（复方制剂），每毫升含愈创木酚磺酸钾 25mg，盐酸异丙嗪 1mg，氯化铵 10mg。

【用法】口服：5 ~ 10ml/次，每日 3 次。

5. 棕胺合剂（棕色合剂和氯化铵）：Ammonium Chloride And Glycyrrhizae Mixture

【作用】祛痰、止咳。

【不良反应】同氯化铵。

【剂型规格】溶液，200ml/瓶。

【用法】口服：10 ~ 20ml/次，每日 3 ~ 4 次。

6. 高渗氯化钠（1.8% ~ 2%）：Hypertonic Sodium Chloride

【作用特点】能激活蛋白水解酶，加速黏蛋白分解，降低黏蛋白分子间的结合力，高渗能吸入水分使痰液变稀，有利于痰的湿化。

【适应证】祛痰，刺激痰液分泌，尤其适用于痰液黏稠不易咳出者。

【不良反应】高浓度吸入可引起支气管痉挛。

【用法用量】雾化吸入或气管内滴入，每日 3~4 次。

7. 高渗碳酸氢钠（2%~5%）：Hypertonic Sodium Bicarbonate

【作用特点】其碱性环境能降低黏性痰的吸附力，加强内源性蛋白酶的活性，并能促进纤毛运动，并可取代黏蛋白的钙离子，促进黏蛋白解聚。由于高渗作用，可吸入水分进入呼吸道使痰稀释，易于咳出。

【不良反应】高浓度吸入（5%~7.5%）可引起支气管痉挛。

【用法】雾化吸入或气管内滴入，每日 3~4 次。

二、溶解性祛痰药

1. 乙酰半胱氨酸（易维适，富露施）：Acetylcystine

【作用特点】能溶解黏痰，降低痰的黏滞性，并使之液化；并可用于对乙酰氨基酚中毒的解救；因其抗氧化作用，也可适用于肺间质纤维化的治疗。

【适应证】适用于大量黏痰阻滞引起呼吸困难，术后咳痰困难，各种原因引起痰液黏稠者；肺间质纤维化的治疗。

【禁忌证】偶可引起气道痉挛，怀疑气道痉挛者慎用。

【不良反应】副反应少，泡腾片偶可引起胃部不适。

【剂型规格】泡腾片：600mg/片（富露施）；胶囊：100mg/粒（易维适）。

【用法】口服：100~1200mg/次，每日 3 次。

【注意事项】富露施泡腾片冲服颗粒剂时，水温需≤40℃。严重哮喘急性发作的患者需在严密监测下使用。伴有严重呼吸功能不全、有消化道溃疡病史、过敏体质者慎用。肝功能不全患者应适当减量。不可与酸性药物、活性炭、青霉素、头孢菌素、四环素、碘化油、糜蛋白酶、胰蛋白酶同服，应间隔≥4小时。本品能增加金制剂的排泄。

【点评】强有效的化痰剂。同时可作为抗氧化剂用于肺间质纤维化、药物性肝损等疾病。

2. α-糜蛋白酶：α-Chymotrypsin

【作用特点】蛋白分解酶，能分解肽键，使稠厚黏痰和脓性痰稀化。

【适应证】痰液黏稠、脓性痰不易咳出者。

【禁忌证】严重肝病、不足12岁及玻璃体不固定的创伤性白内障患者忌用。

【不良反应】常见有发热、头重、恶心、呕吐、皮疹、胃液酸度低下等。大量非口服给药可发生过敏反应。

【剂型规格】冻干粉针剂：1mg或5mg/支。

【用法】气管内滴入或雾化吸入用0.5mg/ml浓度，每日2~4次。

【点评】临用时用生理盐水或注射用水配制；禁止静脉注射；如有过敏反应可用抗组胺药治疗。

三、黏液调节剂

1. 必嗽平（溴己新、溴己铵、溴苄环己胺）：Bromhexine

【作用特点】作用于支气管腺体，使黏液分泌细胞的溶酶体酶释放而使痰液中的酸性蛋白纤维断裂；还通过刺激胃黏膜反射性兴奋胆碱能受体使支气管腺体分泌增加而起恶心性祛痰药的作用。

【适应证】主要用于慢性支气管炎、支气管扩张、硅沉着病等有白黏痰不易咳出的患者。

【禁忌证】溃疡病患者慎用。

【不良反应】偶有恶心、胃部不适，减量或停用后可消失。

【剂型规格】片剂：8mg/片；针剂：4mg/支。

【用法】口服：8～16mg/次，每日 3 次；肌内注射：4～8mg/次，每日 2 次。

2. 氨溴索（沐舒坦）：Ambroxol

【作用特点】溴己新在体内的有效代谢产物，还可增加黏膜纤毛运动，促进肺表面活性物质的释放，促进痰液排出。祛痰作用超过溴己新，且毒性小，耐受性好。

【适应证】有痰不易咳出需要祛痰者。适用于伴有痰液分泌不正常及排痰功能不良的急性、慢性肺部疾病。例如慢性支气管炎急性加重、喘息型支气管炎及支气管哮喘的祛痰治疗。手术后肺部并发症的预防性治疗。

【禁忌证】已知对盐酸氨溴索或其他配方成分高反应性者不宜使用。

【不良反应】偶见胃肠道不适。

【剂型规格】片剂：30mg/片；针剂：15mg/支。

【用法】口服：30mg/次，每日 3 次；静脉注射，15～30mg/次，每日 2～3 次。

【点评】不良反应少，安全性好的祛痰药。

3. 标准桃金娘油提取物（强力稀化黏素）：Myrtol

【作用特点】通过促溶、调节分泌及促进呼吸道纤毛摆动的主动促排作用，使黏液易于排出。

【适应证】适用于急性、慢性支气管炎、支气管扩张、慢性阻塞性肺病、肺部真菌感染等，以及鼻窦炎的治疗。

【禁忌证】胃肠道疾病不能吞服胶囊者。

【不良反应】极少，仅有胃肠道不适。

【剂型规格】胶囊，120mg 或 300mg/粒。

【用法】口服：成人，急性患者，300mg/次，每日 3～4次；慢性患者，300mg/次，每日 2 次；4～10 岁儿童，急性患者，120mg/次，每日 3～4 次；慢性患者，120mg/次，每日 2 次。

【点评】胶囊，口服后于十二指肠吸收，因此应空腹餐前或餐后 2 小时服用，凉开水送服。

4. 羧甲司坦：Carbocisteine

【作用特点】 羧甲司坦是一种黏液溶解药。口服后经胃肠道吸收快且好。能进入肺组织和呼吸道黏膜。

【适应证】 支气管炎、支气管扩张、支气管哮喘、肺结核等呼吸系统疾病引起的痰液稠厚、咳出困难、气管阻塞，防治手术后咳痰困难和肺炎合并症。尚可用于慢性鼻窦炎、分泌性中耳炎。

【用法】 成人 500 mg tid，儿童 30 mg/（kg·d），分 3~4 次口服。

【不良反应】 偶有头晕，恶心，胃部不适，腹泻，胃肠道出血及皮疹。

第五节　中枢呼吸兴奋剂

【呼吸兴奋剂的概念】

呼吸兴奋剂属于中枢兴奋药，主要通过直接兴奋延髓呼吸中枢，或通过刺激颈动脉体和主动脉体的化学感受器反射性的兴奋呼吸中枢，使呼吸加深加快，通气量增加。同时提高呼吸中枢对二氧化碳的敏感性，在呼吸中枢处于抑制状态时兴奋作用尤为明显。一般情况下，PaO_2 降低和 $PaCO_2$ 升高对呼吸中枢有很强的刺激作用，缺氧和 CO_2 增多相比，后者通常是引起呼吸中枢兴奋的主要因素。但在严重呼吸衰竭时，呼吸中枢对 CO_2 的敏感性降低，CO_2 增加的刺激不再是引起呼吸中枢兴奋的主要因素，而缺氧时往往给予吸氧，则缺氧对呼吸中枢的兴奋作用被消除，结果呼吸中枢反而受到抑制，以及肺内血流的重新分布，无效腔通气增加等因素，使 $PaCO_2$ 更加升高。因此，应用呼吸兴奋剂来降低 $PaCO_2$，增加氧合作用仍有其治疗价值。

【呼吸兴奋剂的应用指征】

主要适用于中枢抑制为主、通气不足引起的呼吸衰竭，对于肺炎、肺水肿、弥漫性肺纤维化等病变引起的以肺换气功能障碍为主所导致的呼吸衰竭不宜使用呼吸兴奋剂。呼吸兴奋剂的使用原则：必须保持气道通畅，否则会促发呼吸肌疲劳，进而加重 CO_2 潴留；脑缺氧、水肿未纠正而出现频繁抽搐者慎用；患者的呼吸肌功能基本正常；不可突然停药。呼吸兴奋剂常用于如下情况：

（1）各种危重疾病所致呼吸抑制或呼吸衰竭，如一氧化碳中毒致呼吸衰竭在救治脑水肿的同时应用。

（2）慢性阻塞性肺疾病急性加重（AECOPD）引起缺氧和（或）二氧化碳潴留所致的呼吸衰竭，可作为抢救的综合措施之一。但目前 AECOPD 患者发生呼吸衰竭时已经不推荐使用呼吸兴奋剂。只有在无条件使用或不建议使用无创通气时，可考虑使用呼吸兴奋剂。

（3）中枢抑制药过量时引起的意识障碍及呼吸衰竭。对其轻型病例可通过呼吸兴奋剂的治疗使病症得以改善。而重症者使用呼吸兴奋剂仅作为获得机械通气之前的应急措施，现已不主张单独应用此类药物来救治。

（4）新生儿窒息时，应用呼吸兴奋剂的同时必须清除呼吸道分泌物，并辅以人工呼吸或机械通气、吸氧、纠正酸中毒、保暖等综合措施。

呼吸兴奋剂常规剂量应用时不良反应的发生率不高，当大剂量应用时可出现血压增高、心悸、心动过速、咳嗽、呕吐、皮肤瘙痒、震颤、肌强直、出汗、颜面潮红和发热等。中毒时可出现惊厥，继之则中枢抑制。双药联合交替使用可减少其不良反应。

1. 尼可刹米（可拉明）：Nikethamide

【作用特点】直接兴奋延髓呼吸中枢，也可刺激颈动脉体和主动脉体化学感受器，反射性兴奋呼吸中枢，可提高呼吸中枢对 CO_2 的敏感性，使呼吸加深加快。选择性较高，对大脑和脊髓的兴奋作用较弱，对血管运动中枢也有较弱的兴奋作用。

【适应证】本品用于中枢性呼吸抑制及各种原因引起的

呼吸抑制。

【禁忌证】抽搐及惊厥患者禁用本品。

【不良反应】常见面部刺激征、烦躁不安、抽搐、恶心呕吐等。大剂量时可出现血压升高、心悸、出汗、面部潮红、呕吐、震颤、心律失常、惊厥、甚至昏迷。

【剂型规格】1.5ml/支，含尼可刹米 0.375g。

【用法】皮下注射、肌内注射或静脉注射。成人常用量：1 次 0.25～0.5g，必要时 1～2 小时重复用药，极量 1 次 1.25g。小儿常用量：6 个月以下 1 次 75mg；1～3 岁 1 次 0.125g；4～7 岁 1 次 0.175g。

【点评】作用时间短暂，应视病情间隔给药。

2. 洛贝林：Lobeline

【作用特点】可刺激颈动脉窦和主动脉体化学感受器（均为 N_1 受体），反射性地兴奋呼吸中枢而使呼吸加快，但对呼吸中枢并无直接兴奋作用。对迷走神经中枢和血管运动中枢也同时有反射性的兴奋作用；对自主神经节先兴奋而后阻断。

【适应证】本品主要用于各种原因引起的中枢性呼吸抑制。临床上常用于新生儿窒息、一氧化碳、阿片中毒等。

【不良反应】可有恶心、呕吐、呛咳、头痛、心悸等。剂量较大时，能引起心动过速、传导阻滞、呼吸抑制甚至惊厥。

【剂型规格】1ml/支，每支含盐酸洛贝林 3mg。

【用法用量】

（1）静脉给药：1 次 3mg，极量 1 次 6mg，1 日 20mg。

（2）皮下或肌内注射：成人 1 次 10mg，极量 1 次 20mg，1 日 50mg。

3. 多沙普仑：Doxapram

【适应证】呼吸衰竭。

【剂型规格】注射剂 100 mg/支。

【用法用量】0.5～1.0 mg/kg，不超过 1.5 mg/kg，静注。

如需重复给药，至少间隔 5 分钟。每小时用量不宜超过 300 mg。

【禁忌证】惊厥、癫痫、重度高血压、嗜铬细胞瘤、甲亢、冠心病、颅内高压、严重肺部疾患者禁用。

【不良反应】主要为头痛、无力、恶心、呕吐、出汗、感觉奇热、腹泻及尿潴留。

【注意事项】静注漏到血管外或静滴时间太长均能导致血栓静脉炎或局部皮肤刺激。剂量过大时，可引起心血管不良反应如血压升高、心率加快、甚至出现心律失常。静滴速度不宜太快，否则可引起溶血。孕妇及哺乳妇女、12 岁以下儿童慎用。

第六节　其他药物

泛福舒：Broncho-Vaxom

【作用特点】细菌的冻干溶解物：流感嗜血杆菌、肺炎链球菌、肺炎克雷伯菌、臭鼻克雷伯菌、金黄色葡萄球菌、化脓性链球菌、草绿色链球菌、卡他莫拉菌。用于免疫治疗。

【适应证】预防呼吸道的反复感染及慢性支气管炎急性发作。可作为急性呼吸道感染治疗的合并用药。

【剂型】泛福舒 胶囊 7 mg（成人规格）；泛福舒 胶囊 3.5 mg（儿童规格）。

【用法】

（1）预防和/或巩固治疗：成人：1 粒/日，每月连用 10 天，停 20 天，连用 3 个月为 1 疗程。

（2）急性期的治疗：1 粒/日，直至症状消失（至少用 10 天）。如需使用抗生素，最好从治疗开始就同时服用本药。

（3）1~12 岁儿童：服用儿童规格胶囊，用药方案与成人相同。

【不良反应】偶见胃肠道紊乱（恶心、腹痛、呕吐），皮肤反应（皮疹、荨麻疹）。

　　【禁忌证】自身免疫性疾病；急性肠道感染。

　　【注意事项】如有持续胃肠紊乱、皮肤反应和呼吸道不适，应中断治疗。

编写　王汉萍

审阅　蔡柏蔷

第四章　消化系统疾病用药

第一节　抑酸、抗反流和治疗溃疡的药物

消化性溃疡的产生与胃、十二指肠黏膜的损伤和保护因素失衡有关，其治疗方法包括抑制胃酸分泌、中和胃酸、保护黏膜以及根除幽门螺杆菌感染等。此外，抑酸治疗在多种急、慢性胃炎，胃食管反流病以及急性胰腺炎、上消化道出血的治疗中均发挥着重要的作用，临床上常用的抑酸药物包括质子泵抑制剂、H_2 受体拮抗剂等。

一、质子泵抑制剂

质子泵抑制剂（proton pump inhibitor，PPI）是治疗酸相关性疾病的首选药物。PPI 通过抑制 H^+-K^+-ATP 酶的活性而起到抑制胃酸分泌的作用，可以有效抑制基础胃酸的分泌及各种刺激引起的胃酸分泌，具有抑酸作用强、特异性高、持续时间长的特点。

【适应证】

口服：治疗十二指肠溃疡、胃溃疡、吻合口溃疡以及反流性食管炎；与抗生素联用于根除幽门螺杆菌的治疗；治疗和预防 NSAIDs 相关的消化性溃疡和胃十二指肠糜烂；胃食管反流病及酸相关性消化不良的对症治疗；卓-艾综合征。

静脉：治疗消化性溃疡出血；应激状态或药物相关的急性胃黏膜损伤；防治重症疾病（如脑出血、严重创伤等）或手术后引起的上消化道出血；急性胰腺炎。口服疗法不适用时上述疾病的替代治疗。

【不良反应】多为轻度和可逆，常见的有头痛、腹泻、便秘、腹痛、恶心、呕吐、腹胀等；偶有头晕、嗜睡、肝酶升高、皮疹等。

【注意事项】

1. 妊娠期和哺乳期妇女慎用；不推荐用于儿童。

2. 本品能显著升高胃内 pH 值，可能会影响某些药物的吸收。

3. 肾功能受损者无须调整剂量，肝功能受损者慎用或酌情减量。

4. 治疗胃溃疡时应先排除胃癌再应用 PPI，以免延误诊治。

【PPI 在根除幽门螺杆菌治疗中的应用】

三联疗法：标准剂量 PPI+2 种抗生素，每日 2 次，疗程 7~14d。

四联疗法：标准剂量 PPI+铋剂+2 种抗生素，每日 2 次，疗程 7~14d。

标准剂量 PPI	抗生素剂量
奥美拉唑 20mg	阿莫西林 1.0g
埃索美拉唑 20mg	克拉霉素 0.5g
雷贝拉唑 10mg	甲硝唑 0.4g
兰索拉唑 30mg	替硝唑 0.5g
泮托拉唑 40mg	呋喃唑酮 0.1g

建议 PPI 饭前服用，抗生素饭后服用。

1. 奥美拉唑（洛赛克，奥克）： Omeprazole Sodium/Magnesium（Losec）

【剂型规格】片剂 10 mg×7 片，20 mg ×7 片，14 片；静脉注射剂 40 mg/支。

【注意事项】片剂必须整片吞服，不可咀嚼或压碎；空腹或餐后服用均可。

【用法】

口服：① 消化性溃疡、反流性食管炎：20～40mg qd，疗程4～8周；②胃食管反流病及酸相关性消化不良的对症治疗：10～20mg qd，2～4周；③卓-艾综合征：初始剂量60mg qd，之后根据个体化情况调整；④严重肝损害剂量应不>20mg/d。

静脉：40mg+NS 100ml ivgtt qd～q12h。

2. 埃索美拉唑镁（耐信）：Esomeprazole Magnesium（Nexium）

【剂型规格】 片剂 20 mg×7 片，40 mg×7 片；注射粉剂40mg/支。

【注意事项】 片剂必须整片吞服，不可咀嚼或压碎；空腹或餐后服用均可。

【用法】

口服：①反流性食管炎的治疗：40mg qd，6～8周；防止食管炎复发或控制 GERD 症状：20mg qd。②根除幽门螺杆菌：20 mg+阿莫西林 1 g+克拉霉素 500 mg，bid，7～14 天。③严重肝功能损害者 剂量不应>20 mg/d。

静脉：40mg+NS 100ml ivgtt qd～q12h。

3. 雷贝拉唑（波利特）：Rabeprazole Sodium（Pariet）

【剂型规格】 片剂 10 mg×7 片。

【注意事项】 片剂必须整片吞服，不可咀嚼或压碎；空腹或餐后服用均可。

【用法】 推荐剂量为10mg qd，根据病情可增加到 20 mg qd。疗程：①活动性十二指肠溃疡，4～8 周。②活动性胃溃疡，6～12 周。③胃食管反流病，4～8 周。

【点评】 雷贝拉唑主要经非酶途径代谢，是受 CYP2C19 相关多态性影响较小的质子泵抑制剂，与其他药物间相互作用较少。

4. 兰索拉唑（达克普隆）：Lansoprazole（Takepron）

【剂型规格】 胶囊 30 mg×14 粒。

【注意事项】 空腹服用

【用法】 30mg qd~bid，十二指肠溃疡疗程 4~6 周；胃溃疡、吻合口溃疡、反流性食管炎疗程 6~8 周；维持治疗 15~30mg qd；高龄、肝功能障碍、肾功能低下者，15mg qd。

5. 泮托拉唑（潘妥洛克）：Pantoprazole（Pantoloc）

【剂型规格】 肠溶片 20 mg×7 片，14 片，40 mg×7 片，14 片。

【注意事项】 片剂必须整片吞服，不可咀嚼或压碎；空腹服用。

【用法】 治疗消化性溃疡、反流性食管炎，40mg qd；维持治疗，20mg qd；严重肝功能损害者剂量不应>20mg/d。

二、H$_2$ 受体拮抗剂

H$_2$ 受体拮抗剂（H$_2$ receptor antagonist，H$_2$RA）选择性阻断细胞 H$_2$ 受体的作用，能够抑制由于组胺、胃泌素以及胆碱能药物刺激引起的胃酸分泌，而且可以抑制所有时相的胃酸分泌。常用的有西咪替丁、雷尼替丁、法莫替丁等。H$_2$ 受体拮抗剂副作用一般较轻，包括头痛、头晕、腹泻、便秘、恶心等。

【适应证】 胃、十二指肠溃疡，急性胃黏膜病变，胃食管反流病，上消化道出血，应激性溃疡及卓-艾综合征等。

1. 西咪替丁（泰胃美，泰为美）：Cimetidine

【剂型规格】 片剂 0.4g×20 片；注射剂 0.2g/支。

【注意事项】 有抗雄激素样作用，严重心肺疾患、系统性红斑狼疮、器质性脑病及肝、肾功能不全患者及老年患者慎用，不推荐儿童使用，妊娠及哺乳期妇女不宜服用。

【用法】 注射液 静滴 0.2g/次，15~20min，q4~6h，最高剂量：2 g/d。

片剂 0.2~0.4g bid~qid，餐后及睡前服，或 0.8 g qd，睡前 1 次服。消化性溃疡维持剂量：0.4g qd，睡前服。

2. 雷尼替丁：Ranitidine

【剂型规格】 胶囊 150mg×30 粒。

【注意事项】 严重肝、肾功能损害者、妊娠及哺乳期妇女慎用，8 岁以下儿童禁用。

【用法】 300 mg/日，分 1~2 次服用。

3. 法莫替丁（高舒达，信法丁）：Famotidine

【剂型规格】 片剂 20 mg×30 片；注射粉剂 20mg/支。

【注意事项】 肝、肾功能不全者，婴幼儿、高龄患者以及妊娠期、哺乳期妇女慎用。

【用法】 20mg bid。肾功能不全者应减量。

三、抗酸与胃黏膜保护药

单纯的碱性药物可以对抗胃酸，但因其副作用较多，临床已较少应用。胃黏膜保护剂可与胃黏膜的蛋白质络合形成保护膜，保护黏膜免受胃酸、胃蛋白酶以及胆汁酸的刺激。

1. 胶体铋剂：Colloidal Bismuth

胶体铋剂可在溃疡处形成保护性薄膜，促进溃疡组织的愈合；还可降低胃蛋白酶活性，促进黏液分泌，从而保护胃黏膜；对幽门螺杆菌有一定的清除作用。常用的有枸橼酸铋钾、复方铝酸铋、枸橼酸铋雷尼替丁等。

【适应证】 慢性胃炎、胃酸过多引起的胃痛、胃烧灼感和反酸、消化性溃疡。与抗生素联合用于根除幽门螺杆菌的治疗。

【注意事项】 服药期间患者口中带有氨味，并可使舌、粪呈灰黑色，偶有恶心、便秘。严重肾功能不全、妊娠期及哺乳期妇女禁用。

【剂型规格与用法】

枸橼酸铋钾（丽珠得乐）0.3g/粒（相当于铋 0.11g）。

空腹口服 1 粒 qid，或 2 粒 bid。

复方铝酸铋（得必泰）1.3g/袋。

1~2 袋 tid，饭后吞服。

枸橼酸铋雷尼替丁（瑞倍）350mg/粒。

空腹口服 1 粒 bid，疗程不宜超过 6 周。

【点评】胶体铋剂很难被消化道吸收，少量吸收的铋剂经肾排泄，长期服用可能损害肾小管。

2. 米索前列醇（喜克馈）：Misoprostol

前列腺素 E_1 的类似物，可抑制腺苷酸环化酶活性，降低壁细胞 cAMP 水平，抑制胃酸分泌。

【适应证】治疗十二指肠溃疡和胃溃疡，预防和治疗服用非甾体类抗炎药（NSAIDs）所引起的十二指肠溃疡和胃溃疡。

【注意事项】常见腹痛、腹泻、恶心、呕吐、血管收缩、子宫收缩等副作用。心脑血管疾病患者慎用。禁用于孕妇和准备怀孕以及哺乳的妇女。

【剂型规格】200μg×3 片。

【用法】治疗消化性溃疡 800 μg/d，分 2~4 次，服用 4~8 周；预防 NSAIDs 所致的胃肠溃疡 200 μg bid~qid。

3. 铝碳酸镁（达喜）：Hydrotalcite（Talcid）

【适应证】胆酸相关疾病，急、慢性胃炎，反流性食管炎，胃、十二指肠溃疡，与胃酸有关的胃部不适症状。预防 NSAIDs 的胃黏膜损伤。

【注意事项】偶见便秘、稀便以及口干、食欲不振等。严重心、肾功能不全者，高镁血症、高钙血症患者慎用。服药后 1~2h 内应避免服用其他药物。

【剂型规格】咀嚼片 500mg×20 片。

【用法】500~1000mg tid~qid，餐后 1~2 小时嚼服，服药不受进食影响。

4. 硫糖铝（华迪）：Sucralfate

【适应证】治疗胃和十二指肠溃疡。

【注意事项】常见便秘，偶有腹泻、恶心、口干等，长期应用可影响磷的代谢。肝肾功能不全者慎用。孕妇及哺乳期妇女慎用。

【剂型规格】混悬液 1g：10ml×12 袋。

【用法】10~20ml bid~qid，餐前 1h 及睡前服。

5. 磷酸铝（洁维乐）：Aluminium phosphate（Phosgel）

【适应证】酸相关性疾病的治疗，如消化性溃疡、反流性食管炎等。

【注意事项】可出现便秘，建议同时服缓泻剂。慢性肾功能衰竭、高磷血症者禁用。与其他药物同时服用时，应间隔 2h。糖尿病患者服用时每次不超过 1 袋。

【剂型规格】混悬液 20g×4 袋。

【用法】1~2 袋 bid~tid，或在症状发作时服用。

6. 吉法酯（惠加强-G）：Gefarnate

【适应证】用于治疗胃及十二指肠溃疡，急、慢性胃炎，结肠炎，胃痉挛。可促进胃黏膜的愈合和功能的恢复。

【注意事项】偶见口干、恶心、心悸、便秘等。孕妇禁用。

【剂型规格】片剂 50mg×40 片。

【用法】50~100mg tid。

7. L-谷氨酰胺呱仑酸钠（麦滋林）：Marzulene

主要在局部发生作用，有一定的抗炎与抗组胺效果，利于溃疡的修复。

【适应证】用于胃炎、胃溃疡和十二指肠溃疡。

【注意事项】偶见恶心、便秘、腹泻等。妊娠期妇女仅在其治疗之益大于弊时使用。

【剂型规格】颗粒剂 0.67g×15 袋。

【用法】1 袋 tid，建议饭后 2h 直接吞服，避免用水冲服。

8. 海藻酸铝镁片（盖胃平）：Gaviscon

可中和胃酸，保护胃黏膜。

【适应证】用于胃酸相关的胃部不适等症状及慢性胃炎。

【注意事项】严重肾功能不全、阑尾炎、溃疡性结肠炎、慢性腹泻者禁用。连续使用不得超过 7 天。

【剂型规格】CO ×100 片。

【用法】2~4 片，tid，饭后、睡前或发病时嚼碎服用。

9. 食道溃疡合剂 Esophageal Vlcer Mixture

每 100ml 含：盐酸丁卡因 62.5mg、硫酸庆大霉素 100mg、醋酸地塞米松 15mg。

【适应证】用于癌症患者化疗后口腔及食道溃疡。

【剂型规格】500ml/瓶。

【用法】口服每日 3 次，每次 10ml。

第二节　促胃肠动力药与止吐药

促胃肠动力药是指通过一系列环节，增强胃肠平滑肌收缩力，协调胃肠运动规律，促进胃肠排空和转运的药物。目前常用的促动力药主要有多巴胺受体拮抗剂、5-羟色胺（5-HT）受体激动药等。既往经典的促动力药西沙比利、替加色罗，因其增加心血管事件的风险均已撤市。红霉素类可作用于胃动素受体促进胃肠蠕动，因副作用明显一般不常规使用。

止吐药可通过影响呕吐反射的不同环节发挥止吐作用，临床上常用的有甲氧氯普胺、昂丹司琼、格雷司琼以及部分促胃动力药等。

1. 甲氧氯普胺（甲氧氯普胺）：Metoclopramide

多巴胺 D_2 受体阻滞剂，具有中枢性镇吐和促胃肠动力作用。

【适应证】适用于多种原因导致的恶心、呕吐以及消化不良症状等，对糖尿病等原因导致的胃排空障碍有一定疗效。

【注意事项】可致嗜睡及锥体外系反应，静脉注射给药可导致直立性低血压。嗜铬细胞瘤、癫痫及乳腺癌患者禁用。孕妇禁用。肝肾功能衰竭者慎用。

【剂型规格】片剂 5mg×100 片；注射液 10mg：1ml×

10 支。

【用法】口服 5～10mg tid，空腹服用；肌注或缓慢静脉注射 10～20mg/次，1 日用量不超过 0.5mg/kg。

2. 多潘立酮（吗丁啉）：Domperidone

外周性多巴胺受体拮抗剂，促进上胃肠道运动。

【适应证】适用于各种原因导致的消化不良症状，功能性及器质性因素引起的恶心、呕吐。

【注意事项】嗜铬细胞瘤、催乳素瘤、乳腺癌、肠梗阻及胃肠道出血、穿孔者禁用。妊娠期及哺乳期妇女慎用。

【剂型规格】片剂 10mg×42 片。

【用法】口服 10mg tid，建议饭前服用。

3. 莫沙必利（加斯清，快力）：Mosapride（Gasmotin）

选择性 5-HT$_4$ 受体激动剂，可促进胃及十二指肠运动，加快胃排空。

【适应证】用于慢性胃炎及功能性消化不良伴有的消化系统症状（胃灼热、早饱、上腹胀、上腹痛、恶心、呕吐），多种原因导致的胃排空障碍。

【注意事项】可致腹泻、口干等。胃肠道出血、穿孔及肠梗阻者禁用。妊娠期、哺乳期妇女及儿童慎用。

【剂型规格】片剂 5mg×10 片。

【用法】5mg tid。

4. 伊托必利（为力苏）：Itopride

具有多巴胺 D$_2$ 受体拮抗和乙酰胆碱酯酶抑制活性，可促进胃肠动力。

【适应证】适用于因胃肠动力减慢引起的消化不良症状，包括上腹部饱胀感、上腹痛、食欲不振、恶心和呕吐等。

【注意事项】可致腹泻、腹痛、头痛等。妊娠期、哺乳期妇女以及儿童、高龄患者慎用。

【剂型规格】片剂 50mg×20 片。

【用法】口服 50mg tid，餐前服。

5. 普芦卡必利（力洛）：Prucalopride Succinate（Resolor）

【适应证】 高选择性 5-HT$_4$ 受体激动剂，适用于成年女性患者通过轻泻剂难以充分缓解的慢性便秘症状。

【注意事项】 可有一过性头痛及腹痛、恶心、腹泻等。透析患者、肠梗阻或穿孔、严重肠道炎性疾病以及近期接受过肠道手术者禁用。不建议存在继发原因（内分泌疾病、代谢性疾病和神经性疾病引起）和药物相关性便秘患者使用。妊娠期、哺乳期妇女及 18 岁以下患者不建议使用。

【剂型规格】 片剂 2mg×7 片

【用法】 成人 2mg qd；>65 岁患者起始剂量 1mg qd；**严重肝肾功能障碍者** 1mg qd。

【点评】 普芦卡必利是目前国内唯一被批准用于治疗慢性便秘的促动力药物。对男性患者的疗效有待评估。

6. 昂丹司琼（欧贝）：Ondansetron

【适应证】 高选择性 5-HT$_3$ 受体拮抗剂。适用于细胞毒类药物化疗及放疗引起的呕吐，预防和治疗手术后的恶心、呕吐。

【注意事项】 可致头痛、腹部不适、便秘、口干等。胃肠道梗阻禁用。腹部手术后不宜使用。妊娠期及哺乳期妇女慎用。

【剂型规格】 片剂 4mg×7 片；注射液 4mg：2ml×6 支。

【用法】 个体化剂量。一日用量 8～32mg，可在化疗前 15min，化疗后 4h、8h 各静注 8mg。口服用药 8mg q8h。

7. 格雷司琼（枢星）：Granisetron

【适应证】 强效高选择性 5-HT$_3$ 受体拮抗剂，止吐效果是昂丹司琼的 5 倍。适应证同昂丹司琼。

【注意事项】 同昂丹司琼。

【剂型规格】 3mg：3ml/支。

【用法】 推荐单次给药 3mg 即可，生理盐水稀释后化疗前静脉注射，根据症状可增加用药次数，每日用量不超过 9mg。

第三节　胃肠解痉药

胃肠解痉药主要是 M 胆碱受体拮抗剂，可使胃肠平滑肌松弛，解除痉挛，从而缓解或消除疼痛。

1. 阿托品：Atropine

【适应证】用于缓解内脏绞痛，如胃肠痉挛引起的疼痛、肾绞痛、胆绞痛等。临床上常用于治疗缓慢性心律失常、有机磷中毒、休克等。

【注意事项】不良反应与剂量相关，常见口干、视物模糊、心率增快、瞳孔扩大等。青光眼及前列腺肥大患者禁用，严重心衰、溃疡性结肠炎患者慎用。妊娠期及哺乳期妇女慎用。

【剂型规格】注射液 0.5mg：1ml/支；1mg：1ml/支。

【用法】0.3~0.5 mg/次，0.5~3 mg/日，皮下、肌内或静脉注射。极量 2mg/次。

2. 山莨菪碱（654-2）：Anisodamine

【适应证】用于平滑肌痉挛所致的疼痛。

【注意事项】脑出血急性期、青光眼、前列腺肥大、哺乳期患者禁用。严重心衰、心律失常患者以及孕妇、儿童、高龄患者慎用。

【剂型规格】片剂 5mg×20 片；注射液 10mg：1ml/支。

【用法】口服、肌内注射或静脉注射 5~10mg/次，按需使用 1~3 次/日。

3. 东莨菪碱：Scopolamine

【适应证】用于缓解平滑肌痉挛，还可用于麻醉前镇静、晕动病、帕金森病、有机磷中毒以及支气管哮喘等。

【注意事项】不良反应同阿托品。禁用于青光眼、前列腺肥大、重症肌无力等，严重心脏病患者、溃疡性结肠炎等慎用。

【剂型规格】注射液 0.3mg：1ml/支。

【用法】皮下或肌内注射 0.3～0.5mg/次，极量 1.5mg/日。

4. 丁溴东莨菪碱（解痉灵）：Scopolamine Butylbromide

【适应证】用于治疗胃肠道痉挛、胆绞痛、肾绞痛以及胃肠蠕动亢进等；可用于消化内镜及腹部影像学检查的术前准备，以减少胃肠蠕动。

【注意事项】青光眼、前列腺肥大、严重心脏病、重症肌无力以及胃肠道机械性狭窄、麻痹性肠梗阻患者禁用。

【剂型规格】注射液 20mg：1ml/支。

【用法】肌注或缓慢静注 10～20mg/次，间隔 20～30min 可再用 10mg。

5. 颠茄：Belladonna

【适应证】用于缓解胃肠道痉挛及胆绞痛、肾绞痛。

【注意事项】青光眼、前列腺肥大、哺乳期妇女禁用。

【剂型规格】片剂 10mg×100 片。

【用法】口服 10mg/次，按需服用，必要时 4h 后可重复 1 次。

6. 匹维溴铵（得舒特）：Pinaverium Bromide

是对胃肠道有高度选择性解痉作用的钙离子通道阻滞剂。

【适应证】用于与肠易激综合征有关的腹痛、排便紊乱、肠道不适。钡灌肠前准备。

【注意事项】妊娠期、哺乳期妇女及儿童禁用。

【剂型规格】片剂 50mg×15 片。

【用法】口服 50～100mg tid，建议直立体位，用水整片吞服。

7. 奥替溴铵（斯巴敏）：Otilonium Bromide

可通过阻断钙离子通道及抗胆碱能效果发挥解痉作用，

可选择性作用于消化道平滑肌。

【适应证】适用于胃肠道痉挛和运动功能障碍（如肠易激综合征、胃肠炎等），也可用于消化内镜检查前准备。

【注意事项】副作用少。青光眼、前列腺肥大、幽门狭窄患者慎用。妊娠期、哺乳期妇女及儿童慎用。

【剂型规格】片剂 40mg×10 片。

【用法】口服 40mg bid~tid。

第四节　助消化药

助消化药是指能促进胃肠道消化过程的药物，多为消化液成分，或通过促进消化液分泌或抑制肠道过度发酵起到帮助消化的作用，主要用于消化液分泌功能不全时。

1. 乳酶生：Lactasin

为活肠球菌的干燥制剂，在肠内分解糖类生成乳酸，使肠内酸度增高，从而抑制腐败菌的生长繁殖，并防止肠内发酵，减少产气，从而起到促进消化和止泻的作用。

【适应证】用于消化不良、腹胀、小儿饮食失调引起的腹泻等。

【注意事项】避免与抗生素、铋剂、活性炭及其他可能杀灭肠球菌的药物合用。

【剂型规格】片剂 0.15g×100 片。

【用法】口服 2~6 片 tid，饭前整片吞服。

2. 干酵母：Saccharated Yeast

该药为麦酒酵母菌的干燥菌体，富含 B 族维生素。

【适应证】用于食欲缺乏、消化不良以及防治维生素 B 缺乏等。

【注意事项】避免与碱性药物、磺胺类药物合用。用量大可致腹泻。

【剂型规格】片剂 0.2g（干酵母）×80 片。

【用法】成人 6~20 片 tid，嚼碎服。

3. 胰酶（得每通）：Pancreatin

该药是胰淀粉酶、胰蛋白酶、胰脂肪酶的混合物。

【适应证】用于各种原因引起的胰腺外分泌功能不足的替代治疗，以及因胰酶缺乏引起的消化不良。

【注意事项】急性胰腺炎早期禁用，不宜与酸性药物同服。可打开胶囊，将微粒与水或流质同服，不宜嚼碎服用，以免被胃酸破坏或药粉残留口腔而引起口腔溃疡。

【剂型规格】胶囊 150mg×20 粒。

【用法】起始剂量 1 ~ 2 粒，tid，然后根据症状调整剂量，有效剂量一般为每天 5 ~ 15 粒。

4. 乳酸菌素：Lacidophilin

该药可在肠道形成保护层，刺激肠道分泌抗体，选择性杀死肠道致病菌，促进有益菌的生长；并能促进胃液分泌，增强消化功能。

【适应证】用于肠内异常发酵、消化不良、肠炎和小儿腹泻。

【注意事项】不宜与铋剂、鞣酸、活性炭等合用。

【剂型规格】片剂 1.2g×30 片。

【用法】嚼服 1.2 ~ 2.4g tid。

5. 复方消化酶（达吉）：Compound digestive enzyme

含有胰酶、纤维素酶、胃蛋白酶、熊去氧胆酸等，可帮助消化并促进胆汁分泌。

【适应证】用于食欲不振、消化不良相关症状，如腹部不适、腹胀、早饱、嗳气、恶心、排气过多等；也可用于胆汁分泌不全患者（胆囊炎、胆囊切除术后等）的消化不良。

【注意事项】急性肝炎及胆道完全梗阻患者禁用。

【剂型规格】胶囊 CO×20 粒。

【用法】口服 1 ~ 2 粒 tid，饭后服。

6. 复方阿嗪米特（泌特）：Compound Azintamide

含有胰酶、阿嗪米特、二甲硅油，可助消化，促进胆汁

消化系统疾病

分泌，减少胃肠道气体。

【适应证】因胆汁分泌不足或消化酶缺乏引起的消化不良。

【注意事项】严重肝功能障碍、急性肝炎、因胆石症导致胆绞痛、胆道梗阻患者禁用。

【剂型规格】片剂 CO×20 片。

【用法】口服 1~2 片 tid，餐后服。

第五节　泻　　药

泻药是指可以促进肠道蠕动、加速粪便排出的药物，主要用于治疗便秘，肠道检查或手术前清洁肠道。通常可分为容积性泻药（多糖类或纤维素类）、接触性（刺激性）泻药（蒽醌类、蓖麻油、酚酞等）、渗透性泻药（乳果糖、硫酸镁等）、润滑性泻药（甘油、液状石蜡等）。

1. 聚乙二醇 4000（福松）：Macrogol 4000

可通过氢键固定水分子，增加粪便含水量并软化粪便，促进排便完成。

【适应证】成人便秘的治疗。

【注意事项】炎性肠病、肠梗阻、肠穿孔、消化道出血以及未确诊的腹痛患者禁用。最好与其他药物间隔 2h 服用。

【剂型规格】散剂 10g/袋×10 袋。

【用法】1 袋 qd~bid，或 2 袋 qd，将袋内散剂溶于 1 杯水中服用。

2. 乳果糖（杜密克）：Lactulose

可在肠腔内维持高渗压，保留水分，促进肠道蠕动，产生轻泻作用。乳果糖在结肠被分解为有机酸，降低肠道 pH 值，使氨转化为离子状态，并改善细菌氮代谢，有助于肝性脑病的好转。

【适应证】可用于需要缓泻剂的慢性或急性便秘；治疗和预防肝性脑病或肝性脑病前期。

【注意事项】可引起肠产气增加和腹胀，剂量大时会致腹痛或腹泻。半乳糖血症、肠梗阻及急腹症患者禁用。糖尿病患者慎用高剂量。

【剂型规格】口服液 10g：15ml×6 袋。

【用法】治疗便秘：早餐时 1 次服用，起始剂量 30ml/日，维持剂量 10~25ml/d。肝性脑病：起始剂量 30~50ml tid，维持剂量目标是调整至每日最多 2~3 次软便，大便 pH 值 5.0~5.5。

3. 开塞露：Glycerine Enema

为甘油制剂或甘露醇与硫酸镁的复方制剂。通过高渗作用软化大便，刺激肠壁，反射性地引起排便反应，同时具有润滑作用利于大便排出。

【适应证】用于便秘。

【注意事项】刺破或剪开后的注药导管的开口应光滑，以免擦伤肛门或直肠。

【剂型规格】灌肠剂 20ml/支，110ml/支。

【用法】将药液挤入直肠内，成人 1 次 1 支，按需使用。

4. 复方聚乙二醇电解质（和爽）：Polyethylene Glycol Electrolyte

成分为聚乙二醇 4000、无水硫酸钠、氯化钠、氯化钾、碳酸氢钠，按其要求配成溶液后即成等渗性全肠灌洗液。

【适应证】术前肠道清洁准备；肠镜、钡灌肠及其他检查前的肠道清洁准备。

【注意事项】可致恶心、呕吐、腹胀等。肠梗阻、肠穿孔、消化道出血、中毒性肠炎、中毒性巨结肠患者禁用。严重溃疡性结肠炎、严重冠心病及肾功能不全者慎用。服本药前 1h 应避免服用其他药物，以免影响吸收。检查当日及前 1 日应注意少渣饮食。

【剂型规格】散剂 CO 68.56g/袋。

【用法】每袋配成 1L 溶液。成人 1 次量约 2~4L，以每 1h 约 1L 的速度口服，在排出液变为透明液体时可结束给药；

总给药量不超过 4L。

5. 酚酞：Phenolphthalein

在肠道内形成可溶性钠盐，刺激肠道蠕动，抑制肠道水分吸收，起到缓泻作用。

【适应证】习惯性顽固便秘。

【注意事项】不建议长期使用。阑尾炎、直肠出血未明确诊断、肠梗阻、严重心功能衰竭、严重高血压患者禁用。

【剂型规格】片剂 100mg×100 片。

【用法】口服 50～200mg/次，按需服用，睡前服。

6. 硫酸镁溶液：Magnesium Sulfate

【适应证】用于清洁肠道的导泻、利胆及局部消肿。

【注意事项】导泻作用较强，量大时可致组织脱水，需注意多饮水。消化道出血、急腹症患者及妊娠期、经期妇女禁用。肾功能不全者慎用。

【剂型规格】溶液剂 50% 40ml/瓶。

【用法】导泻：口服 10～40ml/次，清晨空腹服。利胆：口服 4～10ml tid，饭前服。消肿止痛：外敷，每次 15min。

第六节　止泻药及微生态制剂

止泻药是控制腹泻的对症治疗的药物，主要通过减少肠蠕动或保护肠道免受刺激而达到止泻的效果，用药的同时需注意针对病因治疗以及水和电解质的补充。微生态制剂又称肠道益生菌，是利用正常微生物或促进微生物生长的物质制成的微生物制剂，可以增加肠道内正常菌群的数量，抑制致病菌或条件致病菌生长，调节肠道内微生态环境，对腹泻和便秘均有帮助，且无明显副作用。

1. 蒙脱石（思密达）：Montmorillonite（Smecta）

可覆盖消化道黏膜，修复和提高黏膜屏障的防御功能；并对消化道内的病毒、病菌及其产生的毒素有固定、抑制作用。

【适应证】适用于急、慢性腹泻，肠易激综合征，以及食管、胃、十二指肠疾病引起的相关疼痛症状的辅助治疗，但该药不作解痉剂使用。

【注意事项】过量可致便秘。建议与其他药物间隔开服用。

【剂型规格】散剂 3g×10 袋。

【用法】成人口服 1 袋 tid，急性腹泻时首剂可加倍。倒入 50ml 温水中摇匀服用。

2. 洛哌丁胺（易蒙停）：Loperamide

可抑制肠道平滑肌的收缩，减少肠蠕动，延长肠内容物的滞留时间。

【适应证】用于控制急、慢性腹泻症状；用于回肠造瘘术患者可减少排便量及次数，增加大便稠硬度。

【注意事项】抑制肠蠕动可能会导致肠梗阻，巨结肠、中毒性巨结肠者禁用，2 岁以下婴幼儿禁用。严重中毒性或感染性腹泻、溃疡性结肠炎、假膜性肠炎患者不宜用。不建议妊娠期、哺乳期妇女使用。

【剂型规格】胶囊 2mg×6 粒。

【用法】口服 急性腹泻：成人首剂 4mg，以后每腹泻一次服用 2mg，直至腹泻停止；慢性腹泻：成人首剂 4mg，以后可调整剂量直至大便正常。每日极量 16mg。

3. 小檗碱（黄连素）：Berberine

有较弱的抗菌作用，并可增强白细胞吞噬作用，对大肠杆菌、痢疾杆菌等引起的肠道感染有效。

【适应证】用于治疗肠道感染、腹泻。

【注意事项】溶血性贫血患者及葡萄糖-6-磷酸脱氢酶缺乏患者禁用。

【剂型规格】片剂 0.1g×20 片。

【用法】口服 0.1~0.3g tid。

4. 地衣芽孢杆菌（整肠生）：Bacillus Licheniformis

【适应证】适用于肠道菌群失调引起的肠功能紊乱，如急、慢性腹泻，胀气、消化不良等。对慢性非特异性结肠炎急性发作、假膜性肠炎、肝硬化引起的腹泻、胀气有效。

【注意事项】 与其他抗菌药合用时，必须间隔 3 小时服用。避免与铋剂、鞣酸、活性炭、酊剂等能抑制、吸附活菌的制剂合用。

【剂型规格】 胶囊 0.25g×20 粒。

【用法】 口服 成人 2 粒 tid，首剂加倍。儿童用量减半。

5. 双歧杆菌三联活菌（培菲康）：Live Combined Bifidobacterium Lactobacillus and Enterococcus

【适应证】 适用于肠道菌群失调导致的腹泻、腹胀，也可用于轻、中度急性腹泻、慢性腹泻、腹胀、便秘等。

【注意事项】 应冷藏保存。与抗生素合用时需间隔开足够时间。避免与铋剂、鞣酸、活性炭、酊剂等能抑制、吸附活菌的制剂合用。

【剂型规格】 胶囊 210mg×36 粒；散剂 1g×7 袋。

【用法】 口服 成人 胶囊 2~3 粒 bid~tid；散剂 1~2 包 bid~tid。儿童用量酌减。

6. 枯草杆菌肠球菌二联活菌（美常安、妈咪爱）：Live Combined Bacillus Subtilis and Enterococcus Faecium

【适应证】 治疗肠道菌群失调引起的腹泻、便秘、肠炎、腹胀、消化不良、食欲不振等。

【注意事项】 同整肠生。

【剂型规格】 胶囊 250mg×20 粒；散剂 1g×15 袋。

【用法】 12 岁以上儿童及成人：口服 1~2 粒，bid~tid；12 岁以下儿童建议服用妈咪爱散剂。

7. 乳酸菌活菌（乐托尔）：Lactobacillus LB

【适应证】 非器质性腹泻。

【注意事项】 先天性半乳糖血症、葡萄糖和乳糖不耐受症、乳糖酶缺乏症的患者禁用。重症、伴有感染症状的患者、妊娠期及哺乳期妇女慎用。

【剂型规格】 胶囊 235mg×12 粒；散剂 800mg×6 袋。

【用法】胶囊，6 岁以上患者，第 1 天，2 粒 tid，以后 1~2 粒 bid。散剂，儿童 1 袋 bid，成人首剂 2 袋，以后 1 袋 bid。

第七节 肝胆疾病辅助用药

肝胆疾病导致肝功能损伤时经常会用到保肝药物，保肝药是对肝细胞损伤具有一定保护作用的药物，多为对症用药，治疗时尤应注意同时去除病因。临床上常用的保肝药可分为降酶药（联苯双酯、双环醇）、解毒类药物（葡醛内酯、谷胱甘肽、硫普罗宁）、抗炎类药物（甘草酸制剂）、必需磷脂类（多烯磷脂酰胆碱）、利胆药（腺苷蛋氨酸、熊去氧胆酸等）以及生物制剂（促肝细胞生长素）等。五味子、茵栀黄等中草药制剂的保肝降酶功效也较明确。

1. 联苯双酯：Bifendate

是合成的五味子丙素的中间体，可降低肝炎时丙氨酸转移酶（ALT）的水平，停药后易反弹。

【适应证】迁延型肝炎和长期单项丙氨酸氨基转移酶异常者。

【注意事项】肝硬化患者禁用。不可骤然停药。妊娠期及哺乳期妇女禁用。

【剂型规格】滴丸 1.5mg×500 粒。

【用法】口服 5~10 丸 tid。

【点评】该药的作用仅为降酶，不能改善慢性肝炎的病理，也没有抑制病毒复制的作用。

2. 双环醇（百赛诺）：Bicyclol

【适应证】慢性肝炎所致的氨基转移酶升高。

【注意事项】肝功能失代偿者如胆红素明显升高、低白蛋白血症、肝硬化腹水、食管静脉曲张出血、肝性脑病及肝肾综合征的患者慎用。妊娠期及哺乳期妇女慎用。不可骤然停药。

【剂型规格】片剂 25mg×18 片。

【用法】口服 25～50mg tid，建议最少服用 6 个月，逐渐减量停药。

3. 葡醛内酯（肝泰乐）：Glucurolactone

进入体内后转变为葡萄糖醛酸，与含有羟基或羧基的毒物结合，起到解毒和保肝的作用。还可使肝糖原含量增加，脂肪储量减少。

【适应证】用于急、慢性肝炎的辅助治疗，对食物或药物中毒时的保肝解毒有辅助作用。

【剂型规格】片剂 50mg×100 片。

【用法】口服 100～200mg tid。

4. 谷胱甘肽（泰特、阿拓莫兰）：Glutathione

具有抗氧化作用和整合解毒作用，从而起到保肝的作用。

【适应证】病毒性肝炎和中毒性肝损伤的辅助治疗，如药物毒性、酒精毒性和其他化学毒性物质导致的肝损伤等。还可用于乙醇、有机磷及药物中毒的辅助治疗。

【注意事项】对该药过敏者禁用，不得与维生素 B_{12}、甲萘醌、泛酸钙、乳清酸、抗组胺制剂、磺胺药及四环素等合用。

【剂型规格】注射剂 600mg/支。

【用法】静脉注射或肌注，600～1200mg qd。

5. 硫普罗宁（凯西来）：Tiopronin

通过提供巯基解毒以对抗肝损害，清除自由基，并可保护肝线粒体结构，抑制慢性肝损伤的三酰甘油蓄积。

【适应证】适用于酒精性肝炎、药物性肝炎、中毒性肝炎以及病毒性肝炎等。

【注意事项】老年患者、有哮喘史患者以及对青霉胺有严重不良反应的患者慎用。妊娠期及哺乳期妇女、儿童禁用。

【剂型规格】片剂 0.1g×12 片；粉针 0.1g/支。

【用法】口服 0.1～0.2g tid；静脉滴注 0.2g+5%/10%GS

250ml qd。

6. 多烯磷脂酰胆碱（易善复）：Polyene Phosphatidyl-choline

可以加速肝细胞膜的再生和稳定，抑制脂质过氧化，抑制胶原合成，并有抑制脂肪变性和纤维化的作用。

【适应证】可用于各种类型的肝病，如中毒性肝损伤、肝炎、脂肪肝、肝硬化等。

【注意事项】已知对大豆制剂、磷脂酰胆碱过敏者禁用。注射剂含苯甲醇，禁用于早产儿和新生儿。不推荐在妊娠期或哺乳期使用。

【剂型规格】胶囊 228mg×24 粒；注射液 232.5mg：5ml/支。

【用法】口服 2 粒 tid；可缓慢静脉注射或静脉滴注，5~10ml qd，最大剂量可用至 6~8 支/日，仅能用5%或10%GS配制。

7. 复方甘草酸苷（美能）：Compound Glycyrrhizin

具有类糖皮质激素作用，有抗炎和免疫调节作用，能抑制肝细胞损伤。

【适应证】用于治疗慢性肝病，改善肝功能异常；也可用于治疗湿疹、皮肤炎、斑秃。

【注意事项】可致低钾血症、血压升高等假性醛固酮症表现，醛固酮症患者、肌病患者、低钾血症患者以及有血氨升高倾向的肝硬化患者不宜使用。妊娠期及哺乳期妇女慎用。

【剂型规格】片剂 CO×100 片；注射液 20ml×10 支。

【用法】口服 2~3 片 tid；静脉注射或静脉滴注 40~60ml qd。

8. 异甘草酸镁（天晴甘美）：Magnesium Isoglycyrrhizinate

具有抗炎、保护肝细胞膜及改善肝功能的作用。

【适应证】适用于慢性病毒性肝炎；改善肝功能异常。

消化系统疾病

【注意事项】可致低血钾、高血压等假性醛固酮症的表现，治疗期间需定期监测血压及电解质水平。严重低钾血症、高钠血症、高血压、心功能衰竭、肾功能衰竭者禁用。妊娠期及哺乳期妇女、婴幼儿、老年患者慎用。

【剂型规格】注射液 50mg：10ml/支。

【用法】100mg＋10％GS 250ml 静脉滴注 qd，每日最大用量 200mg。

9. 甘草酸二铵（天晴甘平、甘利欣）：Diammonium Glycyrrhizinate

【适应证】适用于伴有 ALT 升高的急、慢性病毒性肝炎。

【注意事项】同异甘草酸镁。

【剂型规格】胶囊 50mg×24 粒。

【用法】口服 150mg tid。

10. 腺苷蛋氨酸（思美泰）：Ademetionine（Transmetil）

该药可以消除因腺苷蛋氨酸合成酶活性降低而造成的代谢阻滞，恢复胆汁排泌的生理机制。

【适应证】适用于肝硬化前和肝硬化所致肝内胆汁淤积；适用于妊娠期肝内胆汁淤积。

【注意事项】肝硬化患者需注意监测血氨水平。对于维生素 B_{12} 和叶酸缺乏的患者在应用思美泰时需注意补充纠正。避免该药与碱性溶液或钙溶液混合。

【剂型规格】肠溶片 500mg×10 片；注射粉剂 500mg×5 瓶。

【用法】初始治疗：使用粉针剂，最初 2 周每天肌注或缓慢静脉注射 500～1000mg。维持治疗：使用肠溶片，每天口服 1000～2000mg，整片吞服，两餐间服用。

11. 熊去氧胆酸（优思弗）：Ursodeoxycholic Acid（Ursofalk）

该药可促进胆汁酸排泌，拮抗疏水性胆汁酸的细胞毒作用；可降低胆汁中胆固醇的饱和度，使胆固醇结石逐渐溶解；有一定的免疫调节和抗炎作用。

【适应证】胆囊胆固醇结石（必须是 X 射线能穿透的结石），同时胆囊收缩功能正常的患者；胆汁淤积性肝病（如原发性胆汁性肝硬化）；胆汁反流性胃炎。

【注意事项】急性胆囊炎和胆管炎、胆道梗阻、胆结石钙化、胆囊不能正常收缩、经常性胆绞痛以及胆囊无法在 X 线下显影的患者禁用。不建议妊娠期及哺乳期妇女使用。

【剂型规格】胶囊 250mg×25 粒。

【用法】胆囊胆固醇结石和胆汁淤积性肝病：口服 10mg/（kg·d）。胆结石患者晚上服一次，服药 12 个月结石未见缩小者应停药；胆汁淤积性肝病患者分 2~3 次服用。

胆汁反流性胃炎：口服 250mg qd，睡前服，疗程 10~14d。

12. 茴三硫：Anethol Trithionum

可促进胆汁的分泌与排除，利于肝功能恢复；促进唾液分泌；分解胆固醇。

【适应证】可用于胆囊炎、胆结石及急慢性肝炎的辅助治疗；治疗唾液缺乏（如干燥综合征等）。

【注意事项】胆道完全梗阻者禁用。甲亢患者、妊娠期及哺乳期妇女慎用。

【剂型规格】片剂 25mg×24 片。

【用法】口服 25mg tid。

13. 精氨酸：Arginine

可促进氨转化为尿素排出，降低血氨水平。

【适应证】用于肝性脑病，尤其适用于禁用钠盐的患者，也适用于其他原因引起血氨增高所致的精神症状治疗。

【注意事项】肾功能不全、高氯性酸中毒禁用。用药期间需注意监测酸碱平衡。

【剂型规格】注射液 5g：20ml/支。

【用法】15~20g+5%GS 500~1000ml 静脉滴注约 4h。

14. 谷氨酸钠：Sodium Glutamate

与氨结合生成谷氨酰胺，由尿排出，降低血氨水平。

【适应证】适用于血氨升高的肝性脑病。

【注意事项】肾功能不全慎用。用药期间需注意监测酸碱度及电解质水平。可与谷氨酸钾合用，二者比例为2：1或3：1，低血钾时1：1。

【剂型规格】注射液5.75g：20ml/支。

【用法】11.5g+5% GS 500~1000ml 缓慢静脉滴注，一日用量不超过23g。

15. 谷氨酸钾：Potassium Glutamate

【适应证】适用于血氨升高的肝性脑病，尤其是伴有低钾血症者。

【注意事项】同谷氨酸钠。

【剂型规格】注射液6.3g：20ml/支。

【用法】18.9g+5%或10% GS 500~1000ml 缓慢静脉滴注，一日1~2次。

16. 促肝细胞生长素：Hepatocyte Growth Promoting Factors

为小分子多肽类活性物质，可促进肝细胞再生，加速肝组织修复，防止肝细胞受损。

【适应证】适用于重症肝炎的辅助治疗。

【剂型规格】粉针20mg/支。

【用法】静脉：80~100mg+10% GS 250ml 缓慢静脉滴注qd；肌注：40mg bid。

第八节　胰腺疾病及消化道出血用药

在急性胰腺炎和胰腺损伤的治疗中，减少胰酶分泌和抑制胰酶活性的治疗起到了重要的作用，临床常用的有抑酸药和生长抑素类药物等。质子泵抑制剂和生长抑素类药物对上消化道出血有着肯定的治疗效果，血管加压素对消化道出血也有一定的治疗作用。

1. 奥曲肽（善宁、善龙）: Octreotide

详参内分泌章节。人工合成的生长抑素的八肽衍生物，能够抑制胃肠道和胰腺内分泌激素的病理性分泌过多，可减少胃酸和胰酶的分泌，抑制胃肠蠕动和胆囊排空，减少内脏血流和降低门脉压力。

【剂型规格】 善宁 注射剂 0.1mg：1ml/支；善龙 注射剂 20mg/支。

【适应证与用法】

（1）门脉高压引起的食管静脉曲张出血：首剂 0.1mg，之后 25～50μg/h，最大剂量不超过 1.2g/d；或 0.1mg 皮下注射，q8h～q6h。

（2）应激性溃疡及上消化道出血：皮下注射 0.1mg q8h，严重者可持续静脉滴注，同（1）。

（3）急性胰腺炎、胰腺损伤及手术后胰瘘：同（1）。

（4）预防胰腺术后并发症：手术前 1h 皮下注射 0.1mg，之后皮下注射 0.1mg q8h，连用 7d。

（5）胃肠道瘘管：皮下注射 0.1mg q8h，连用 10～14d 或直至瘘管闭合。

（6）胃肠胰内分泌肿瘤：善宁初始量 皮下注射 50μg qd～bid，可渐增至 0.2mg tid；可在使用善宁的基础上使用善龙，20mg 每 4 周 1 次，酌情调整用量。

2. 生长抑素（思他宁）: Somatostatin

（详参内分泌代谢疾病用药章节）

人工合成的环状 14 肽生长抑素，与天然生长抑素的结构、作用相同。

【剂型规格】 粉剂 3mg/支。

【适应证与用法】

（1）严重急性上消化道出血、急性胰腺炎：250μg 缓慢静注，而后立即给予 250μg/h 静滴。当 2 次给药间隔大于 3～5min 时，应重新静注 250μg，以确保给药的连续性。当大出血被止住后，应继续治疗 48～72h。

（2）胰瘘、胆瘘、肠瘘：250µg/h 静滴，直到瘘管闭合（2~20d）后，继续用药 1~3d，而后逐渐停药。

（3）预防胰腺术后并发症：手术开始时，250µg/h 静滴，手术后持续静滴 5d。

（4）糖尿病酮症酸中毒：100~500µg/h 静滴，同时配合胰岛素治疗。

3. 乌司他丁：Ulinastatin

能广泛抑制与胰腺炎病情发展有关的酶类，还可抑制溶酶体酶的释放及心肌抑制因子的产生，清除氧自由基，抑制炎症介质释放，改善休克时的微循环状态。

【适应证】急性胰腺炎，慢性复发性胰腺炎；急性循环衰竭时的抢救辅助用药。

【注意事项】仅作为循环衰竭的辅助用药，休克改善后应停药。该药溶解后应迅速使用。

【剂型规格】粉剂 0.1MU/支。

【用法】治疗胰腺炎：0.1MU 溶于 500ml NS 或 5% GS 中静脉滴注，每次静滴 1~2 小时，每日 1~3 次，可随症状消退而减量；

急性循环衰竭：用法同上；或 0.1MU 溶于 5~10ml NS 中静脉推注，每日 1~3 次。

4. 垂体后叶素：Hypophysin

（详参内分泌代谢用药章节）

可通过收缩血管平滑肌达到止血的目的。可用于咯血及消化道出血等。

【注意事项】高血压、冠心病患者慎用，必要时可与硝酸酯类合用。可致腹痛、肠疼挛、流产、低血钾，妊娠期慎用，用药期间注意监测电解质。

【剂型规格】注射液 6U：1ml/支。

【用法】消化道出血时用法：首剂 12~18U 静脉入壶，之后 0.2~0.4U/min（2~4ml/h）持续静滴。

5. 特利加压素：Terliressin

（详参内分泌代谢疾病用药章节）

可降低门脉压，且对动脉血压影响较小，尤其适用于治疗食管胃底静脉曲张出血。

【剂型规格】粉剂 1mg/支。

【用法】起始量：2mg，缓慢静注 1min；维持量：1~2mg，每 4~6h 给药 1 次，持续 24~48h 至出血得到控制。最大剂量 120~150μg/（kg·d）。

6. 质子泵抑制剂 Proton Pump Inhibitors

（参见本章第一节）

第九节　炎症性肠病及其他 消化系统用药

炎症性肠病（inflammatory bowel disease，IBD）是指原因不明的慢性非特异性肠道炎症性疾病，包括溃疡性结肠炎（ulcerative colitis，UC）和克罗恩病（Crohn's disease，CD）。主要治疗药物包括氨基水杨酸制剂（柳氮磺吡啶、美沙拉嗪等）、糖皮质激素、免疫抑制剂（硫唑嘌呤、环孢素、甲氨蝶呤等）、生物制剂（英夫利西单抗）等，其中以氨基水杨酸制剂最具代表性。

1. 柳氮磺吡啶（维柳芬）：Sulfasalazine

在远端小肠和结肠内被分解为磺胺吡啶和 5-氨基水杨酸（5-ASA），后者有抗炎和免疫调节作用。

【适应证】轻中度 UC、缓解期 UC 的维持治疗，结肠型 CD 等。还可用于治疗类风湿关节炎、强直性脊柱炎等。

【注意事项】磺胺过敏者禁用，妊娠期、哺乳期妇女及 2 岁以下幼儿禁用。有一定的肝、肾毒性。长期应用要注意补充叶酸。

【剂型规格】片剂 0.25g×60 片；栓剂 0.5g×6 粒。

【用法】口服：治疗量 3~4g/d，分 3~4 次服用，最大可用至 6g/d；维持剂量 2~3g/d。

直肠给药：0.5g bid~tid，维持量 0.5g 每晚 1 次或隔晚
1 次。

2. 美沙拉嗪（艾迪莎、莎尔福）：Mesalazine

【适应证】适用于炎症性肠病，包括 UC、CD 等。

【注意事项】肝、肾功能不全者，妊娠期及哺乳期妇女
慎用；两岁以下儿童不宜用。

【剂型规格】缓释颗粒剂 500mg×10 袋；灌肠液 4g：
60ml/支。

【用法】口服 2~4g/d，分次口服；灌肠液：每天 1 次，
每次 1 支。

3. 西甲硅油（柏西）：Simethicone

【适应证】适用于因胃肠道中聚集了过多气体而引起的
不适症状，如腹胀等。可作为腹部影像学及内镜检查的辅助
用药，以及作为双重对比显示的造影剂悬液的添加剂。

【注意事项】妊娠期妇女慎用。

【剂型规格】乳剂 1.2g：30ml/瓶。

【用法】过多气体引起的不适：成人 2ml（50 滴）/次，
每日 3~5 次；

影像学及内镜检查：检查前 1 日，2ml/次，服用 3 次，
检查当日早晨服用 2 ml。

4. 聚桂醇：Polidocanol

【适应证】可作为组织硬化剂，治疗食管、胃底静脉曲
张、下肢静脉曲张，以及血管瘤、内痔和囊肿性疾病的硬化
治疗。

【剂型规格】注射液 100mg：10ml/支。

5. 口服补液盐：Ⅱ Oral Rehydration Salt

是 WHO 推荐的用于治疗急性腹泻脱水的药物。每袋含
氯化钠 1.75 克、氯化钾 0.75 克、枸橼酸钠 1.45 克、无水葡
萄糖 10 克。

【适应证】用于治疗急性腹泻导致的轻度脱水，可用作静脉补液后维持治疗。

【注意事项】腹泻停止应立即停服，以免出现高钠血症。

【剂型规格】粉剂 13.95g/袋。

【用法】每袋溶于 500ml 温水中口服，一般每日用量不超过 3000ml。

编写　王　强

审阅　朱丽明

第五章　风湿免疫系统疾病用药

第一节　非甾体抗炎药（NSAIDs）

非甾体抗炎药（NSAIDs）是指一大类不含肾上腺糖皮质类固醇激素而具有抗炎、解热、镇痛作用的药物。这类药物的化学结构不尽相同，但作用机制均为抑制环氧化酶（COX）的活性，从而阻断花生四烯酸转化为前列腺素（PGs），以发挥抗炎镇痛的作用。COX可分为COX-1和COX-2，COX-1主要促进生理性前列腺素的合成，而COX-2主要在炎症或其他病理状态下的表达增多。NSAIDs药物可通过对COX-2的抑制来阻断炎症部位的前列腺素释放，而对特定组织特别是在血小板和胃十二指肠黏膜中COX-1的抑制，可导致NSAIDs常见副作用例如出血、淤斑和胃肠道溃疡。目前已开发出具有选择性抑制COX-2的药物，以期减少与抑制COX-1相关的副作用。

1. 阿司匹林：Aspirin

参见心血管系统疾病用药。

【作用特点】该药在小剂量给药时主要起抗血小板作用，大剂量给药时主要起镇痛和抗炎作用。

【用法】镇痛抗炎时建议应用大剂量，每日最大剂量可达3g。

2. 吲哚美辛：Indomethacin

【作用特点】本药为非选择性COX抑制剂，通过抑制COX而减少前列腺素的合成，起到抗炎止痛的作用。本药还可通过作用于下丘脑体温调节中枢，引起外周血管扩张及出汗，从而起到退热作用。

【剂型规格】肠溶片：25mg×100 片；栓剂：100mg/粒。

【适应证】①关节炎，软组织损伤及炎症，其他疼痛；②解热。

【禁忌证】①已知对本品过敏患者；②对阿司匹林及其他 NSAIDs 药物过敏患者；③禁用于冠状动脉搭桥术围手术期疼痛的治疗；④活动性消化道溃疡或出血患者；⑤孕期及哺乳期妇女禁用。

【不良反应】①恶心、呕吐、腹痛、消化道出血；②头痛、头晕；③各型皮疹，最严重时可导致 Steven-Johnson 综合征；④肝、肾功能损害；⑤造血系统受抑制而出现再生障碍性贫血，白细胞减少或血小板减少等；⑥过敏反应、哮喘、血管性水肿及休克等。

【用法】口服：①退热，1 次 6.25～12.5mg，每日不超过 3 次；②抗炎止痛，建议 1 次 25mg，每日 3 次，每日最大总剂量可达 200mg。置肛：50mg/次，每日 1～2 次。

【点评】吲哚美辛用于退热时，需注意及时补充液体。

3. 布洛芬（芬必得、美林）：Ibuprofen

【作用特点】同吲哚美辛。

【剂型规格】缓释胶囊剂：0.3g×12 粒/盒；混悬液：2g：100ml/瓶。

【适应证】同吲哚美辛。

【禁忌证】同吲哚美辛。

【不良反应】与吲哚美辛类似。

【用法】缓释胶囊剂 0.3～0.6g/d，2 次/日；混悬液每次 0.25～0.5ml/kg，6～8h/次，用前混匀。

【点评】布洛芬混悬液常用于儿童患者。

4. 洛索洛芬（乐松）：Loxoprofen

【作用特点】本品为前体药物，经消化道吸收后转化为活性代谢物而发挥作用。本品具有显著的镇痛、抗炎及解热作用，尤其镇痛作用很强。

【剂型规格】片剂 60mg×20 片/盒。

【不良反应】与吲哚美辛类似。

【用法】慢性炎症疼痛：成人每次 60mg，每日 3 次；急性炎症疼痛：顿服 60~120mg。可根据年龄、症状适当增减。

【点评】本品老年人服用安全性较高，但仍应从小剂量开始用药。

5. 双氯芬酸钠 （扶他林、英太青）：Diclofenac Sodium

【作用特点】双氯芬酸钠是非甾体抗炎药中作用较强的一种，它对前列腺素合成的抑制作用强于阿司匹林和吲哚美辛等。

【剂型规格】片剂 75mg × 12 粒/盒；胶囊 50mg × 20 粒/盒。

【不良反应】与吲哚美辛类似。

【用法】100~150mg/d，分 2~3 次服用。

【点评】该药引起肝酶升高的可能性高于其他 NSAIDs 药物。

6. 双氯芬酸钾 （扶他捷）：Diclofenac Potassium

【作用特点】同双氯芬酸钠。

【剂型规格】片剂 12.5mg×20 片/盒。

【不良反应】与吲哚美辛类似。

【用法】成人，100~150mg/d，分 2~3 次服用。

7. 美洛昔康 （莫比可）：Meloxicam

【作用特点】该药为烯醇酸类药物，对 COX-2 较 COX-1 具有更强的抑制作用。

【剂型规格】片剂：7.5mg×7 片；栓剂：15mg/粒。

【适应证】骨性关节炎、类风湿关节炎、强直性脊柱炎以及幼年特发性关节炎的症状控制。

【禁忌证】①已知对本品过敏患者；②对阿司匹林及其他 NSAIDs 药物过敏患者；③禁用于冠状动脉搭桥术围手术期疼痛的治疗；④孕妇及哺乳期妇女禁用。

【不良反应】①恶心、呕吐、上腹痛等；②头痛、头晕；③皮疹；④肝、肾功能损害；⑤造血系统受抑制而出现再生障碍性贫血，白细胞减少或血小板减少等；⑥水肿包括下肢水肿。

【用法】口服：7.5mg，每天1次口服，必要时可以增加到15mg，每天1次口服；栓剂：7.5~15mg，每天1次置肛。

【点评】肝功能不全患者及老年患者使用时注意药物减量。

8. 塞来昔布（西乐葆）：Celecoxib

【作用特点】该药为选择性COX-2抑制剂，治疗剂量的塞来昔布不影响由COX-1激活的前列腺素类药物的合成。

【剂型规格】片剂：0.2g×6片。

【适应证】骨性关节炎、类风湿关节炎、强直性脊柱炎以及幼年特发性关节炎的症状控制；急性疼痛的控制；原发性痛经。

【禁忌证】①对该药、磺胺、阿司匹林及其他NSAIDs药物过敏者禁用；②孕妇及哺乳期妇女禁用；③禁用于冠状动脉搭桥术围手术期疼痛的治疗。

【不良反应】①眩晕；②腹痛、腹泻、消化不良、便秘；③皮疹；④水肿。

【用法】成人骨关节炎：200 mg，每日1次或2次口服；类风湿关节炎：推荐剂量为100 mg或200 mg，每日2次。

【点评】塞来昔布能够显著降低NSAIDs药物所导致的胃肠道副反应以及抑制血小板活性作用。

9. 依托考昔（安康信）：Etoricoxib

【作用特点】选择性COX-2抑制剂，作用特点与塞来昔布类似。

【剂型规格】片剂：120mg×5片；60mg×5片。

【适应证】骨性关节炎、类风湿关节炎及急性痛风性关节炎的疼痛和炎症控制。

【禁忌证】①对该药、阿司匹林及其他NSAIDs药物过敏者禁用；②孕妇及哺乳期妇女禁用；③禁用于冠状动脉搭桥术围手术期疼痛的治疗；④充血性心衰患者禁用。

【不良反应】与塞来昔布类似。

【用法】急性痛风性关节炎，推荐剂量为 120mg，每日 1 次；类风湿关节炎、骨关节炎，推荐剂量为 30mg 每日 1 次，对于症状不能充分缓解的患者，可以增加至 60mg 每日 1 次。

10. 艾瑞昔布（恒扬）：Imrecoxib

【作用特点】本品为选择性 COX-2 抑制剂，作用特点与塞来昔布类似。

【剂型规格】片剂：0.1g×10 片/盒。

【适应证】本品用于缓解骨关节炎的疼痛症状，仅适用于男性以及非育龄期且无生育要求的妇女。

【禁忌证】①有生育要求患者；②已知对本品或其他昔布类药物及磺胺过敏的患者；③服用阿司匹林或其他非甾体类抗炎药后诱发哮喘、荨麻疹或过敏反应的患者；④禁用于冠状动脉搭桥手术围手术期疼痛的治疗；⑤有活动性消化道溃疡/出血，或者既往曾复发溃疡/出血的患者；⑥重度心力衰竭患者。

【不良反应】与塞来昔布类似。

【用法】成人常用剂量为每次 0.1g（1 片），每日 2 次，疗程 8 周。

第二节 改善病情抗风湿药物

该类药物为一组具有不同作用机制的药物，其共同特点是不具有即刻的抗炎和缓解疼痛作用，但长期使用后可改善病情和延缓疾病进展，主要用于类风湿关节炎和脊柱关节炎的治疗。根据 2012 年美国风湿病学会（ACR）的推荐意见，目前类风湿关节炎治疗中推荐的 DMARDs 包括甲氨蝶呤（MTX）、来氟米特（LEF）、柳氮磺胺吡啶（SSZ）、米诺环素和羟氯喹（HCQ）。此外，在国内患者中雷公藤多苷亦有较多应用。在某些情况下常需联合 DMARDs 治疗。

1. 甲氨蝶呤：Methotrexate，MTX

【作用特点】　本药为二氢叶酸还原酶抑制剂，通过阻断二氢叶酸向四氢叶酸转化，从而使 DNA 和 RNA 的合成受阻，发挥抗细胞增殖作用。该药为治疗自身免疫病特别是类风湿关节炎和特发性炎性肌病的重要药物。

【剂型规格】　片剂：2.5mg×100 片。

【适应证】　在非肿瘤相关疾病中，该药可用于银屑病、类风湿关节炎、急性多关节型幼年特发性关节炎、特发性炎性肌病的治疗。

【禁忌证】　①对该药过敏者禁用；②孕妇及哺乳期妇女禁用；③肝功能明显不全、血细胞减少患者禁用。

【不良反应】　①胃肠道症状例如恶心、呕吐、食欲下降；②肝功能损害；③骨髓抑制；④口腔黏膜溃疡；⑤对胎儿有致畸作用；⑥罕见情况下会导致肺间质纤维化。

【用法】　7.5～25mg（每周 0.3mg/kg），每周 1 次口服，建议在服用 MTX 24 小时后给予叶酸口服（2.5～5mg/周），以减少 MTX 相关副作用。

【点评】　本药在治疗关节炎或炎性肌病时，多采用每周 1 次给药，每日应用可导致明显的骨髓抑制和毒性作用。

2. 来氟米特（妥抒、爱若华）：Leflunomide，LEF

【作用特点】　本药为异噁唑类衍生物，抑制二氢乳清酸脱氢酶的活性，从而影响活化淋巴细胞的嘧啶合成，并发挥其抗炎作用。

【剂型规格】　片剂：10mg×16 片；10mg×10 片。

【适应证】　主要用于类风湿关节炎及其他自身免疫病的治疗。

【禁忌证】　①对本品及其代谢产物过敏者及严重肝脏损害患者禁用；②孕妇、哺乳期妇女禁用。

【不良反应】　①腹泻、肝功能损害；②高血压；③皮疹；④对胎儿有致畸作用。

【用法】　类风湿关节炎等关节炎 10～20mg，每日 1 次口

风湿免疫系统疾病

服。狼疮肾炎、系统性血管炎等每日 30～50mg，分 1～2 次口服。

【点评】 由于来氟米特的代谢产物（A77 1726）在体内通过肝肠循环能存在数年，因此对于口服来氟米特的育龄期女性，在妊娠前应口服考来烯胺（8g tid×11 天）清除其代谢产物。

3. 柳氮磺胺吡啶（维柳芬）：Sulfasalazine，SSZ

【作用特点】 本药为 5-氨基水杨酸与磺胺吡啶的偶氮化合物。该药可通过抑制花生四烯酸级联反应，抑制中性粒细胞移动和活化，抑制 T 细胞增殖、NK 细胞活性和 B 细胞活化，并阻断多种细胞因子例如 IL-1、IL-6、TNF 等起到抗炎作用。

【剂型规格】 片剂：0.25g×60 片。

【适应证】 主要用于类风湿关节炎、脊柱关节炎、幼年特发性关节炎以及炎症性肠病（主要为溃疡性结肠炎）的治疗。

【禁忌证】 ①对磺胺及水杨酸盐过敏者；②肠梗阻或泌尿系梗阻患者；③急性间歇性卟啉症患者。

【不良反应】 ①胃肠道症状例如恶心、上腹不适；②肝功能损害；③头晕、头痛；④血白细胞减少；⑤皮疹。

【用法】 建议起始剂量为 0.5g/d 口服，可逐周增加0.5g/d，在关节炎中最大剂量为 3g/d，在炎症性肠病患者中最大可用至 6g/d。

【点评】 服用本品期间应多饮水，以防结晶尿的发生，必要时服用碱化尿液药物。

4. 羟氯喹（赛能、纷乐）：Hydroxychloroquine，HCQ

【作用特点】 本药最早属于抗疟类药物，通过改变细胞内酸性微环境，抑制促炎因子例如 IL-1、IL-6 和 IFN-γ 的生成，减少淋巴细胞增殖，干扰 NK 细胞的功能，抑制花生四烯酸级联反应等方面来起到抗炎和免疫调节作用。

【剂型规格】 片剂：0.1g×14 片；0.2g×10 片。

【适应证】主要用于类风湿关节炎的联合治疗，盘状红斑狼疮和系统性红斑狼疮的治疗。

【禁忌证】①对该药以及任何 4-氨基喹啉化合物过敏患者禁用；②对任何 4-氨基喹啉化合物治疗可引起的视网膜或视野改变的患者禁用；③儿童患者禁止长期使用。

【不良反应】①视网膜病变；②皮疹；③头痛、失眠、耳鸣、耳聋。

【用法】建议剂量为 0.2g/次，每天 2 次口服。

【点评】为避免眼毒性，建议羟氯喹的剂量 ≤6.5mg/(kg·d)。该药可用于系统性红斑狼疮患者孕期的维持治疗。

5. 雷公藤多苷：Tripterygium Glycosides

【作用特点】该药为雷公藤的水-三氯甲烷提取物，去除某些毒性后，保留了较强的抗炎和免疫抑制作用，对细胞免疫具有较明显的抑制作用，能作用于免疫应答感应阶段的 T 细胞、巨噬细胞和自然杀伤细胞，抑制它们的功能。对体液免疫也有一定的抑制作用。

【剂型规格】片剂：10mg×100 片。

【适应证】主要用于类风湿关节炎及其他自身免疫病的治疗。

【禁忌证】①严重肝功能不全及血细胞减少患者禁用；②孕妇及哺乳期妇女禁用。

【不良反应】①胃肠道反应，肝功能受损；②血白细胞减少；③月经失调，精子数量减少及活力下降。

【用法】每日 1.0~1.5mg/(kg·d)，分 3 次，餐后服用。常用剂量 20mg，tid。

【点评】雷公藤多苷由于性腺抑制副作用明显，通常不作为首选药物，有生育要求的男女患者应避免长期应用（通常不超过 3 个月）。

鉴于药物制剂和纯化工艺不同，不同厂家的雷公藤多苷疗效和副作用存在差别。

第三节　免疫抑制剂

免疫抑制剂是指能够抑制机体免疫系统，尤其是T淋巴细胞和B淋巴细胞的不同种类的药物。它们在较为严重的系统性自身免疫病的诱导缓解和维持治疗中均起着重要作用。

1. 环磷酰胺：Cyclophosphamide，CTX

【作用特点】本药为烷化剂。本品在体内经过代谢，变为具有活化作用的磷酰胺氮芥，与DNA发生交联作用，阻止DNA链的分离，抑制DNA的合成，阻断淋巴母细胞的生长发育，阻止T、B淋巴细胞的分化，抑制抗体产生。

【剂型规格】环磷酰胺注射液：200mg/支；复方环磷酰胺片：24片/盒（每片含环磷酰胺50mg，人参茎叶总皂苷50mg）。

【适应证】可用于增殖性狼疮肾炎的诱导缓解，难治性肾病综合征、系统性血管炎和其他自身免疫病的治疗。

【禁忌证】①对该药及其代谢产物过敏患者禁用；②血细胞减少患者、严重肝肾功能不全患者禁用；③感染、严重免疫抑制状态患者禁用；④孕妇、哺乳期妇女禁用。

【不良反应】①骨髓抑制；②感染；③出血性膀胱炎和膀胱癌；④增加其他肿瘤风险；⑤生育功能受损等。

【用法】根据病情及耐受情况，常用剂量为2mg/(kg·d)口服，或者每次0.5~1g/m² 静脉输入冲击治疗，每2~4周1次。

【点评】可谓是"性价比"最高的免疫抑制剂。治疗肾脏疾病和自身免疫病时，需达到一定的累积剂量（一般大于6g）起效。

2. 硫唑嘌呤（依木兰）：Azathioprine，AZA

【作用特点】本品通过在体内分解为6-巯基嘌呤（6-MP）发挥作用。能阻止次黄嘌呤核苷酸转变为腺嘌呤核苷酸及鸟嘌呤核苷酸，从而抑制细胞DNA合成，抑制淋巴细胞增殖，产生免疫抑制作用。主要作用于效应 T、B 淋巴细胞的增殖期，其中对 T 淋巴细胞的作用较强。

【剂型规格】 硫唑嘌呤片：100mg×36 片；依木兰：50mg×100 片。

【适应证】 常用于狼疮肾炎、系统性血管炎的维持治疗，以及多发性肌炎/皮肌炎、炎症性肠病等自身免疫疾病的治疗。

【禁忌证】 ①对该药过敏患者禁用；②孕妇禁用。

【不良反应】 骨髓抑制，肝功能受损，致畸、致突变作用，皮疹，偶见肌萎缩。

【用法】 根据病情和耐受情况，常用剂量为 1～4mg/(kg·d)，一日 1 次或分次服用；用于肾移植术后时，2～5mg/(kg·d)，一日 1 次或分次服用。建议以 1mg/(kg·d) 开始给药，若患者能耐受，可逐渐于 2~4 周后增加到治疗剂量。

【点评】 骨髓抑制，尤其是白细胞减少，是使用硫唑嘌呤过程需高度重视的，特别在硫嘌呤甲基转移酶缺乏患者中。用药前检查硫代嘌呤甲基转移酶（TPMT）基因型有助于预防骨髓抑制的发生。本品与别嘌醇合用时，剂量应减为原有剂量的 1/4，以防发生严重骨髓抑制。使用过程中需密切监测血常规，WBC 下降至 $5×10^9$/L 时，将用量减半，若继续下降至 $3×10^9$/L 时，需考虑停用。

3. 环孢素 A（田可、新山地明）：Cyclosporine A，CsA

【作用特点】 该药通过抑制钙调磷酸酶（Cn）而发挥免疫抑制作用。Cn 是 T 细胞信号通路中的关键分子，因此 CsA 能特异性地抑制辅助 T 淋巴细胞的活性，对 B 淋巴细胞的活性也具抑制作用。CsA 还可抑制 T 淋巴细胞所分泌的 IL-2、γ-干扰素和单核、吞噬细胞所分泌的 IL-1 等细胞因子。能抑制体内移植物抗体的产生，具有抗排异作用。

【剂型规格】 田可：25mg×50 粒，50mg×50 粒；新山地明：25mg×50 粒。

【适应证】 ①移植患者的抗排异治疗；②难治性肾病综

合征或狼疮肾炎，以及其他自身免疫性疾病。

【禁忌证】①对该药过敏患者禁用；②严重肝、肾功能损害，未控制的高血压、感染及恶性肿瘤者忌用或慎用。

【不良反应】①肾毒性分为急、慢两种，前者和药物的血管作用有关，后者会导致肾间质纤维化；②肝功能损害；③高尿酸血症；④高血压、糖尿病、高脂血症、高钙血症、胃肠道反应；⑤多毛、痤疮、齿龈增生。

【用法】CsA 在难治性肾病综合征或狼疮肾炎中使用时，应从小剂量开始 2mg/(kg·d)，根据尿蛋白情况逐步加量，一般不超过 5mg/(kg·d)，监测血药谷浓度于 100～200ng/ml。蛋白尿完全缓解后，CsA 应缓慢减量（每月减 0.5mg/kg）至最小有效剂量并维持 1～2 年。

【点评】CsA 应空腹服用，餐前 1 小时或餐后 3 小时。CsA 治疗的安全血药浓度范围较窄，不同患者甚至同一患者在不同用药时间对 CsA 的吸收差别较大，药物剂量应根据病情和患者机体条件，并监测 CsA 血药浓度，及时调整剂量。

4. 他克莫司（FK-506、普乐可复）：Tacrolimus

【作用特点】 和 CsA 同为钙调磷酸酶抑制剂，其作用更强，免疫抑制作用是 CsA 的 10～100 倍，本药抑制 T 细胞的活化作用以及 T 辅助细胞依赖 B 细胞的增生作用，也会抑制如白介素-2、白介素-3 及 γ-干扰素等淋巴因子的生成与白介素-2 受体的表达。

【剂型规格】 他克莫司胶囊：1mg×50 粒；普乐可复：1mg×50 粒，0.5mg×50 粒。

【适应证】①移植患者的抗排异治疗；②用于难治性狼疮肾炎。

【禁忌证】①对他克莫司或其他大环类药物过敏者；②对聚乙烯氢化蓖麻油（HCO-60）或类似结构化合物过敏者；③孕妇禁用。

【不良反应】 常见的有肾毒性和血糖升高。其他不良反应包括神经系统（震颤、头痛、情绪变化等），心血管系统

（高血压），血液系统（白细胞增生或减少，全血细胞减少症等），电解质和其他代谢性疾病（高钾血症、低镁血症、高尿酸血症等）。

【用法】本药的实际剂量应依据个体患者的需要而加以调整，一般剂量范围为 $0.05 \sim 0.3mg/(kg \cdot d)$，分 2 次给药。治疗过程中应藉由临床判断并辅以他克莫司血中浓度的监测以调整剂量，为了达到较好的治疗效果，建议空腹、餐前 1 小时或餐后 3 小时服用。

【点评】血药浓度监测是"驾驭"他克莫司和 CsA 的法宝。若血药浓度维持在 20ng/ml 以下，大部分患者耐受良好，若血药浓度低于限量且患者临床状况良好，则无须调整剂量。该药和环孢素有相互拮抗的免疫抑制作用和协同的肾毒性，如果需要两者替换时，需停药 $12 \sim 24h$ 才可换用另一种。治疗期间都可能会出现肾脏不良反应，因此对肾移植患者，应注意与排斥反应进行区分。

5. 吗替麦考酚酯（骁悉、赛可平、扶异）：Mycophenolate Mofetil，MMF

【作用特点】吗替麦考酚酯在体内分解为活性产物麦考酚酸（MPA），是一种高效、选择性、非竞争性、可逆性的次黄嘌呤单核苷酸脱氢酶（IMPDH）抑制剂，可抑制鸟嘌呤核苷酸的合成，对淋巴细胞具有高度选择作用，T、B 淋巴细胞均受显著影响。可用于狼疮肾炎、紫癜肾炎、肾移植排异反应、难治性肾病综合征等疾病的治疗。

【剂型规格】骁悉：$0.25g \times 40$ 粒，$0.5g \times 20$ 片；赛可平：$0.25g \times 40$ 片；扶异：$0.25g \times 40$ 粒。

【适应证】①移植患者的抗排异治疗；②用于系统性红斑狼疮、系统性血管炎等自身免疫性疾病的治疗。

【禁忌证】①本药禁用于对吗替麦考酚酯、麦考酚酸及药物中其他成分过敏患者；②孕妇禁用。

【用法】根据体重和临床病情选择治疗剂量，一般采用 $0.75 \sim 1.5g/d$（体重<60kg），$1.0 \sim 2.0g/d$（体重>60kg）。肾

风湿免疫系统疾病

移植推荐剂量为 1g，bid，治疗难治性排异反应时，首次和维持剂量推荐 1.5g，bid。

【不良反应】 主要有胃肠道反应（呕吐、腹泻等）和白细胞减少症。偶见尿酸升高、高血钾、肌痛和嗜睡。

【点评】 同样可用于增殖性狼疮肾炎的诱导缓解治疗，但因性价比之故，仍无法撼动 CTX 的"霸主地位"。使用中注意：①监测血常规，若 WBC$<4\times10^9$/L，应减量至 1/4～1/3，若 WBC$<2\times10^9$/L，需考虑停药；②与 CsA/FK-506 及激素合用，具有协同的免疫抑制作用；③长期使用可增加感染机会，也有引发淋巴瘤和其他恶性肿瘤（特别是皮肤肿瘤）的报道。

6. 沙利度胺（反应停）：Thalidomide

【作用特点】 本药是一种外消旋谷氨酸类似物，通过抑制血管生成和肿瘤坏死因子产生来起到免疫抑制作用。

【剂型规格】 片剂：50mg×20 片。

【适应证】 ①麻风结节性红斑；②用于贝赫切特病及其他自身免疫病皮肤黏膜损害的治疗。

【禁忌证】 ①孕妇及哺乳期妇女禁用；②儿童禁用；③对本品过敏者禁用；④驾驶员、机械操纵者禁用。

【不良反应】 ①对胎儿有致畸作用；②眩晕、情绪变化、头痛、周围神经病；③皮疹、肢体水肿、便秘。

【用法】 100～300mg/d 口服。

【点评】 孕妇及哺乳期妇女禁用该药。

第四节　糖皮质激素

糖皮质激素类药物是目前最强有力的抗炎及免疫抑制药物，在很多内科疾病特别是风湿免疫病中有广泛的应用。糖皮质激素的作用机制分为基因水平和非基因水平。治疗剂量的糖皮质激素首先通过基因水平的效应起作用，糖皮质激素通过细胞膜，与胞质内部的糖皮质激素受体和热休克蛋白结合，再进入细胞核与基因组 DNA 上面糖皮质激素反应元件结合，与核转录因子作用，最终上调某些调节蛋白的合成，从而起到抗炎和免疫抑制作用。糖皮质激素仅仅在大剂量给药，例如激素冲击时，方会通过非基因机制迅速起作用。

目前临床使用的糖皮质激素，根据其半衰期的长短，可将其分为短效、中效和长效三种。短效糖皮质激素的半衰期约为 8～12 小时，主要包括氢化可的松和可的松；中效糖皮质激素的半衰期为 18～36 小时，主要包括泼尼松、泼尼松龙、甲基泼尼松龙和曲安西龙；长效糖皮质激素半衰期为 36～54 小时，主要有地塞米松和倍他米松。

关于糖皮质激素的剂量换算，以泼尼松为标准，5mg 泼尼松＝25mg 可的松＝20mg 氢化可的松＝4mg 甲泼尼龙＝5mg 泼尼松龙＝4mg 曲安西龙＝0.75mg 地塞米松＝0.6mg 倍他米松。

糖皮质激素的治疗无严格标准化，一般来讲，增加给药剂量和给药次数，抗炎效果增加，同时不良反应也增加。根据给药剂量的不同，可以分为：小剂量，即≤7.5mg 泼尼松或其等效剂量/天；中等剂量，即＞7.5mg，但≤30mg 泼尼松或其等效剂量/天；大剂量，即＞30mg，但≤100mg 泼尼松或其等效剂量/天；超大剂量，即＞100mg 泼尼松或其等效剂量/天；冲击治疗，即≥250mg 泼尼松或其等效剂量/天×1 天至数天。

糖皮质激素的不良反应主要见下表：

器官系统	副作用
骨骼肌肉系统	骨质疏松、骨坏死、肌病
消化系统	胃十二指肠溃疡（特别是在与 NSAIDs 联用时），脂肪肝

续 表

器官系统	副作用
免疫系统	增加感染风险，抑制迟发型过敏反应（例如 PPD 试验）
心血管系统	水潴留、高血压、动脉粥样硬化、心律失常
眼睛	青光眼、白内障
皮肤	皮肤萎缩、紫纹、淤斑、伤口愈合延迟、痤疮、水牛背、多毛
内分泌系统	Cushing 貌、糖尿病、脂代谢异常、食欲和体重增加、电解质异常、下丘脑-垂体-肾上腺轴的抑制、抑制性腺激素
精神行为	失眠、精神异常、情绪不稳、认知异常

1. 氢化可的松琥珀酸钠：Hydrocortisone Sodium Succinate

【作用特点】 本药为短效类糖皮质激素，亦有一定的盐皮质激素活性。除用于抗炎作用外，还可用于肾上腺皮质功能不全。该药主要经肝脏代谢。

【剂型规格】 片剂 20mg×100 片/瓶；注射剂：25mg：5ml/支，100mg：20ml/支；针剂 68.5mg/瓶（相当于氢化可的松 50mg）。

【适应证】 ①用于抢救危重患者如感染性休克、过敏性休克、严重的肾上腺皮质功能减退症、严重支气管哮喘患者等；②用于治疗自身免疫性疾病；③预防和治疗移植物急性排斥反应。

【禁忌证】 ①对本药或其他糖皮质激素过敏者禁用；②下列疾病患者一般不宜使用，特殊情况应权衡利弊使用，但应注意病情恶化可能：严重的精神病（过去或现在）和癫痫、活动性消化性溃疡病、新近胃肠吻合手术、骨折、创伤修复期、角膜溃疡、肾上腺皮质功能亢进症、高血压、糖尿病、孕妇、不能控制的感染、严重骨质疏松等。

【用法】本药可通过口服、肌注或静脉输注给药，具体用量视患者病情而定。静脉制剂可溶于生理盐水或5%葡萄糖溶液中。

【不良反应】见163页表。

【点评】该药半衰期短，每日应给药2~3次。

2. 泼尼松（强的松）：Prednisone

【作用特点】本药为中效类糖皮质激素。本药须在肝内将11位酮基还原为11位羟基后方显药理活性，在血中本品大部分与血浆蛋白结合，游离型和结合型的代谢物自尿中排出，部分以原形排出，小部分可经乳汁排出。本药需经肝脏代谢活化，故肝功能不全者不宜应用。

【剂型规格】片剂：5mg×100片/瓶。

【适应证】同氢化可的松琥珀酸钠。

【禁忌证】同氢化可的松琥珀酸钠。

【不良反应】见163页表。

【用法】具体用量视患者病情而定。

【点评】本药为最常使用的糖皮质激素类药物。

3. 泼尼松龙：Prednisolone

【作用特点】本品为中效糖皮质激素。该药本身以活性形式存在，无需经肝脏转化即发挥其生物效应。

【剂型规格】片剂5mg×100片/瓶。

【适应证】同泼尼松，尤其适用于肝功能不全患者。

【禁忌证】同泼尼松。

【不良反应】见163页表。

【用法】具体用量视患者病情而定。

【点评】本药可用于肝功能不全患者。

4. 甲基泼尼松龙（美卓乐）：Methylprednisolone

【作用特点】本品为合成的中效糖皮质激素，具有强力抗炎作用、免疫抑制作用及抗过敏作用，盐皮质激素作用极

风湿免疫系统疾病

低。该药主要通过肝脏代谢。

【剂型规格】片剂：4mg×30 片/瓶；针剂：40mg/瓶，500mg/瓶。

【适应证】同泼尼松。

【禁忌证】同泼尼松。

【用法】具体用量视患者病情而定。

【不良反应】见 163 页表。

【点评】本药有静脉制剂，可用于大剂量激素给药乃至激素冲击治疗。

5. 曲安西龙（阿赛松）：Triamcinolone

【作用特点】本品为合成的中效糖皮质激素，与甲基泼尼松龙类似。

【剂型规格】片剂：4mg×24 片/瓶。

【用法】具体用量视患者病情而定。

6. 地塞米松：Dexamethasone

【作用特点】本品为长效糖皮质激素，其血浆蛋白结合率较其他糖皮质激素类药物要低。该药抗炎、抗过敏作用比泼尼松更显著，而对水钠潴留和促进排钾作用很轻，但对垂体肾上腺抑制作用较强。

【剂型规格】片剂：0.75mg×100 片/瓶；针剂（磷酸钠盐）：2mg：1ml/瓶，5mg：1ml/瓶。

【用法】具体用量视患者病情而定。

【点评】考虑到该药对垂体肾上腺轴的抑制较强，一般不建议长期给药。

7. 倍他米松：Betamethasone

【作用特点】本品为长效糖皮质激素。该药通常采用局部注射给药，药物在注射部位被吸收，并发挥其治疗作用和其他局部和全身的药理作用。倍他米松经肝脏代谢，主要与蛋白质结合。在患肝病的患者中可能出现其清除率减慢及延迟。

【剂型规格】得宝松针剂：每支（1ml）含二丙酸倍他米

风湿免疫系统疾病

松 5mg、倍他米松磷酸酯二钠 2mg。

【用法】肌内注射：全身给药时，开始为 1~2ml，必要时可重复给药，剂量及注射次数视病情和患者的反应而定；关节内注射：局部注射剂量视关节大小或注射部位而定：大关节（膝、腰、肩）用 1~2ml，中关节（肘、腕、踝）用 0.5~1ml，小关节（足、手、胸锁关节）用 0.25~0.5ml。

【点评】注射时需严格无菌操作，不得用于静脉注射或皮下注射。

第五节　痛风与高尿酸血症用药

痛风属于代谢性疾病，其临床进程可分为三个阶段：无症状高尿酸血症，急性和间歇性痛风发作，慢性痛风性关节炎。痛风的治疗主要分为两个方面，急性痛风性关节炎的治疗和预防，及高尿酸血症的控制。对于急性痛风性关节炎的治疗和预防，目前主要推荐 3 类药物：秋水仙碱、非甾体抗炎药（NSAIDs）和糖皮质激素。对于高尿酸血症的控制，目前推荐的药物主要分为 3 种：抑制尿酸生成药，即次黄嘌呤氧化酶抑制剂，例如别嘌呤醇、非布索坦（Febuxostat）；促尿酸排泄药物，例如丙磺舒、磺吡酮和苯溴马隆；尿酸氧化酶类药物，Pegloticase，能将尿酸氧化为水溶性的尿囊素从肾脏排出，从而起到降低血清尿酸的作用，该药在国内尚未上市。

1. 秋水仙碱：Colchicine

【作用特点】该药可通过与微管蛋白结合，阻断微管蛋白构成微管，从而阻止中性粒细胞的趋化运动。

【剂型规格】片剂：0.5mg×100 片，0.6mg×100 片，1mg×100 片。

【适应证】①急性痛风发作的预防和治疗；②家族性地中海热。

【禁忌证】对骨髓增生低下，及明显肝肾功能不全者禁用。

【不良反应】①胃肠道反应；②白细胞减少、骨髓抑制；③肝功能异常。

【用法】对于痛风急性期患者，推荐首剂口服秋水仙碱 1.0~1.2mg，若症状未缓解，可于 1 小时之后再次口服 0.5~0.6mg。对于痛风急性发作患者，建议在急性发作 12 小时之内给药。当使用秋水仙碱预防痛风急性发作时，建议使用剂量为 0.5~0.6mg/次×1~2 次/天。

【点评】老年人和肾功能不全患者注意减量。

2. 丙磺舒：Probenecid

【作用特点】该药可抑制近端肾小管对尿酸的重吸收，促进其排泄，从而起到降低血清尿酸水平的作用。

【剂型规格】片剂：0.25g×100 片。

【适应证】①高尿酸血症伴痛风或痛风性关节炎；②延长 β 内酰胺类抗生素的排泄时间，从而提高其血浆浓度。

【禁忌证】①对本品及磺胺类药过敏者。②血液系统异常患者；③尿酸性肾结石患者；④痛风急性发作时。

【不良反应】①胃肠道反应；②过敏、皮疹；③促进肾结石形成；④偶见白细胞减少、骨髓抑制等。

【用法】从小剂量开始，逐渐增加剂量，建议维持治疗剂量为，每天 0.5~3g，分 2~3 次口服。

【点评】阿司匹林能减弱丙磺舒的作用，从而导致尿酸排泄减少，血清尿酸水平升高。

3. 磺吡酮：Sulfinpyrazone

【作用特点】同丙磺舒。

【剂型规格】片剂：200mg×100 片。

【适应证】高尿酸血症伴痛风或痛风性关节炎。

【禁忌证】严重肝肾功能不全者禁用。

【不良反应】同丙磺舒。

【用法】从小剂量开始，逐渐增加剂量，建议维持治疗剂量为，每天 300~400mg，分 3~4 次口服。

风湿免疫系统疾病

【点评】同丙磺舒。

4. 苯溴马隆（立加利仙）：Benzbromarone

【作用特点】可抑制近端肾小管对尿酸的重吸收，促进尿酸排泄。

【剂型规格】片剂：50mg×10 片。

【适应证】单纯原发性高尿酸血症及痛风性关节炎非急性期。

【禁忌证】中、重度肾功能损害者及患有肾结石的患者禁用。

【不良反应】同丙磺舒。

【用法】建议起始剂量为 25mg/d，可逐渐增加至 50～100mg/d。

【点评】服药期间应多饮水。

5. 别嘌呤醇：Allopurinol

【作用特点】别嘌醇及其代谢产物氧嘌呤醇均能抑制黄嘌呤氧化酶，阻止次黄嘌呤和黄嘌呤代谢为尿酸，减少尿酸生成。别嘌醇亦通过对次黄嘌呤-鸟嘌呤磷酸核酸转换酶的作用抑制体内新的嘌呤合成。

【剂型规格】片剂：100mg×60 片。

【适应证】可用于痛风及高尿酸血症的控制。

【禁忌证】①孕妇、哺乳期妇女慎用；②对本品有过敏史或目前正在急性痛风期的患者慎用或忌用。

【不良反应】①胃肠道反应；②皮疹；③罕见有白细胞减少，血小板减少，贫血，骨髓抑制；④其他有脱发、发热、淋巴结肿大、肝毒性、间质性肾炎及过敏性血管炎等。

【用法】建议初始剂量为 50mg/次，每日 1～2 次口服，根据血清尿酸水平逐渐增加剂量，通常剂量为 300mg/d，分 2～3 次口服。

【点评】与硫唑嘌呤合用时，可使后者分解代谢减慢而增加毒性，硫唑嘌呤应减至常用量 1/4 左右。

6. 非布索坦：Feboxostat

【作用特点】 该药属于非嘌呤类黄嘌呤氧化酶选择性抑制剂，与别嘌呤醇相比，非布索坦对氧化型和还原型的黄嘌呤氧化酶均有显著的抑制作用，因此其降低尿酸的作用更加强大。由于该药属于非嘌呤类药物，因此相比别嘌呤醇具有更高的安全性。

【剂型规格】 片剂：40mg/片，80mg/片。

【适应证】 适用于高尿酸血症痛风患者的慢性处理，不推荐对无症状高尿酸血症的治疗。

【禁忌证】 服用硫唑嘌呤、巯基嘌呤、胆茶碱等的患者禁用本品。

【不良反应】 ①皮疹；②恶心、腹泻；③肝功能不全；④关节痛。

【用法】 起始剂量可为 40mg/d 和 80mg/d，其中 80mg 剂量对于重症患者更为有效。40mg/d 服用 2 周后血清尿酸水平仍高于 357μmol/L（6mg/dl）者可服用 80mg/d。

【点评】 非布索坦及其他降尿酸药物在刚开始使用时，由于尿酸迅速降低，可能会诱发痛风急性发作，此时不需要停止降尿酸药物。在开始治疗时联合应用非甾体抗炎药或秋水仙碱有益于预防痛风发作，需持续应用 6 个月。

第六节　生物制剂

近年来，研究发现有些特定的炎症介质或免疫反应在某些自身免疫病的发病过程中起到了重要作用，据此研发出了一系列生物制剂，它们能够特异性的作用于免疫反应中的某一组分，从而阻断疾病的发展过程，以控制病情。例如在类风湿关节炎患者的治疗中，已证实针对肿瘤坏死因子（TNF）的治疗能够使患者获益。目前在类风湿关节炎中常用的抗 TNF 生物制剂包括：英夫利昔单抗、依那西普、阿达木单抗，此外还有针对白介素-6（IL-6）的生物制剂例如托珠单抗等。

1. 英夫利昔单抗（类克）：Infliximab

【作用特点】目前认为 TNF 在类风湿关节炎以及一些其他自身免疫病的发病过程中有重要作用。本药为一种人鼠嵌合型的抗 TNF 的单克隆抗体。该药能通过与 TNF 的结合来达到控制炎症，持续缓解病情的目的。

【剂型规格】针剂：100mg/支。

【适应证】类风湿关节炎、强直性脊柱炎、银屑病关节炎、克罗恩病、溃疡性结肠炎、斑块状银屑病。

【禁忌证】①对该药及其成分过敏患者禁用；②严重感染或中重度心功能不全患者禁用。

【用法】对于类风湿关节炎患者，目前建议起始剂量为 3mg/kg，在第 0 周、2 周和第 6 周予负荷量治疗，之后每 8 周 1 次维持治疗，建议联合 MTX 治疗。对于强直性脊柱炎和银屑病关节炎患者，建议起始剂量为 5mg/kg，在第 0 周，2 周和第 6 周予负荷量治疗，之后每 8 周 1 次维持治疗，可联合使用 MTX 或单药治疗。

2. 依那西普（恩利，益赛普）：Etanercept

【作用特点】本药为一种可溶性的 TNF 受体融合蛋白，通过特异性的与 TNF 结合，竞争性的阻断 TNF 与细胞表面的 TNF 受体结合，以达到控制炎症，持续缓解病情的目的。

【剂型规格】针剂：25mg/支，12.5mg/支。

【适应证】类风湿关节炎、强直性脊柱炎、多关节型幼年特发性关节炎、银屑病关节炎、斑块状银屑病。

【禁忌证】①对该药及其成分过敏患者禁用；②严重感染患者禁用。

【用法】对于类风湿关节炎、银屑病关节炎和强直性脊柱炎患者，目前建议治疗剂量为 25mg，每周 2 次皮下注射，或者 50mg，每周 1 次皮下注射，依那西普可以联合 MTX 使用或者单药治疗。

3. 阿达木单抗（修美乐）：Adalimumab

【作用特点】本药为一种完全人源化的抗 TNF 单克隆抗体，与英夫利昔单抗相比有较低的免疫原性，较少引起自身免疫样综合征。

【剂型规格】针剂：40mg/支。

【适应证】类风湿关节炎、强直性脊柱炎、银屑病关节炎、幼年特发性关节炎、克罗恩病、溃疡性结肠炎、斑块状银屑病。

【禁忌证】①对该药及其成分过敏患者禁用；②严重感染或中重度心功能不全患者禁用。

【用法】对于类风湿关节炎、银屑病关节炎和强直性脊柱炎患者，推荐治疗剂量为 40mg，每两周 1 次皮下注射，可以联合 MTX 或者单药治疗。对于未能达到最佳疗效者，该药可增加至 40mg，每周 1 次皮下注射。

【不良反应】①局部输液/注射反应；②感染；③肿瘤；④脱髓鞘病变；⑤自身免疫样综合征；⑥充血性心力衰竭。

【点评】使用药物前应常规除外结核菌感染、活动性乙型肝炎和恶性肿瘤。

4. 托珠单抗（雅美罗）：Tocilizumab

【作用特点】目前认为白介素-6（IL-6）在 RA 的发生过程中起重要作用。本药为一种重组人源化抗人 IL-6 受体的单克隆抗体，通过竞争性的阻断 IL-6 与其受体结合而抑制 IL-6 的生物学效应，从而达到控制病情的目的。

【剂型规格】80mg/4ml。

【适应证】多关节型幼年特发性关节炎、全身型幼年特发性关节炎、类风湿关节炎患者。

【禁忌证】对该药及其成分过敏患者。

【不良反应】①胃部不适；②头痛；③皮疹；④发热；⑤感染；⑥肝酶升高；⑦血脂升高。

【用法】对于类风湿关节炎患者，推荐治疗剂量 4mg/kg，根据临床反应可加量至 8mg/kg，每四周 1 次静脉输入，输液时间要大于60分钟。

　　【点评】患者使用药物前应常规除外结核菌感染以及其他感染。用药期间注意监测肝功和血脂。

编写　周佳鑫　陈　罡

审阅　吴庆军　李　航

第六章 泌尿系统疾病用药

第一节 利 尿 剂

利尿剂通过作用于肾脏的不同部位,抑制肾脏对钠的重吸收,促进电解质和水的排泄,产生利尿效果,消除水肿的药物。利尿剂广泛应用于肾脏疾病和心血管疾病,在小剂量应用时不良反应小,较为安全,可减少细胞外液(ECF)的容量,降低血压,和其他降压药物有协同作用,可逆转左心室肥厚,降低慢性肾脏病(CKD)患者发生心血管疾病(CVD)的风险。

【利尿剂的分类】

1. 袢利尿剂:属于强效利尿剂。通过抑制髓袢升支粗段 Na^+-K^+-$2Cl^-$ 协同转运系统发挥作用。如呋塞米、布美他尼等。

2. 噻嗪类利尿剂:属于中效利尿剂。通过抑制远端肾小管上皮细胞顶部的 Na^+-Cl^- 协同转运系统发挥作用。如氢氯噻嗪。吲达帕胺、美托拉宗在化学结构上与噻嗪类不同,但药理机制上类似,一般也归入此类。

3. 保钾利尿药:属于低效利尿剂。药理机制上有两种,分别通过抑制上皮钠通道和抑制盐皮质激素受体。前者有氨苯蝶啶和阿米洛利,后者有醛固酮拮抗剂。

【利尿剂的不良反应】

1. 大剂量或长期使用时,需注意水、电解质紊乱,如低钾、高钾、低钠、低氯、低钙、低镁血症,以及直立性低血压等。

2. 长期大剂量使用噻嗪类利尿剂需注意脂代谢异常,糖耐量低减，血尿酸升高甚至诱发痛风。

3. 耳鸣、听力障碍多见于大剂量静脉使用袢利尿剂，多为暂时性，少数不可逆。

4. 胃肠道反应和过敏。

5. 神经内分泌激活。

【利尿剂的临床应用要点】

1. 慢性肾功能不全，或心力衰竭，伴中、重度水肿的患者，使用利尿剂时应注意日出入量、体重和血压变化，定期检测电解质、尿素氮和肌酐。警惕有效血容量不足和肾血流灌注减少。

2. 严重低蛋白血症患者，由于血浆胶体渗透压的下降，常影响利尿效果，可在补给白蛋白的同时，再使用利尿剂提高疗效。

3. 静脉应用利尿剂时不需要考虑生物利用度，选择口服剂型时，口服生物利用度是影响利尿效果的重要因素。药物入血后，需要以有效浓度进入肾小管才能超过反应阈值产生效应，并且存在药物的最大反应率，应用额外的利尿剂量不会产生更强的效果。

4. 各种利尿剂应从常规剂量开始，逐渐增量，如达到最大推荐剂量仍无效时，可再加用另一种利尿剂。

5. 使用强效利尿剂时应有给药间隔，目的是提供水肿液由组织间隙移向血管内所需的时间，防止出现水、电解质紊乱。

1. 呋塞米（速尿、呋喃苯胺酸）：Furosemide（Lasix）

【适应证】 ①水肿性疾病（肾炎、肾病、急性或慢性肾功能不全，充血性心力衰竭，肝硬化等）；②高血压；③高钾血症、高钙血症；④稀释性低钠血症；⑤抗利尿激素分泌不当综合征（SIADH）；⑥急性药物或毒物中毒。

【作用特点】 强效袢利尿剂，对于肾功能不全者仍有效，但需提高剂量，适用于明显液体潴留或不伴肾功能不全的患者。利尿效果呈剂量依赖性，体重是监测治疗效果的可靠指标。

【剂型规格】片剂：20mg×100 片；注射液：20mg：
2ml/支。

【用法】

（1）水肿性疾病和慢性心力衰竭：①口服：起始剂量
20~40mg qd，逐步增加剂量或频次直至出现满意利尿效果，
日剂量超过 400mg 后利尿效果减弱，最大日剂量可达 600mg，
但一般控制在 100mg 以内，分次服用。②静脉：不能口服者
可静脉注射，起始 20~40mg qd，必要时增加剂量或频次，直
至效果满意。

（2）高血压：口服起始剂量 40~80mg qd，分次使用并
酌情调整剂量。

（3）急性心力衰竭：起始剂量 20~40mg，静脉推注，必
要时 2~4h 后重复 1 次。

【点评】临床最常用的利尿剂，几乎每个医生都处方过，
但在使用细节上还有许多值得注意的环节：①用药期间注意
水、电解质平衡。②尤其是使用静脉剂型时，不宜和氨基糖
苷类抗生素同用，以免增加后者毒性。③本品增加头孢噻
唑、头孢噻吩、头孢乙腈的肾脏毒性。④苯妥英降低本品的
利尿效应。

2. 布美他尼（丁胺速尿、丁尿胺、丁苯氧酸）：Bumet-
anide

【作用特点】强效袢利尿剂，用于肾病综合征和充血性
心衰等水肿性疾病，特别适合于液体潴留伴肾功能不全的患
者。口服后 95% 以上迅速吸收，生物利用率 80%，30 分钟出
现利尿效果。利尿效果呈剂量依赖性，用药后常通过监测体
重评估疗效。

【剂型规格】片剂：1mg×10 片。

【用法】药物剂量应个体化，从最小有效剂量开始。

【点评】在某些肾功能衰竭患者，大剂量呋塞米无效时，
布美他尼仍可能有效。本品为排钾利尿剂，使用中需警惕低

钾血症。由于其抑制碳酸酐酶的作用弱，失钾较呋塞米轻。

3. 氢氯噻嗪（双氢克尿噻）：Hydrochlorothiazide（HCTZ）

【作用特点】中效利尿剂。口服后 2h 发挥作用，3～6h 达最大效应。用于治疗各类水肿性疾病，高血压，中枢性或肾性尿崩症，预防含钙盐成分形成的肾结石。降压效果温和，常和其他类降压药物合用。

【剂型规格】片剂：25mg×100 片。

【用法】①水肿性疾病和慢性心力衰竭：25mg，po，qd ～tid，必要时增量至 50mg，bid，一般使用到 100mg/d 已达到最大效应。②高血压：6.25～25mg，po，qd，推荐从较小剂量开始。

【点评】可用于治疗尿崩症的利尿剂，对中枢性和肾性尿崩症均有作用，可使尿量减少 50% 左右，与氯磺丙脲合用有协同作用。本品大多不良反应与剂量和疗程有关，长期使用需注意电解质紊乱（低钾血症，低氯血症，低钠血症等），高血糖症，高脂血症和高尿酸血症。肝肾功能严重受损及糖尿病、痛风患者应慎用。

4. 螺内酯（安体舒通）：Spironolactone/Antisterone

【作用特点】低效保钾利尿药。对远端肾小管有拮抗醛固酮的作用，利尿作用较弱，但较持久，用于伴随醛固酮分泌增加的顽固性水肿，如肝硬化腹水、肾病和慢性心力衰竭，也可用于原发性醛固酮增多症。在心血管治疗方面，能够改善心血管重塑。

【剂型规格】片剂：20mg×100 片。

【用法】①水肿性疾病：40～120mg/d，分 2～4 次服用，常于其他种类的利尿药合用，在治疗肝硬化腹水时螺内酯和呋塞米的剂量比例为 5：2。②慢性心衰：起始剂量 10mg/d，可增量至 20mg/d。③原发性醛固酮增多症：100～400mg/d，分 2～4 次服用。

【点评】除了利尿，醛固酮拮抗方面的作用是较为独特的，这一点从它的英文别名 Antisterone 可见一斑。本品需慎用于无尿或肾功能不全患者，警惕可能引起的高钾血症。长期使用本品有致男子乳房女性化的作用，用量<100mg/d 时较少见。

5. 复方盐酸阿米洛利（蒙达清）：Amiloride

【作用特点】复方成分中的氢氯噻嗪为中效利尿剂，阿米洛利具有保钾作用，但效果较弱。可用于水肿性疾病，高血压和慢性心力衰竭。

【剂型规格】片剂：30 片包装。每片含盐酸阿米洛利 2.5mg，氢氯噻嗪25mg。

【用法】1~2 片，po，qd~bid。

【点评】复方制剂中含有排钾和保钾成分，但不意味着在电解质方面可以高枕无忧。长期服用应定期检查血钾、钠、氯水平，高钾血症和严重肾功能减退者应慎用。

第二节　免疫抑制剂

详见本书第五章第三节。

1. **环磷酰胺：**Cyclophosphamide，CTX

2. **硫唑嘌呤（依木兰）：**Azathioprine，AZA

3. **环孢素 A（田可、新山地明）：**Cyclosporine A，CsA

4. **他克莫司（FK-506、普乐可复）：**Tacrolimus

5. **吗替麦考酚酯（骁悉、赛可平）：**Mycophenolate Mofetil，MMF

6. **雷公藤总苷** Tripterygium Glycosides

第三节　慢性肾脏病的一体化治疗

慢性肾脏病（CKD）是指肾损害（肾脏的结构或功能异常）≥3 个月，伴或不伴 GFR 降低。CKD 发展到一定阶段，肾脏难以维持其基本功能，早期时伴有夜尿增多、尿渗透压降低等尿液浓缩、稀释功能障碍的表现。随着肾功能进一步下降，出现慢性肾功能衰竭（CRF）时，肾脏无法维持内环境稳定时，表现的临床症状和并发症几乎涉及全身各个系统。因此，慢性肾脏病的用药需要纵观全局，治疗上讲究一体化。

一、降压及抑制血管紧张素治疗

CRF 患者高血压发生率高达 80%，进入 ESRD 阶段超过 95%的患者伴有高血压，其原因和水钠潴留、肾素-血管紧张素-醛固酮系统（RAAS）的激活、交感神经兴奋、血管内皮功能异常等因素相关。高血压加重了左心室负担，超声心动图证实 85%以上的 CRF 患者出现心脏结构的改变。CKD 控制血压的目的在于预防心脑血管并发症和延缓 CKD 进展。降压原则包括：①生活方式改变，如限盐；②药物选择以 RAAS 拮抗剂为中心；③往往需要多种降压药物联合治疗。

K/DOQI 推荐 RAAS 拮抗剂的应用剂量为常规剂量的 2 倍，有助于降低蛋白尿，从而更好地保护肾功能和延缓 CKD 进展。RAAS 拮抗剂在中晚期 CKD 患者的临床应用中，需监测肌酐和血钾变化，并保证患者的依从性。对于透析患者，ACEI/ARB 的使用没有禁忌。关于 ACEI 和 ARB 联合治疗是否优于单药，目前仍存有争议。

【作用特点】ACEI 和 ARB 在肾脏疾病方面的益处主要在于它们对肾小球血流动力学的特殊调节作用：扩张出球小动脉的作用强于扩张入球小动脉，从而降低肾小球内高压力、高灌注和高滤过的"三高"状态。此外，ACEI/ARB 还能在一定程度上抑制细胞因子和细胞外基质的蓄积，减缓肾小球硬化。

【常用药物】参阅心血管系统疾病用药章节。培哚普利（雅施达，片剂：4mg×10 片，30 片；8mg×15 片，30 片）；贝那普利（洛汀新，片剂：10mg×14 片）；依那普利（悦宁定，片剂：5mg×10 片）；咪达普利（达爽，片剂：10mg×10

片）；雷米普利（瑞泰，片剂：5mg×8 片）；赖诺普利（帝益洛，片剂：5mg，10mg/片）；氯沙坦（科素亚，片剂：50mg×7 片）；缬沙坦（代文，片剂：80mg×7 片）；替米沙坦（美卡素，片剂：80mg×7 片）；坎地沙坦（必洛斯，片剂：8mg×7 片）；奥美沙坦酯（傲坦，片剂：20mg×7 片）；厄贝沙坦（安博维，片剂：150mg×7 片）。

二、CKD 患者心血管疾病的防治

心血管疾病和 CKD 的关系密切，也是 ESRD 患者死亡的首要原因。CRF 患者心血管系统的并发症包括：①高血压加重了左心室负担，超声心动图证实 85%以上的 CRF 患者出现心脏结构的改变；②动脉粥样硬化：高血压、脂代谢异常、高同型半胱氨酸血症等因素促进动脉粥样硬化的发生，加之 CRF 患者合并的高凝状态，增加了冠心病和其他血栓性疾病的产生；③心力衰竭：长期的高血压引起心肌重塑和心功能失代偿，动脉粥样硬化和容量负荷加重心脏负担，可导致心力衰竭的出现。

他汀类药物对 CKD 患者的近期疗效和安全性已得到证实，是降低 CKD 患者低密度脂蛋白最有效的首选药物，可降低 CKD 患者的心血管疾病风险，也有助于降低尿蛋白。对于年龄≥50 岁，eGFR<60ml/（min·1.73m^2）且未开始长期透析或接受肾移植的 CKD 患者，推荐他汀类或他汀类/依择麦布联合制剂。对于年龄≥50 岁，eGFR≥60ml/（min·1.73m^2）的 CKD 患者，推荐使用他汀类药物。对于年龄在 18~49 岁且未开始长期透析或接受肾移植的 CKD 患者，在存在心血管事件或风险时，建议使用他汀类药物。对透析依赖的成人 CKD 患者中，若未规律使用他汀类药物，则不建议常规加用。

【常用药物】参阅心血管系统疾病用药章节。辛伐他汀（舒降之，片剂：20mg×14 片）；普伐他汀钠（美百乐镇，片剂：20mg×7 片）；氟伐他汀（来适可，片剂：40mg×7 片）；阿托伐他汀钙（阿乐，片剂：10mg×7 片；立普妥，片剂：

20mg×7 片）；瑞舒伐他汀钙（可定，10mg×7 片）。

三、肾性贫血的治疗

肾脏是促红细胞生成素（EPO）产生的器官，CKD 后期由于 EPO 合成不足、慢性失血（胃肠道出血、透析器凝血等）、铁储备不足或铁利用障碍、炎症状态等原因，大多数 CRF 患者在 GFR<30ml/min 后，可出现正细胞正色素性贫血。贫血加重组织缺氧，对于合并心血管疾病的患者而言更加不利。

1. 肾性贫血的治疗目标是 Hb 110～120g/L。透析患者和透析前 CKD 患者，当 Hb≤100g/L 时需开始 EPO 治疗，起始剂量为每周 80～120IU/kg，分 2～3 次皮下注射，透析患者可在透析结束时经静脉端管路的采血点注入，但静脉使用的半衰期比皮下注射缩短，剂量需增加 30%～50%。治疗过程中 Hb 上升速度以每月 10g/L 为宜，若一个月内 Hb 增加>25g/L，应减少剂量 25%～50%，若一月内 Hb 增加<10g/L，则增加剂量 25%。大多数患者维持性治疗需要的 EPO 剂量为起始剂量的 75%，但个体差异很大。

【常用药物】参阅血液及肿瘤疾病用药章节。济脉欣针剂：3000IU/支；益比奥针剂：10000IU/支。

【不良反应】高血压是最常见的副作用，发生率 20%～50%。其他可能的副作用包括透析通路血栓，高钾血症和纯红再障。另外使用 EPO 过程中需警惕 Hb 过高，过高的血红蛋白水平会导致死亡、心血管事件、血栓形成和因充血性心力衰竭而住院的风险增加。

【注意事项】应用前需排除是否存在营养物质如铁、叶酸、维生素 B_{12} 的缺乏。

2. 肾性贫血的原因是多方面的，除补充 EPO 外，还需考虑其他诸多因素，如营养物质缺乏、炎症状态和 PTH 升高。血液透析患者应每月监测铁指标，腹膜透析及透析前患者每 2 月监测一次，补铁的治疗目标为血清铁维持在 200～600μg/L，转铁蛋白饱和度>20%。

根据下列公式可计算总的缺铁量：

总缺铁量 [mg] = 体重 [kg] × （Hb 目标值-Hb 实际值）[g/L] ×0.24+贮存铁量 [mg]

体重≤35kg：Hb 目标值 = 130g/L 贮存铁量 = 15mg/kg 体重

体重>35kg：Hb 目标值 = 150g/L 贮存铁量 =500mg

【常用补铁药物】参阅血液科用药章节。琥珀酸亚铁（速力菲，片剂：0.1g×20 片）；多糖铁复合物胶囊（力蜚能，胶囊：150mg×10 粒）；蔗糖铁（维乐福，针剂：0.1g：2ml/支）。

【点评】尿毒症患者对口服铁剂吸收利用差，常需静脉补铁。蔗糖铁配液时只能使用 0.9%生理盐水。静脉铁剂中，目前最为安全的是蔗糖铁。

【常用维生素补充药物】参阅血液及肿瘤疾病用药章节。维生素 B_{12}（弥可保片剂：500μg×20 片；弥可保针剂：500μg：1ml/支）。

四、矿物质紊乱和肾性骨病的治疗

高钙血症、高磷血症和继发性甲状旁腺功能亢进与 CKD 患者的死亡率增加密切相关，并且由此带来心血管事件和软组织钙化的风险升高。CKD3 期和 4 期患者，血磷应控制于 0.87～1.45mmol/L（2.7～4.5mg/dl），血钙控制于 2.10～2.55mmol/L（8.4～10.2mg/dl），CKD5 期和透析患者，血磷控制于 1.13～1.78mmol/L（3.5～5.5mg/dl），血钙控制于 2.10～2.38mmol/L（8.4～9.5mg/dl）。

1. 碳酸钙（协达利）：Calcium Carbonate

【作用特点】含钙的磷结合剂，利用钙与食物中的磷相结合的特点，减少磷在胃肠道的吸收，从而下调血磷水平。

【剂型规格】片剂：500mg×100 片。

【用法】不同患者，不同餐食中摄取的食物含磷量存在差别，因此碳酸钙的剂量需根据临床实际和监测所得的钙、磷指标做出调整。通常的用法为 1～3 片，po，tid。餐中嚼服。

【点评】90%以上 ESRD 患者需使用磷结合剂降磷，磷结合剂可使肠道磷吸收降至 30%~40%，碳酸钙是最常用磷结合剂。本品应充分咀嚼，和食物相混合，以实现最佳的降磷效果。由于本品为含钙的磷结合剂，用量大时需注意监测血钙和血磷变化，防止高钙血症和钙磷乘积升高。

2. 盐酸司维拉姆：Sevelamer Hydrochloride

【作用特点】本品为不含钙的磷结合剂，并且由于盐酸司维拉姆无全身性吸收，所以安全性高，可以有效控制血磷值并且不会导致高钙血症的副作用。它以类似树脂交换离子方式吸附肠道的磷酸，结合后再由粪便排出体外。

【剂型规格】胶囊：800mg

【用法】进餐时服用，无须咀嚼，成人推荐初始剂量为800~1600mg，tid，根据血磷的监测水平调整剂量。

【不良反应】恶心、呕吐、便秘、腹泻等胃肠道不适。

【点评】无须咀嚼的磷结合剂，方便服用。肠梗阻患者和对该药成分过敏患者禁用。

3. 碳酸镧咀嚼片（福斯利诺）：Lanthanum Carbonate

【作用特点】本品为不含钙的磷结合剂，在上消化道的酸性环境中解离，与食物中的磷结合，形成不溶性的磷酸镧复合物，从而减少磷在胃肠道的吸收。

【剂型规格】片剂：500mg×20 片

【用法】本品应随餐或于餐后立即服用。推荐初始剂量为一日 750~1500mg，每隔 2~3 周逐步增加剂量，直至达到血清磷酸盐的目标水平。

【点评】目前最强的磷结合剂。在 pH 3 的条件下，碳酸镧的磷酸盐结合亲和力比盐酸司维拉姆高 200 多倍。在 pH 5~7 的条件下，碳酸镧的亲和力比盐酸司维拉姆高 4 倍。本品应完全咀嚼后再吞咽。

4. 骨化三醇（盖三醇、罗盖全）：Calcitriol

参阅内分泌科用药章节，本小节介绍罗盖全治疗肾功能衰竭患者继发甲旁亢方面。

【作用特点】维生素 D_3 最重要的活性代谢产物，对继发性甲旁亢的治疗分为直接作用和间接作用。它可直接作用于甲状旁腺，减少甲状旁腺细胞的增殖；降低 PTH 基因的转录，抑制 PTH 的合成和分泌；增加甲状旁腺 VDR 数目，增加甲状旁腺对钙的敏感性，恢复钙调定点正常。间接作用方面，它具有促进小肠吸收钙并调节骨无机盐的作用，可以纠正低血钙和过高的血碱性磷酸酶和血 PTH 水平。另外，可作用于骨骼的 VDR，调节骨代谢，并能在一定程度上减轻骨和肌肉疼痛。

【剂型规格】胶丸：$0.25\mu g\times10$ 粒。

【用法】PTH $300\sim500pg/ml$，每次 $1\sim2\mu g$，每周 2 次，po；PTH $500\sim1000pg/ml$，每次 $2\sim4\mu g$，每周 2 次，po；PTH $>1000pg/ml$，每次 $4\sim6\mu g$，每周 2 次，po。

【点评】冲击期间，需定期监测血钙、血磷和 iPTH。根据 iPTH 水平调整剂量，如果 iPTH 水平没有明显下降，每周用量增加 50%；一旦 iPTH 降至 $\leq200pg/ml$，用量减少 1/2 至 1/4，并根据监测结果调整剂量，最终维持 iPTH $\leq200pg/ml$。用量大时需注意监测血钙和血磷变化，防止高钙血症和钙磷乘积升高。

5. 阿法骨化醇（阿法迪三）：Alfacalcidol

参阅内分泌科用药章节。

6. 西那卡塞：Cinacalcet

【作用特点】西那卡塞是拟钙剂化合物中的一个药物，能激活甲状旁腺中的钙受体，从而降低甲状旁腺素的分泌。它调节甲状旁腺钙受体的行为，通过增强受体对血流中钙水平的敏感性，降低甲状旁腺激素、钙、磷和钙-磷复合物的水平。

【剂型规格】30mg/片。

【用法】该药可单独应用或与维生素 D 和磷酸盐结合剂合用，应整片吞服，初始剂量为 30mg/d，进食时服用。随后根据患者反应情况，每 $2\sim4$ 周调整一次剂量（按 60mg/d、

泌尿系统疾病

90mg/d、120mg/d 和 180mg/d 顺序依次递增），直至患者PTH 水平达标。

【点评】该药物具有较好的临床应用前景。临床研究表明，维生素 D 类似物虽抑制血清 PTH，但却促进肠对钙、磷的吸收，而西那卡塞在降低 PTH 水平的同时并不增加血钙和血磷水平。联合应用西那卡塞和维生素 D 类似物，可有效降低血清 PTH 水平，并可降低不良反应的发生率。

五、CKD 的营养治疗

低蛋白饮食是一种限制饮食中的蛋白质，补充或不补充酮酸/氨基酸，同时保证足够能量摄入的饮食治疗方法，主要针对 CKD3~4 期的患者，目的在于延缓 CKD 进展，推迟进入 ESRD。进入透析治疗后，饮食方式应更改为较高的蛋白摄入，还需补充一些能改善尿毒症状态的营养物质。

1. 复方 α-酮酸（开同）：Ketosteril

【作用特点】复方制剂，含 4 种酮氨基酸钙、1 种羟氨基酸钙和 5 种氨基酸，利用非必需氨基酸的氮转化为氨基酸，减少尿素合成和尿毒症毒性产物的蓄积，有助于改善肾性高磷血症和继发性甲状旁腺功能亢进，改善肾性骨病。

【剂型规格】片剂：0.63g×100 片。

【用法】用餐时整片吞服，使用量为 0.1~0.2g/（kg·d），按照 70kg 体重计算，用量大致为 4~8 片，tid。

【点评】开同需配合低蛋白饮食使用。低蛋白饮食的实施可以延缓但不能替代透析。每片开同含钙量约 50mg，服药期间应定期监测血钙水平，如出现高钙血症，建议减少维生素 D 的摄入或将本品减量。

2. 左卡尼汀（可益能）：L-carnionc

【作用特点】左旋肉碱，一种广泛存在机体组织内的特殊氨基酸，主要功能是促进脂类代谢。足够量的游离卡尼汀，可以使心肌能量代谢以脂肪酸氧化为主，保护缺血、缺氧的心肌。在尿毒症方面，由于慢性肾功能衰竭长期血透患者发生继发性肉碱缺乏，左卡尼汀能改善心肌，并减轻"透析后综合征"如虚弱、肌肉抽搐和减轻透析过程中的低血压。

【**剂型规格**】注射液：1g：5ml/支。

【**用法**】每次透析后推荐起始剂量为 10~20mg/kg，溶于 5~10ml 注射用水，2~3min 静脉推注。

【**点评**】脑梗病史者使用会增加继发性癫痫的发病概率。妊娠妇女不建议使用。

3. 维生素类

参阅营养药物章节。

编写　陈　罡

审阅　李　航

第七章　抗感染药物

抗感染药物系指具有杀灭或抑制各种病原体的作用，用于治疗及预防感染的药物。临床上相近的说法包括抗微生物药物、抗菌药物、抗生素，具体意义上有一定的区别。抗微生物药物一般不包括抗多细胞寄生虫药物，抗菌药物一般仅包括抗细菌及抗真菌药物，不包括抗病毒药物及抗寄生虫药物；而来源于微生物并具有杀灭或抑制其他微生物活性的代谢产物为天然抗生素类，在抗生素母核中加入不同侧链或通过母核结构改造而获得的为半合成抗生素类，完全化学合成的为化学合成类抗感染药物。

合理使用抗感染药物是指在明确指征下选用适宜的药物，并采用适当的剂量、给药方法、疗程，以达到杀灭病原微生物及控制或预防感染的目的，同时需采取综合措施以增强患者的免疫力，并防止各种不良反应的发生。

抗感染药物的不良反应通常分为剂量相关性与剂量相关性不大的特异质药物不良反应两种。前者是由于药物的药理作用增强所致，其特点是可以预测，一般与药物剂量有关，发生率虽高，但死亡率低；临床上常见的表现有 3 方面：①药物本身导致的肝、肾、神经系统、血液系统、骨骼等方面的损害；②抗微生物药物可以破坏体内的正常微生物生态，引起某些致病菌的异常生长，从而导致耐药菌株的筛选产生、定植、感染及二重感染等附加损害；③药物或赋形剂的化学成分引起的刺激反应，如外渗物反应、静脉炎、注射部位疼痛、接触性皮炎、胃肠道黏膜损伤等，主要与药物浓度相关。

特异质不良反应是与正常药理作用完全无关的一种异常

反应,通常很难预测,常规毒理学筛选不能发现。虽然其发生率较低,但死亡率较高。主要包括两方面:①遗传性或家族性反应,主要是由于少数患者遗传性酶系统的缺乏导致的,比如葡萄糖-6-磷酸脱氢酶缺乏的患者,应用氯霉素、磺胺类药物、两性霉素 B、喹诺酮类药物时刻诱发溶血性贫血;②药物过敏反应或变态反应,可以累及全身各个器官、组织,皮疹最为多见,也可以表现为药物热、过敏性休克、血清病样反应、嗜酸性粒细胞增多、过敏性间质性肾炎等;一旦发生,必须停药。

本章主要按抗细菌药物、抗结核药、抗真菌药、抗病毒药和抗寄生虫药物五部分进行阐述。

第一节 抗细菌药物

抗细菌药物按其化学结构和药理活性的不同可分为 β-内酰胺类、氨基糖苷类、喹诺酮类、大环内酯类、四环素类、林可霉素类、氯霉素类、磷霉素类、糖肽类、磺胺类等类型。不同种类的药物分别作用于细菌生长繁殖过程中的不同靶点,典型的如 β-内酰胺类、糖肽类及磷霉素等均作用于细菌的细胞壁,氯霉素、氨基糖苷类、大环内酯类、四环素类及林可霉素类药物作用于细菌的核糖体的不同位点,而喹诺酮类药物主要作用于 DNA 的解旋酶及拓扑异构酶,磺胺类药物作用于二氢叶酸还原酶,影响四氢叶酸的合成,多黏菌素则主要作用于细胞膜,影响膜的稳定性。

每一种抗菌药物进入临床后伴随而来的是细菌耐药的产生。细菌的耐药分为固有耐药和获得性耐药。固有耐药是指由细菌染色体决定的天然耐药性,获得性耐药是指细菌接触抗菌药物后,改变了某些生物学特性或代谢途径后而对产生药物耐受性,它通常是由质粒介导,也可以由染色体介导产生。

一、β-内酰胺类

β-内酰胺类抗细菌药物按化学结构和药理作用的不同，可分为青霉素类、头孢菌素类、头孢霉素类、氧头孢烯类、碳头孢烯类、单环 β-内酰胺类、碳青霉烯类、β-内酰胺类/β-内酰胺酶抑制剂。按其抗菌谱，头孢霉素类和碳青霉烯类常被列入第二代头孢菌素，氧头孢烯类常被归入第三代头孢菌素。β-内酰胺酶抑制剂（克拉维酸、舒巴坦和他唑巴坦）一般不单用，而是与青霉素或头孢类组成复合制剂。

头孢菌素根据其发明年代的先后和抗菌谱分为四代，见下表。

代	代表药物	对革兰阳性菌抗菌活性	对革兰阴性菌抗菌活性
第一代	头孢拉定、头孢唑啉	++++	+
第二代	头孢呋辛、头孢克洛	+++	++
第三代	头孢曲松、头孢他啶	+~++	+++
第四代	头孢吡肟	++	++++

碳青霉烯类药物是 β-内酰胺类药物中抗菌谱最广、抗菌活性最强的一类药物，对包括超广谱 β-内酰胺酶（ESBL）和头孢菌素酶（AmpC）在内的 β-内酰胺酶高度稳定。主要用于多种革兰阳性菌、阴性菌及厌氧菌感染，尤其是严重感染和混合感染。

细菌对 β-内酰胺类药物耐药的最重要的机制是产生 β-内酰胺酶，破坏 β-内酰胺环，导致抗生素失活。β-内酰胺类药物在抗感染药物中的不良反应相对较少，但由于临床应用较广，仍不少见，常见的不良反应包括：①过敏反应：过敏性休克、溶血性贫血、血清病样反应、药疹、药物热、间质性肾炎等；其中青霉素引起的过敏性休克最为常见，并且，青霉素和头孢菌素类药物存在近 10% 的交叉过敏现象；②肝、肾、神经系统、血液系统等方面的损伤；β-内酰胺类药物的肝肾毒性很少发生，但第一代头孢菌素的肝、肾毒性相对明显；③胃肠道反应，以口服制剂多见；④静脉炎或注射局部的刺激性反应；⑤菌群失调，二重感染如口腔念珠菌感染、抗生素相关性腹泻、难辨梭菌引起的假膜性肠炎等；⑥双硫仑样反应：部分头孢菌素可以抑制乙醛脱氢酶的活性，故应用这些药物的患者在用药期间饮酒会使体内出现乙醛的蓄积，从而出现面部潮红、眼结膜充血、视物模糊、搏动性头痛、头晕、恶心、呕吐、胸痛等不适，严重时会导致心肌梗死、急性心衰、呼吸困难、急性肝损伤、惊厥及死亡等。头孢哌酮及头孢哌酮舒巴坦、头孢曲松、头孢拉定、头孢美唑、头孢克洛等均有报道，其中以头孢哌酮及头孢哌酮舒巴坦最为多见。

1. 青霉素 G 钠盐：Penicillin G Sodium

【作用特点】作用机制为与青霉素结合蛋白结合，抑制细胞壁的合成，于细菌繁殖期起杀菌作用。半衰期 30 分钟，大部分以原形由肾脏排泄，静脉输注时需每日 4~6 次给药。对革兰阳性球菌（溶血性链球菌、肺炎链球菌）及革兰阴性球菌（脑膜炎双球菌、淋球菌）的抗菌作用较强，对炭疽杆菌、螺旋体（梅毒、回归热螺旋体、钩端螺旋体等）、梭状芽胞杆菌（破伤风、气性坏疽）、放线菌及单核李斯特菌等有效。

【剂型规格】粉针剂：0.24g（40 万 U）/瓶，0.48g（80 万 U）/瓶。

【适应证】敏感菌所致的急慢性感染。

【禁忌证】对本药过敏者禁用。

【用法】（1）肌注：每日 80 万~200 万 U，分 3~4 次给药。

（2）静脉滴注：每日 200 万~2000 万 U，分 2~4 次给药。

【不良反应】过敏反应最为常见，表现为过敏性休克、溶血性贫血、血清病样反应、药疹、药物热、间质性肾炎等；全身大剂量（>2400 万单位/日）应用可以引起腱反射亢进、脑病等神经系统症状，并导致凝血障碍。

【注意事项】使用前必须皮试；不宜鞘内给药。在治疗梅毒及其他螺旋体感染时有可能出现赫氏反应。

【点评】青霉素是人类最早发现并应用于临床的抗生素，随着细菌耐药性的发展，它的应用范围也逐渐缩小，到目前为止，青霉素对草绿色链球菌、脑膜炎奈瑟菌、梅毒螺旋体、放线菌、单核李斯特菌、梭状芽胞杆菌等仍保持着很高的敏感性，是这些病原体感染的首选用药。

2. 阿莫西林：Amoxicillin

【作用特点】作用机制与青霉素类似，对多数革兰阳性菌如化脓性链球菌、白喉杆菌、李斯特菌及流感嗜血杆菌、淋病双球菌、沙门菌、百日咳杆菌等革兰阴性菌敏感。

【剂型规格】胶囊：0.5g/粒。

【适应证】用于治疗敏感菌所致的耳、鼻、咽喉、泌尿生殖道、皮肤软组织及下呼吸道感染；也可作为联合治疗的一部分用于根除幽门螺杆菌。

【禁忌证】对青霉素过敏者禁用。

【用法】轻中度感染 0.5g q12h；用于根除幽门螺杆菌：1g q12h。

【不良反应】消化道反应、过敏反应（包括皮疹、多形性红斑、Stevens-Johnson 综合征）、血象异常（包括贫血、血小板减少、嗜酸性粒细胞增多、白细胞减少等）、多动、抽搐等。

【点评】传染性单核细胞增多症患者应用阿莫西林后易出现皮疹。

3. 苄星青霉素：Benzathine Benzylpenicillin

【作用特点】长效青霉素，抗菌作用于青霉素相似；吸收缓慢，血药浓度达峰时间长且浓度低，但维持时间较长，一次肌注 120 万单位，有效血药浓度可维持一个月左右。

【剂型规格】粉针：120 万 U/瓶。

【适应证】适用于长期使用青霉素预防的患者，如预防风湿热、风湿性心脏病的复发等；也用于梅毒螺旋体感染的治疗。

【禁忌证】 对青霉素过敏者禁用。

【用法】 肌内注射，用于预防风湿热及风湿性心脏病：120万U/次，每2~4周1次；用于梅毒螺旋体的治疗（非神经梅毒）：240万U/次，每周1次，共3~4周。

【不良反应】 与青霉素类似，注射局部疼痛明显，可发生肌注局部周围神经炎。

【注意事项】 因使用间期较长，每次用前均需做青霉素皮试。

【点评】 苄星青霉素为一、二期梅毒治疗的首选用药。

4. 阿莫西林克拉维酸钾（力百汀、安灭菌）：Amoxicillin/Clavulanate Potassium

【作用特点】 为阿莫西林和克拉维酸的复合制剂，克拉维酸可以有效的不可逆的抑制β-内酰胺酶，从而防止阿莫西林被降解。抗菌谱广，对常见的链球菌属、甲氧西林敏感的金黄色葡萄球菌及表皮葡萄球菌等阳性球菌敏感，对淋病奈瑟菌、流感嗜血杆菌、大肠埃希菌及肺炎克雷伯菌等阴性菌敏感，同时对脆弱类杆菌等厌氧菌也有效，但对假单胞菌属和大部分肠杆菌及沙雷菌无效。

【剂型规格】 粉针：1.2g/瓶（每瓶含阿莫西林1g，克拉维酸0.2g）；片剂：0.625g/片（每片含阿莫西林0.5g，克拉维酸0.125g）。

【适应证】 用于治疗敏感菌所致的上、下呼吸道感染、中耳炎、鼻窦炎、泌尿系感染、皮肤软组织感染等。也可用于感染性心内膜炎的经验性治疗。

【禁忌证】 对青霉素类药物或对β-内酰胺酶抑制剂过敏者禁用。

【用法】 静脉滴注：成人1.2g+NS 100ml，q8h或q6h；也可2.4g+NS 100ml，q8h；口服：成人及14岁以上儿童，0.625g 每日两次。

【不良反应】与阿莫西林类似；抗生素相关性腹泻、过敏反应、血常规异常较为常见。

【点评】本品注射剂型在含有葡萄糖、葡聚糖等酸性溶液中稳定性降低，故不可用葡萄糖溶液配制，也不可与含有上述物质的溶液混合使用。

5. 氨苄西林舒巴坦钠（优立新）：Ampicillin/Sulbactam Sodium

【作用特点】为氨苄西林和舒巴坦的复合制剂，舒巴坦可以有效的不可逆的竞争性抑制 β-内酰胺酶，从而保护氨苄西林避免被降解。抗菌谱与阿莫西林（克拉维酸）相似。

【剂型规格】粉针：0.75g/瓶（每瓶含氨苄西林 0.5g，舒巴坦 0.25g）。

【适应证】用于治疗敏感菌所致的皮肤软组织感染、腹腔内感染及妇科感染，也可用于泌尿系和呼吸道感染。

【禁忌证】青霉素类药物或对 β-内酰胺酶抑制剂过敏者禁用。

【用法】静脉滴注或肌内注射：成人 1.5~3g+NS 100ml，q8h 或 q6h。

【不良反应】胃肠道反应：偶见腹泻、假膜性肠炎、胰腺炎（血清淀粉酶升高）；过敏反应；血象异常；肝功能异常甚至肝衰竭，肾功能异常。

【注意事项】传染性单核细胞增多症患者应用氨苄西林后易出现皮疹。

【点评】氨苄西林是粪肠球菌感染后的首选用药。

6. 哌拉西林他唑巴坦（特治星）：Piperacillin/Tazobatam Sodium

【作用特点】为哌拉西林和他唑巴坦的复合制剂，他唑巴坦可以有效地不可逆的竞争性抑制 β-内酰胺酶，从而保护哌拉西林避免被降解。抗菌谱广，对多种革兰阳性球菌和阴性菌有较好的活性，尤其是对革兰阴性杆菌的作用更为显著，包括大肠埃希菌、肺炎克雷伯菌、肠杆菌科、沙门菌、志贺菌属、变形杆菌、枸橼酸杆菌、不动杆菌、沙雷菌等。同时对脆弱类杆菌等厌氧菌也有效，对铜绿假单胞菌有效。

【剂型规格】 粉针：4.5g/瓶（每瓶含哌拉西林4g，他唑巴坦0.5g）。

【适应证】 用于治疗敏感菌所致的阑尾炎、腹盆腔感染、单纯性或复杂性皮肤软组织感染、社区获得性肺炎或医院获得性肺炎（中或重度），也可用于泌尿系感染、血流感染、胆道感染、骨关节感染等。

【禁忌证】 对青霉素、头孢菌素过敏或对β-内酰胺酶抑制剂过敏者禁用。

【用法】 静脉滴注：成人4.5g+NS 100ml，q8h，严重感染可以q6h。

【不良反应】 神经系统反应如耳鸣、震颤、惊厥、眩晕、晕厥、精神异常等；心律失常；过敏反应；血象异常，如血小板减少、贫血、嗜酸性粒细胞增多、中性粒细胞减少或缺乏；出凝血异常；肌痛、关节痛；肝肾功能异常等。

【点评】 对铜绿假单胞菌所致的医院获得性肺炎，需联合应用一种氨基糖苷类药物。

7. 替卡西林克拉维酸钾（特美汀）：Ticarcillin/Clavulanate Potassium

【作用特点】 为替卡西林和克拉维酸的复合制剂，克拉维酸可以有效的不可逆的竞争性抑制β-内酰胺酶，从而保护替卡西林避免被降解。抗菌谱广，对多种革兰阳性球菌和阴性菌有较好的活性，尤其是对革兰阴性杆菌的作用更强，同时对脆弱类杆菌等厌氧菌也有效，对铜绿假单胞菌有效。

【剂型规格】 粉针：3.2g/瓶（每瓶含替卡西林3g，克拉维酸0.2g）。

【适应证】 用于治疗敏感菌所致的血流感染、下呼吸道感染、骨关节感染、腹盆腔感染、皮肤及软组织感染等。

【禁忌证】 对青霉素、头孢菌素过敏或对β-内酰胺酶抑制剂过敏者禁用。

【用法】静脉滴注：成人 3.2g+NS 100ml，q6h，严重感染可 q4h。

【不良反应】过敏反应；神经系统反应如惊厥、癫痫发作、精神异常等；血象异常；凝血异常；肝肾功能异常等。

【点评】对铜绿假单胞菌所致的医院获得性肺炎，需联合应用一种氨基糖苷类药物。大剂量应用时可能引起出血及神经系统异常。

8. 头孢拉定（泛捷复）：Cefradine

【作用特点】第一代头孢菌素，对不产青霉素酶和产青霉素酶的葡萄球菌属、链球菌属如 A 组溶血链球菌、肺炎链球菌和草绿色链球菌等均有良好的抗菌作用，耐甲氧西林的葡萄球菌以及肠球菌耐药。对大肠埃希菌、肺炎克雷伯菌、沙门菌属有抗菌活性；对除脆弱拟杆菌以外的部分厌氧菌也有效。

【剂型规格】胶囊：0.25g/粒。

【适应证】用于敏感菌所致的上、下呼吸道感染，泌尿生殖道感染及单纯性皮肤软组织感染。

【禁忌证】对头孢菌素过敏者禁用，对青霉素过敏者慎用。

【用法】口服：成人 0.25～0.5g，q6h，每日最高剂量 4g。

【不良反应】胃肠道反应；肝功能异常；肾功能异常等。

9. 头孢呋辛（伏乐新、达力新、西力欣）：Cefuroxime

【作用特点】第二代头孢菌素，对革兰阳性球菌的活性与第一代头孢菌素相似或略差；对流感嗜血杆菌有较强的抗菌活性，对大肠埃希菌及奇异变形杆菌也有效。

【剂型规格】片剂：0.25g/片；粉针：0.75g/瓶。

【适应证】用于敏感菌所致的上呼吸道感染如急性咽炎、扁桃体炎、中耳炎、上颌窦炎、支气管炎等，下呼吸道感染，单纯性尿路感染，单纯性皮肤软组织感染和血流感染。也可以用于治疗脑膜炎球菌、流感嗜血杆菌所致的脑膜炎。

【禁忌证】对头孢菌素过敏者禁用，对青霉素过敏者慎用。

【用法】口服：成人 0.25～0.5g，每日 2 次；静脉：0.75～1.5g+100ml NS，每 8 小时 1 次，危及生命的严重感染如脑膜炎可以 1.5g 每 6 小时 1 次。

【不良反应】胃肠道反应；过敏反应；血象异常；出凝血异常；肝肾功能异常；脑病、癫痫。

【注意事项】与抗酸剂合用可减少头孢呋辛的生物利用度。

10. 头孢克洛（希刻劳）：Cefaclor

【作用特点】第二代头孢菌素，对革兰阳性球菌的活性与第一代头孢菌素相似或略强；对流感嗜血杆菌、卡他莫拉菌、淋球菌等有较强的抗菌活性，对大肠埃希菌、肺炎克雷伯菌及奇异变形杆菌也有效。

【剂型规格】片剂：0.375g/粒；干混悬剂：0.125g/袋。

【适应证】用于敏感菌所致的急性咽炎、扁桃体炎、中耳炎、支气管炎及下呼吸道感染，单纯性尿路感染，单纯性皮肤软组织感染。

【禁忌证】对头孢菌素过敏者禁用，对青霉素过敏者慎用。

【用法】口服：成人每日 0.75～1g，较重感染（如肺炎）剂量可加倍。

【不良反应】与头孢呋辛类似。

【点评】肾功能不全者无须调整剂量，但需谨慎。

11. 头孢孟多：Cefamandole

【作用特点】第二代头孢菌素，抗菌谱与头孢呋辛类似。

【剂型规格】注射剂：0.5g/瓶；1.0g/瓶。

【适应证】用于敏感菌所致下呼吸道感染、尿路感染、胆道感染、腹腔炎，皮肤软组织感染、骨及关节感染以及血流感染。

【禁忌证】对头孢菌素过敏者禁用，对青霉素过敏者慎用。

【用法】静脉滴注：成人每日剂量 2~8g，分 3~4 次给药，每日最高剂量不超过 12g。

【不良反应】与头孢呋辛类似。

【点评】应用本药期间饮酒可以出现双硫仑样反应，故应避免饮酒和含酒精性饮料。

12. 头孢克肟（世福素）：Cefixime

【作用特点】本药为口服给药的第三代头孢菌素，对细菌的 β-内酰胺酶较为稳定，对链球菌属及革兰阴性菌的抗菌活性较强，对铜绿假单胞菌无效。

【剂型规格】胶囊：50mg/粒；100mg/粒。

【适应证】用于敏感菌所致的急性咽炎、扁桃体炎、中耳炎、支气管炎及下呼吸道感染，单纯性尿路感染，单纯性淋病。

【禁忌证】对头孢菌素过敏者禁用，对青霉素过敏者慎用。

【用法】口服：成人 100~200mg，每日 2 次。

【不良反应】胃肠道反应；过敏反应；血管性水肿；血清病样反应；血象异常；出凝血异常；肝肾功能异常；脑病，癫痫；继发二重感染等。

【点评】本药与卡马西平或华法林合用时，卡马西平的血药浓度增高，凝血酶原时间延长，应注意监测。

13. 头孢地尼（全泽复）：Cefdinir

【作用特点】本药为口服给药的第三代头孢菌素，对细菌的 β-内酰胺酶较为稳定，对革兰阳性菌的作用强于头孢克肟，但对革兰阴性菌的活性与头孢克肟相似或略弱，对铜绿假单胞菌无效。

【剂型规格】胶囊：50mg/粒；100mg/粒。

【适应证】用于敏感菌所致的急性咽炎、扁桃体炎、急性上颌窦炎、急性支气管炎、慢性支气管炎急性发作、社区获得性肺炎、单纯性皮肤软组织感染；也可用于泌尿系感染。

【禁忌证】对头孢菌素过敏者禁用，对青霉素过敏者慎用。

【用法】口服：成人 100~200mg，每日 3 次；或 300mg，每日 2 次。

【不良反应】与头孢克肟类似。

【点评】本药不经过乳汁分泌，可以哺乳期用药。抗酸剂及铁制剂可以影响本药的吸收，合用时应间隔 2 小时以上。

14. 头孢妥仑匹酯（美爱克）：Cefditoren Pivoxil

【作用特点】本药为口服给药的第三代头孢菌素，对细菌的 β-内酰胺酶稳定性强，对革兰阳性菌、革兰阴性菌有广泛的抗菌活性，对消化链球菌、痤疮丙酸杆菌、拟杆菌属等厌氧菌有效，对产 β-内酰胺酶的菌株也有很强的抗菌活性。但对铜绿假单胞菌无效。

【剂型规格】片剂：100mg/片。

【适应证】用于敏感菌所致的急性咽炎、扁桃体炎、急性上颌窦炎、急性支气管炎、慢性支气管炎急性发作、社区获得性肺炎、单纯性皮肤软组织感染；也可用于泌尿系感染。

【禁忌证】对头孢菌素过敏者禁用，对青霉素过敏者慎用。

【用法】口服：成人 200mg，每日 2 次。

【不良反应】与头孢克肟类似。

【注意事项】抗酸剂和 H_2 受体阻滞剂可减少本药的吸收。

15. 头孢他啶（复达欣、凯复定）：Ceftazidime

【作用特点】第三代头孢菌素，对细菌的 β-内酰胺酶稳定性强，抗菌谱较广，对革兰阳性菌、革兰阴性菌及厌氧菌均有较强的抗菌活性，对铜绿假单胞菌有效，但对肠球菌、甲氧西林耐药的葡萄球菌、李斯特菌、难辨梭菌及大部分的脆弱拟杆菌等无效。

【剂型规格】注射剂：1.0g/瓶。

【适应证】用于敏感菌所致下呼吸道感染、皮肤软组织感染、尿路感染、腹盆腔感染、骨及关节感染、血流感染以及中枢神经系统感染。

【禁忌证】对头孢菌素过敏者禁用，对青霉素过敏者慎用。

【用法】静脉滴注或静脉注射或肌注：成人重症感染（如脑膜炎、腹腔感染、危及生命的感染等）2g，q8h，轻中度感染 0.5~1g，q12h~q8h。

【不良反应】胃肠道反应；过敏反应；血管性水肿；脑病、癫痫、肌阵挛；血象异常；出凝血异常；肝肾功能异常；继发二重感染如难辨梭菌相关的腹泻及假膜性肠炎、口腔及生殖道念珠菌感染等。

【点评】头孢他啶在用药治疗过程中可能会诱导部分细菌（如肠杆菌属、假单胞菌属和沙雷菌属）产生 I 型 β-内酰胺酶，导致耐药。

16. 头孢曲松（罗氏芬）：Ceftriaxone

【作用特点】第三代头孢菌素，抗菌谱较广，对革兰阳性菌、革兰阴性菌及部分厌氧菌有较强的抗菌活性。对流感嗜血杆菌、脑膜炎奈瑟菌及淋病奈瑟菌的活性比其他三代头孢菌素强。对铜绿假单胞菌无效，对肠球菌、甲氧西林耐药的葡萄球菌、李斯特菌、难辨梭菌及大部分的脆弱拟杆菌等无效。半衰期长达 8 小时，每日 1 次给药即可。

【剂型规格】注射剂：1.0g/瓶。

【适应证】用于敏感菌所致下呼吸道感染、急性细菌性中耳炎、皮肤软组织感染、尿路感染、单纯性淋病、腹盆腔感染、骨及关节感染、血流感染以及中枢神经系统感染。也用于外科感染的预防。

【禁忌证】对头孢菌素过敏者禁用，高胆红素血症的新生儿禁用；对青霉素过敏者慎用。

【用法】静脉滴注或静脉注射或肌注：根据感染的类型和严重程度，1~2g，qd 或分为 2 次给予；脑膜炎：可以 2g，q12h；淋球菌性尿道炎：250mg 单剂肌内注射。外科预防感染：术前 30~60 分钟给予 1g。每日剂量最高不超过 4g。

【不良反应】与头孢他啶类似；此外，头孢曲松的结晶沉积在胆囊中可致胆囊结石。

【点评】本药可以透过血脑屏障，是社区获得性的化脓性脑膜炎的一线用药；肾功能异常无须调整剂量；本药与胆囊内结石形成有关，可出现胆囊炎症状，停药即可好转。

17. 头孢哌酮舒巴坦（舒普深）：Cefoperazone/Sulbactam Sodium

【作用特点】为第三代头孢菌素头孢哌酮与 β-内酰胺酶抑制剂舒巴坦的复合制剂，抗菌谱较广，对革兰阳性菌、革兰阴性菌及部分厌氧菌有较强的抗菌活性，对产超广谱 β-内酰胺酶的革兰阴性菌也有效。对铜绿假单胞菌有效。

【剂型规格】注射剂：1.0g/瓶（含头孢哌酮 0.5g、舒巴坦 0.5g），1.5g/瓶（含头孢哌酮 1g、舒巴坦 0.5g）。

【适应证】用于敏感菌所致呼吸系统感染、皮肤软组织感染、尿路感染、胆道感染、腹盆腔感染、骨及关节感染、血流感染等。

【禁忌证】对青霉素、头孢菌素及 β-内酰胺酶抑制剂过敏者禁用。

【用法】静脉滴注：根据感染的类型和严重程度，成人每日 2~8g，分为 2~4 次给予。舒巴坦每日剂量最高不超过 4g。

【不良反应】与头孢他啶类似。

【点评】本药在胆道系统内的浓度较高，是胆道系统感染的一线用药；本药可干扰维生素 K 代谢，部分患者可出现维生素 K 缺乏症；用药期间和停药 5 天内饮酒，可出现双硫仑样反应，应禁酒及含酒精的饮料。

18. 头孢吡肟（马斯平）：Cefepime

【作用特点】第四代头孢菌素，抗菌谱及活性与三代头孢相似，对多种细菌产生的 β-内酰胺酶稳定性强于三代头孢菌素，对第三代头孢菌素耐药的菌株也有抗菌活性，但对铜绿假单胞菌的活性与头孢他啶相当，对肠球菌、甲氧西林耐药的葡萄球菌等无效。

【剂型规格】注射剂：1.0g/瓶。

【适应证】用于各种严重感染如呼吸道感染、单纯性或复杂性泌尿系感染、胆道感染、皮肤软组织感染、腹盆腔感染、血流感染。也用于粒细胞减少患者发热的经验性治疗。

【禁忌证】对头孢菌素过敏者禁用，对青霉素过敏者慎用。

【用法】静脉滴注：根据感染的类型和严重程度，1～2g，q12h；粒细胞减少伴发热的经验性治疗：2g q8h。

【不良反应】与头孢他啶类似。

【注意事项】与氨基糖苷类合用会增加肾毒性和耳毒性。

19. 亚胺培南西司他丁钠（泰能）：Imipenem/Cilastatin Sodium

【作用特点】碳青霉烯类药物，为亚胺培南和西司他丁的复合制剂，亚胺培南在肾脏内经肾脱氢肽酶代谢，导致药物浓度较低，西司他丁可以特异性抑制肾脱氢肽酶，从而保证亚胺培南的浓度。广谱抗生素，对产超广谱 β-内酰胺酶的细菌有效，抗菌谱及抗菌活性强于三、四代头孢菌素，尤其是对革兰阴性菌及厌氧菌的具有强大的抗菌活性，对铜绿假单胞菌、不动杆菌、阴沟肠杆菌、李斯特菌、脆弱拟杆菌等病菌有效。对屎肠球菌、甲氧西林耐药的葡萄球菌等无效；嗜麦芽窄食单胞菌对泰能先天耐药；近年来铜绿假单胞菌、鲍曼不动杆菌等非发酵菌的碳青霉烯类药物耐药率逐渐升高，并在大肠埃希菌、肺炎克雷伯菌等其他革兰阴性杆菌中也出现耐碳青霉烯类药物的菌株。

【剂型规格】注射剂：0.5g/瓶。

【适应证】 主要用于敏感菌所致各种严重感染及混合感染，如下呼吸道感染、单纯性或复杂性泌尿系感染、皮肤软组织感染、腹盆腔感染、血流感染、骨和关节感染、心内膜炎和多重细菌混合感染。

【禁忌证】 对本药任何成分过敏或对其他碳青霉烯类药物过敏者禁用，青霉素或头孢菌素过敏者慎用。

【用法】 静脉滴注：根据感染的类型和严重程度，每日1~2g，q8h~q6h；中度敏感细菌引起的重症感染，可以1g q6h；每日最大剂量不超过4g。

【不良反应】 发热；过敏反应；血管性水肿；低血压；脑病、癫痫发作、听力损害；胃肠道反应；血象异常；出凝血异常；肝肾功能异常；电解质异常：血钠浓度减低，血钾、血氯浓度升高；继发二重感染如难辨梭菌相关的腹泻及假膜性肠炎、口腔及生殖道念珠菌感染等。

【点评】 因同其他药物比较引起癫痫发作概率较高，本药通常不用于中枢神经系统感染的治疗。

20. 美罗培南（美平、海正美特）：Meropenem

【作用特点】 碳青霉烯类药物，对肾脱氢肽酶稳定，抗菌谱与亚胺培南相似，对葡萄球菌属及肠球菌属的抗菌活性比亚胺培南略弱，而对肠杆菌科细菌等革兰阴性菌的抗菌活性要强于亚胺培南。

【剂型规格】 注射剂：0.5g/瓶。

【适应证】 主要用于敏感菌所致各种严重感染及混合感染，如下呼吸道感染、单纯性或复杂性泌尿系感染、皮肤软组织感染、腹盆腔感染、血流感染、细菌性脑膜炎（3个月龄及以上患者）。

【禁忌证】 对本药任何成分过敏或对其他碳青霉烯类药物过敏者禁用，青霉素或头孢菌素过敏者慎用。

【用法】 静脉滴注：根据感染的类型和严重程度，0.5~1g，q8h；中枢神经系统感染，可以2g q8h。

【不良反应】 与泰能类似，但中枢神经系统副作用发生率相对较低。

【点评】碳青霉烯类药物是重症感染及产 ESBL 的革兰阴性菌感染的首选用药；本药可以降低血清丙戊酸的浓度，合用时应监测丙戊酸的血药浓度。

21. 厄他培南（怡万之）：Ertapenem

【作用特点】碳青霉烯类药物，对肠杆菌科细菌、革兰阳性菌及厌氧菌的作用于亚胺培南和美罗培南相似，但对铜绿假单胞菌等非发酵菌无效。

【剂型规格】注射剂：1g/瓶。

【适应证】主要用于敏感菌所致各种严重感染及混合感染，如社区获得性肺炎、复杂性泌尿系感染、复杂性皮肤软组织感染、腹盆腔感染、妇产科手术后感染及手术部位感染、血流感染、预防结直肠手术后感染。

【禁忌证】对本药任何成分过敏或对其他碳青霉烯类药物过敏者禁用，青霉素或头孢菌素过敏者慎用。

【用法】静脉滴注：1g qd。

【不良反应】与泰能类似，但中枢神经系统副作用发生率相对较低。

【点评】本药对铜绿假单胞菌等非发酵菌无效。因高蛋白结合率，不易透过血脑屏障，不适用于细菌性脑膜炎的治疗。

22. 比阿培南：Biapenem

【作用特点】碳青霉烯类药物，对肾脱氢肽酶稳定，抗菌谱及抗菌活性与美罗培南相似。主要用于敏感菌所致各种严重感染及混合感染。

【剂型规格】注射剂：0.3g/瓶。

【用法】静脉滴注：根据感染的类型和严重程度，0.3g，q12h～q6h；每日剂量不超过 1.2g。

【不良反应】与美罗培南相似。

【注意事项】本药可以降低血清丙戊酸的浓度，合用时应监测丙戊酸的血药浓度。

抗感染药物

23. 氨曲南：Aztreonam

【作用特点】为全合成的单环 β-内酰胺类药物，对革兰阴性杆菌细胞壁的青霉素结合蛋白 3（PBP-3）具有高度亲和性，抗菌谱窄，仅对革兰阴性菌有抗菌作用，对铜绿假单胞菌的活性与头孢他啶相似，对革兰阳性菌和厌氧菌无效。对 β-内酰胺酶的稳定性高于第三代头孢菌素。

【剂型规格】注射剂：1g/瓶。

【适应证】主要用于革兰阴性菌所致的尿路感染、下呼吸道感染、血流感染、皮肤软组织感染、腹腔感染、妇科感染。

【禁忌证】对本药过敏及头孢他啶过敏者禁用，对其他 β-内酰胺类药物过敏者慎用。

【用法】静脉滴注：轻中度感染 1 ~ 2g q12h ~ q8h；危重患者或由铜绿假单胞菌所致的严重感染 2g q8h ~ q6h；每日最大剂量不超过 8g。

【不良反应】与头孢他啶类似。

【点评】本药对革兰阳性菌无效；结构上与头孢他啶相似，二者可能会发生交叉过敏反应。

24. 头孢西丁：Cefoxitin

【作用特点】为头孢霉素类药物，相当于第二代头孢菌素；对 β-内酰胺酶稳定性较好，对革兰阳性菌如甲氧西林敏感的葡萄球菌、溶血链球菌、肺炎链球菌等有效，并且对革兰阴性菌如大肠埃希菌、肺炎克雷伯菌、流感嗜血杆菌、变形杆菌、摩根菌属及厌氧菌如消化链球菌、梭菌属、脆弱拟杆菌等均有很好的作用。对铜绿假单胞菌、多数肠杆菌科细菌及耐甲氧西林葡萄球菌、肠球菌无效。对部分非结核分枝杆菌有效。

【剂型规格】注射剂：1g/瓶。

【适应证】主要用于敏感菌所致的呼吸系统感染、尿路感染、血流感染、腹盆腔感染、皮肤软组织感染、骨和关节感染等。也可作为预防胃肠手术、经阴子宫切除术、腹式子宫切除术或剖宫产术的感染。

【禁忌证】对头孢菌素过敏者禁用，对青霉素等其他 β-内酰胺类药物过敏者慎用。

【用法】静脉滴注：根据感染的严重程度 1~2g，q8h~q4h；危及生命的严重感染可以 2g q4h 或 3g q6h。

【不良反应】发热；过敏反应；血管性水肿，低血压；血清病样反应；脑病、抽搐、重症肌无力症状加重；胃肠道反应；血象异常；出凝血异常；肝肾功能异常；难辨梭菌相关的腹泻及假膜性肠炎、口腔或生殖道念珠菌感染等。

【注意事项】本药可以使重症肌无力症状加重。

25. 头孢美唑（先锋美他醇）：Cefmetazole

【作用特点】为头孢霉素类药物，对 β-内酰胺酶稳定性较好，抗菌谱与头孢西丁相似，但体外抗菌活性略强。主要用于敏感菌所致的呼吸系统感染、尿路感染、血流感染、腹盆腔感染等。

【剂型规格】注射剂：1g/瓶。

【用法】静脉滴注：每日 2~4g，分 2~3 次给予。

【不良反应】与头孢西丁类似。

【点评】阴沟肠杆菌等肠杆菌科细菌对本药天然耐药。

二、氨基糖苷类

氨基糖苷类抗生素为静止期杀菌剂，主要的作用机制是与细菌核糖体 30S 亚基结合，终止细菌蛋白质的合成。常用的药物包括：①由链霉菌产生的抗生素：如链霉素、卡那霉素、阿米卡星、妥布霉素等。②由小单孢菌产生的抗生素，如庆大霉素、依替米星等。氨基糖苷类注射剂对革兰阴性杆菌抗菌活性较强，也可用于葡萄球菌及肠球菌感染的联合治疗，对厌氧菌无效；而妥布霉素、阿米卡星、庆大霉素、依替米星等对铜绿假单胞菌有抗菌活性。

氨基糖苷类药物胃肠道吸收差，不易透过血脑屏障，并具有耳、肾毒性和神经肌肉接头阻滞作用，故在临床上应谨慎应用，用药期间应密切观察患者听力、前庭功能及神经肌肉阻滞症状的变化，并监测肾功能、尿常规变化。新生儿、婴幼儿及老年患者、肾功能受损患者应尽量避免使用本类药物。

1. 链霉素：Streptomycin

【作用特点】对结核分枝杆菌抗菌活性较强；对布氏菌、土伦拉斯菌、鼠疫耶尔森菌、小螺菌、肉芽肿荚膜杆菌等有良好的抗菌活性；对需氧的革兰阴性杆菌如大肠埃希菌、肺炎克雷伯菌、肠杆菌属、沙门菌属、志贺菌属等有效，但临床耐药菌株较为常见；对铜绿假单胞菌无效。

【剂型规格】粉针剂：1g/瓶（1MU）。

【适应证】主要用于结核菌病、布氏菌病、野兔热、鼠疫、性病肉芽肿、鼠咬热等疾病的治疗，也可以与青霉素联合治疗草绿色链球菌和粪肠球菌引起的心内膜炎。

【禁忌证】对本药及其他氨基糖苷类有过敏史者禁用。重症肌无力、肾功能损害者慎用。

【用法】仅用于肌内注射：0.5~1g, qd；鼠疫：2g/d，分两次给予。

【不良反应】耳毒性、肾毒性、神经肌肉阻滞，并可出现视神经功能障碍、末梢神经炎、脑病等；其他包括恶心、呕吐、皮疹、发热、全血细胞减少、溶血性贫血等。

【点评】链霉素使用前应皮试，仅用于肌内注射。如需长期应用，碱化尿液可减少肾损害的发生。

2. 庆大霉素：Gentamycin

【作用特点】对需氧的革兰阴性杆菌如大肠埃希菌、肺炎克雷伯菌、流感嗜血杆菌、沙雷菌属、变形杆菌、摩根杆菌、枸橼酸菌属及不动杆菌、铜绿假单胞菌等有抗菌活性，对革兰阳性球菌仅对金黄色葡萄球菌有效，链球菌、肺炎链球菌及肠球菌属多数耐药。

【剂型规格】注射液：80000U/瓶（80mg）。

【适应证】主要用于敏感的需氧革兰阴性菌所致的血流感染、肺炎、骨髓炎、关节炎、尿路感染、腹盆腔感染、脑膜炎、细菌性心内膜炎等；也可与β-内酰胺类抗生素联合用于革兰阳性菌血流感染。

【禁忌证】对本药及其他氨基糖苷类有过敏史者禁用。重症肌无力、肾功能损害者慎用。

【用法】肌注或静脉滴注：8万U，每日2~3次；也可口服用于消化道感染。

【不良反应】与链霉素相似。

【点评】氨基糖苷类药物在有氧环境下才能发挥抗菌作用，在脓肿等缺氧环境中效果差。

3. 阿米卡星：Amikaxin

【作用特点】又称为丁胺卡那霉素，是卡那霉素A的半合成衍生物，抗菌谱与庆大霉素相似，对部分庆大霉素和妥布霉素耐药的革兰阴性菌也有效。

【剂型规格】粉针剂：0.2g/瓶（20万U）。

【适应证】主要用于敏感的需氧革兰阴性菌所致的下呼吸道感染、尿路感染、血流感染、腹盆腔感染、骨关节感染、脑膜炎、细菌性心内膜炎等。也可用于结核分枝杆菌和非结核分枝杆菌感染，并可以与β-内酰胺类抗生素联合用于革兰阳性菌血流感染。

【禁忌证】对本药及其他氨基糖苷类有过敏史者禁用。重症肌无力、肾功能损害者慎用。

【用法】静脉滴注或肌注：每日0.2~0.4g，1次或分2次给予。

【不良反应】与链霉素相似。

【点评】不得与其他具有耳毒性或肾毒性的药物联用；氨基糖苷类药物具有浓度依赖性，抗生素后效应明显，应每日1次给药，可以减少药物的不良反应。

4. 依替米星（爱大）：Etimicin

【作用特点】氨基糖苷类药物，由我国自行研发，抗菌谱与庆大霉素相似，抗菌活性略强。

【剂型规格】注射液：50mg/瓶，100mg/瓶；粉针剂：

50mg/瓶，100mg/瓶。

【适应证】主要用于敏感的需氧革兰阴性菌所致的呼吸道感染、泌尿生殖系感染、皮肤软组织感染、创伤及手术前后感染的治疗与预防性用药等。

【禁忌证】对氨基糖苷类药物过敏者禁用。

【用法】肌注或静脉滴注：200mg qd。

【不良反应】与庆大霉素类似，耳毒性和前庭毒性较其他氨基糖苷类药物略轻。

三、大环内酯类

大环内酯类抗生素为抑菌药，主要作用于细菌核糖体50S 亚单位，阻碍细菌蛋白质的合成。根据化学结构的不同可分为 14 元环类（包括红霉素、罗红霉素、克拉霉素等），15 元环类（阿奇霉素），16 元环类（螺旋霉素、交沙霉素等）。主要覆盖革兰阳性球菌和部分厌氧球菌，对非典型致病菌如肺炎支原体、肺炎衣原体、军团菌有效，对少数革兰阴性杆菌如流感嗜血杆菌、革兰阴性球菌如脑膜炎奈瑟球菌、淋球菌也有效，对耐甲氧西林金葡菌（MRSA）效果较差。但近年来阳性菌及不典型病原体中大环内酯类耐药的报道明显增多。

1. 红霉素（美红）：Erythromycin

【作用特点】抗菌谱类似于青霉素，对葡萄球菌、链球菌及革兰阳性杆菌有较强的活性，对部分革兰阴性菌如流感嗜血杆菌、脑膜炎双球菌及淋病奈瑟菌、百日咳杆菌等有效，同时对军团菌属、某些螺旋体、支原体、衣原体及立克次体属也有抗菌作用。本药大部分在肝内代谢灭活，血清半衰期为 1.5 小时，每日需多次给药。

【剂型规格】片剂：0.25g/片。

【适应证】用于敏感菌所致的上、下呼吸道感染、皮肤软组织感染、支原体感染、白喉、棒状杆菌感染、孕期的泌尿生殖道感染、军团菌病及替代青霉素预防风湿热。

【禁忌证】对大环内酯类药物过敏者禁用。

【用法】口服：0.25~0.5g，3~4 次/日，严重感染每日最大剂量不超过 4g。

【不良反应】消化道反应如恶心、呕吐、腹痛、腹泻；肝毒性如转氨酶升高、黄疸、肝大等；过敏反应如发热、皮疹、荨麻疹等；横纹肌溶解；重症肌无力恶化；肌无力综合征；Q-T 间期延长和室性心律失常；痉挛；可逆性听力受损。

【点评】大环内酯类药物延长 Q-T 间期，使用时应谨慎。

2. 罗红霉素（罗力得）：Roxithromycin

【作用特点】抗菌谱与红霉素类似；脂溶性强，在组织和体液中的分布较红霉素高，主要通过粪便及尿液以原形排泄，血浆半衰期为 8.4~15.5 小时。

【剂型规格】片剂：150mg/片。

【适应证】用于敏感菌所致的上、下呼吸道感染，皮肤软组织感染，泌尿生殖道感染，五官科感染等。

【禁忌证】对大环内酯类药物过敏者禁用。

【用法】口服：150mg，2 次/日，餐前服用。

【不良反应】与红霉素类似。

3. 克拉霉素（克拉仙）：Clarithromycin

【作用特点】抗菌谱与红霉素相似，对幽门螺杆菌及部分非结核分枝杆菌有抗菌作用。半衰期 5~6 小时。

【剂型规格】片剂：0.25g/片。

【适应证】主要用于敏感菌所致的咽炎、扁桃体炎、急性中耳炎、急性上颌窦炎、社区获得性肺炎和慢性支气管炎急性细菌感染、皮肤及皮肤软组织感染；也用于鸟胞内分枝杆菌及快生长非结核分枝杆菌感染的治疗和预防；作为联合治疗的一部分用于幽门螺杆菌的治疗。

【禁忌证】对大环内酯类药物过敏者禁用。

【用法】口服：0.25~0.5g，q12h。

【不良反应】消化道反应如恶心、呕吐、腹痛、腹泻；肝毒性；胰腺炎；过敏反应如发热、皮疹、荨麻疹等；重症肌无力恶化及肌无力综合征；Q-T 间期延长和室性心律失常；

抗感染药物

菌群失调，继发二重感染如假膜性肠炎、生殖道念珠菌感染等；白细胞减少、血小板减少等。

【点评】 克拉霉素等大环内酯类药物能够抑制肝脏CYP3A 酶的活性，同时服用时会使经 CYP3A 酶代谢的药物的浓度增高，使用时应谨慎。

4. 阿奇霉素 （希舒美） Azithromycin

【作用特点】 抗菌谱较红霉素更广，对革兰阴性菌、产气荚膜梭状芽胞杆菌、军团菌及厌氧球菌的活性强于红霉素，对革兰阳性球菌的抗菌活性较红霉素略差。平均血清半衰期可长达 68 小时。组织穿透力强，组织中的浓度显著高于血液，主要以原形自胆道排出，少部分经尿液排出。

【剂型规格】 片剂：250mg/片；干混悬剂：100mg/袋；粉针剂：500mg/瓶。

【适应证】 主要用于敏感菌所致的咽炎、扁桃体炎、急性鼻窦炎、社区获得性肺炎和慢性支气管炎轻中度急性细菌感染、无并发症的皮肤及皮肤软组织感染；尿道炎、宫颈炎等，也用于鸟胞内分枝杆菌及快生长非结核分枝杆菌感染的治疗和预防。

【禁忌证】 对大环内酯类药物过敏者禁用。

【用法】 口服：首剂 500mg，qd，之后 250mg qd，持续 4 天；或 500mg qd；静脉：500mg qd。

【不良反应】 与克拉霉素相似。

【点评】 阿奇霉素的半衰期很长，长期用药易导致体内药物蓄积，部分患者在停药后有过敏症状的出现。对肺炎支原体的作用在大环内酯类药物中最强。

四、喹诺酮类

喹诺酮类又称吡酮酸类或吡啶酮酸类，是指人工合成的含有 4-喹诺酮母核的一类抗菌药物。本类药物为繁殖期杀菌药。根据上市的时间和抗菌性能的不同，可分为四代，目前临床常用的药物为第三（诺氟沙星、环丙沙星、氧氟沙星、左氧氟沙星）、四（莫西沙星、加替沙星）代产品，这些药物的结构中均有氟原子，因此也称为氟喹诺酮类药物。

本类药物主要通过作用于细菌的 DNA 旋转酶和拓扑异构酶Ⅳ，干扰 DNA 合成而引起细菌死亡，为广谱抗菌药物，对革兰阳性菌、阴性菌，不典型病原菌如支原体、衣原体、军团菌等及部分厌氧菌均有效。但在我国耐药性问题较为突出，部分肠杆菌科细菌的耐药率甚至超过 50%，需引起关注。

喹诺酮类药物有潜在的致畸作用，并对骨骼发育有损伤，故孕妇、哺乳期妇女及 18 岁以下未成年人尽量避免使用。此外，本类药物还可以引起胃肠道反应、皮肤光过敏、关节病变、肌腱断裂、Q-T 间期延长、中枢神经系统症状等不良反应。

1. 诺氟沙星：Norfloxacin

【作用特点】对需氧革兰阴性菌有效；对铜绿假单胞菌有效。

【剂型规格】胶囊：0.1g/粒。

【适应证】主要用于治疗敏感菌所致的尿路感染、单纯性淋球菌性尿道炎、宫颈炎和前列腺炎以及肠道感染。

【禁忌证】对氟喹诺酮类药物过敏者禁用；对本药或其他喹诺酮类药出现肌腱炎或肌腱断裂的患者禁用。

【用法】口服：每次 0.3~0.4g，每日 2 次。

【不良反应】胃肠道反应；过敏反应，包括过敏性休克、药物热、皮疹如多形性红斑、Stevens-Johnson 综合征、中毒性表皮坏死松解症等；光敏反应；肾毒性；肝毒性；中枢神经系统反应如头痛、眩晕、癫痫发作、焦虑、抑郁、失眠等；周围神经病变；全血细胞减少；Q-T 间期延长和尖端扭转性室速；肌腱炎和肌腱断裂（在大于 60 岁的老人、应用糖皮质激素者风险更高）；血糖异常；抗生素相关性腹泻；二重感染等。

【点评】抗菌效力较弱，仅适用于轻症感染。

2. **环丙沙星（西普乐）：Ciprofloxacin**

【作用特点】对需氧革兰阴性菌有效；对铜绿假单胞菌有效，对沙眼衣原体、支原体及结核杆菌有效；对厌氧菌的作用差。

【剂型规格】注射液：0.2g/瓶。

【适应证】主要用于治疗敏感菌所致的泌尿生殖道感染、下呼吸道感染、急性鼻窦炎、皮肤及其组织感染、骨关节感染、复杂性腹腔内感染、感染性腹泻；伤寒。也可用于结核分枝杆菌和部分非结核分枝杆菌、吸入性和皮肤炭疽等的治疗。

【禁忌证】对氟喹诺酮类药物过敏者禁用；对本药或其他喹诺酮类药出现肌腱炎或肌腱断裂的患者禁用。

【用法】静脉滴注：0.4g，每日2次。

【不良反应】与诺氟沙星类似。

【点评】同类药物中对铜绿假单胞菌效力较强但易诱发耐药。

3. **左氧氟沙星（可乐必妥、利复星）：levofloxacin**

【作用特点】对革兰阳性球菌如甲氧西林敏感的葡萄球菌、溶血性链球菌和肺炎链球菌的作用增强，对需氧革兰阴性菌等的抗菌活性与环丙沙星类似。半衰期为5~7小时，主要以原形经肾脏排泄。

【剂型规格】注射液：0.5g/瓶；片剂：0.5g/片，0.1g/片。

【适应证】与环丙沙星相似。

【禁忌证】对氟喹诺酮类药物过敏者禁用；对本药或其他喹诺酮类药出现肌腱炎或肌腱断裂的患者禁用。

【用法】静脉滴注：0.5g，每日1次；口服：0.5g每日1次，或0.2g每日2次。

【不良反应】与诺氟沙星相似。

【点评】口服生物利用度极佳。

4. **莫西沙星（拜复乐）：Moxifloxacin**

【作用特点】对革兰阳性球菌和厌氧菌的抗菌活性增强，

对革兰阴性菌等的抗菌活性与环丙沙星类似；对不典型病原体如军团菌、支原体、衣原体、立克次体等也有较好的活性；对结核菌及部分非结核分枝杆菌有效。组织浓度高，在呼吸道上皮中的浓度较高。半衰期为 11~15 小时。

【剂型规格】注射液：0.4g/瓶；片剂：0.4g/片。

【适应证】主要用于敏感菌所致的下列感染：急性细菌性鼻窦炎、慢性支气管炎急性发作、社区获得性肺炎、单纯性和复杂性皮肤软组织感染、复杂性腹腔感染。也可作为结核感染治疗的二线用药。

【禁忌证】对氟喹诺酮类药物过敏者禁用；对本药或其他喹诺酮类药出现肌腱炎或肌腱断裂的患者禁用。

【用法】静脉滴注：0.4g，每日 1 次；口服：0.4g 每日 1 次。

【不良反应】与诺氟沙星相似。

【点评】作为呼吸喹诺酮药物的代表，莫西沙星用于呼吸系统感染更为多见，因其很少通过尿道排泄，尿道的药物浓度低，一般不用于泌尿系感染。肾功能异常也无须调整剂量。

五、其他常用抗细菌药物

1. 多西环素（强力霉素）：Doxycycline

【作用特点】四环素类药物，与细菌核糖体 30S 亚基可逆性结合，阻碍蛋白质合成，从而起到抑菌作用。为广谱抗生素，对草绿色链球菌、化脓性链球菌、肺炎链球菌、金黄色葡萄球菌、梭状芽胞杆菌、炭疽杆菌、大肠埃希菌、产气荚膜杆菌、布氏菌、流感嗜血杆菌、霍乱弧菌等有抗菌活性，对立克次体、支原体、衣原体、螺旋体及某些原虫也有抑制作用。

【剂型规格】片剂：50mg/片，100mg/片；胶囊：100mg/粒。

【适应证】主要用于治疗的敏感菌所致的呼吸道感染、泌尿生殖系感染，也用于斑疹伤寒、Q 热、立克次体痘疹等立克次体感染、支原体肺炎、鹦鹉热、沙眼衣原体感染、非淋菌性尿道炎、鼠疫、兔热病、霍乱、布鲁氏菌病、梅毒螺旋体感染、莱姆病、快生长的非结核分枝杆菌感染等，也可用于预防疟疾和钩端螺旋体感染。

【禁忌证】对四环素类药物过敏者禁用。不可用于孕妇及8岁以下儿童，除非在其他药物治疗无效时方可考虑。

【用法】口服：首日剂量100mg q12h；维持剂量50mg q12h；严重感染时100mg q12h。

预防疟疾：100mg，每日1次，在去疟疾流行区的1～2天前开始用药，直至离开流行区后4周。

【不良反应】消化道反应如恶心、呕吐、腹泻；肝毒性；过敏反应如皮疹、荨麻疹等；血管神经性水肿；血清病样反应；光敏性；良性颅内压增高、眩晕、耳鸣、听力下降等；溶血性贫血、血小板降低、白细胞减少等血常规异常；菌群失调，继发二重感染如假膜性肠炎等。

【点评】四环素类药物可沉积在牙齿及骨骼中，致牙齿产生不同程度的变色黄染，牙釉质发育不良及龋齿，并可致骨发育不良，故在怀孕后期、婴儿期及8岁以下儿童不可使用四环素类药物。

2. 米诺环素（美满霉素）：Minocycline

【作用特点】四环素类药物，抗菌谱与多西环素类似，抗菌活性在四环素类药物中最强。

【剂型规格】片剂：100mg/片。

【适应证】与多西环素类似。

【禁忌证】对四环素类药物过敏者禁用。不可用于孕妇及8岁以下儿童，除非在其他药物治疗无效时方可考虑。

【用法】口服：首剂200mg，以后100mg q12h。

【不良反应】与多西环素类似。

【点评】四环素类药物对食管刺激较大，故不可睡前服用，并且服用时应饮用足量的液体，以减少食管刺激和溃疡形成。

3. 替加环素（泰格）: Tigecycline

【作用特点】甘氨酰四环素类药物，是米诺环素的衍生物，对核糖体的结合能力是其他四环素类药物的 5 倍，抗菌谱广泛，对革兰阳性球菌包括耐甲氧西林金葡萄（MRSA）、耐万古霉素肠球菌（VRE）等耐药菌均有抗菌活性，对革兰阴性菌及厌氧菌也有较强的抗菌活性，对鲍曼不动杆菌有效，但对铜绿假单胞菌无效。

【剂型规格】粉针剂: 50mg/瓶。

【适应证】主要用于 18 岁及以上患者的由敏感菌所致的复杂性皮肤软组织感染、复杂性腹腔感染及社区获得性肺炎。

【禁忌证】禁用于已知对本品任何成分过敏的患者。

【用法】静脉滴注: 首剂 100mg，以后 50mg q12h。

【不良反应】与四环素类似的不良反应；此外，已有替加环素的过敏反应/类过敏反应的报告，并且可能威胁生命；已知四环素过敏的患者使用时应慎重。已有使用替加环素后出现肝功能紊乱和肝衰竭的报告；呼吸机相关性肺炎的患者使用替加环素后观察到较低治愈率和更高死亡率；已有使用替加环素后出现胰腺炎，包括死亡的报告。

【点评】替加环素作为最近上市的广谱抗生素，对诸多耐药菌如耐甲氧西林金葡萄（MRSA）、超广谱 β-内酰胺酶（ESBL）阳性革兰阴性杆菌、特别是多耐药的鲍曼不动杆菌等均有效，但临床实践显示，针对鲍曼不动杆菌，替加环素单药很难获得满意的疗效，呼吸机相关性肺炎的患者使用替加环素后观察到较低治愈率和更高死亡率；这可能与其对铜绿假单胞菌无效有关；也有人将其剂量翻倍后疗效似有改善，仍需要进一步的研究证实。肾功能不全者无须调整剂量。

4. 氯霉素: Chloramphenicol

【作用特点】通过与核糖体 50S 亚基的可逆性结合，阻止蛋白质的合成，从而起到抑菌作用。抗菌谱较广，对革兰阴性菌、阳性菌、厌氧菌、立克次体、衣原体、螺旋体菌有抗菌活性。但对革兰阴性菌的活性更强，对革兰阳性菌的活性弱于青霉素。脑膜通透性较好。

【剂型规格】注射液：0.25g/瓶。

【适应证】主要用于敏感菌所致的各种严重感染，但应在无其他低毒性药物可替代时使用。

【禁忌证】对氯霉素过敏或出现明显毒性反应的患者禁用。

【用法】静脉：每日 1~2g，q8h~q6h。

【不良反应】血液系统的影响：再生障碍性贫血、血小板减少症、白细胞或粒细胞减少症；灰婴综合征、神经系统反应如精神错乱、谵妄、头痛、周围神经炎、视神经炎；过敏反应；消化道反应；二重感染等。

【点评】氯霉素只能用于其他毒性更小的药物无效或者禁用的严重感染。使用期间应密切监测血常规变化，一旦出现血细胞减少或其他相关的异常，应立即停药。同时应尽可能避免重复使用氯霉素治疗。

5. 万古霉素（稳可信）：Vancomycin

【作用特点】糖肽类抗生素，与肽聚糖聚合物前体 D-丙酰胺-D-丙氨酸形成复合物，抑制其与肽聚糖末端的结合，从而抑制细胞壁的合成和组装。对多数革兰阳性菌具有杀菌作用，对肠球菌属具有抑菌作用。

【剂型规格】针剂：500mg/瓶。

【适应证】适用于葡萄球菌属，尤其是耐甲氧西林葡萄球菌所致的心内膜炎、骨髓炎、肺炎、败血症或皮肤软组织感染；也可用于肠球菌、链球菌和棒状杆菌属如类白喉杆菌心内膜炎的治疗；口服用于难辨梭菌引起的假膜性肠炎的治疗。

【禁忌证】对本药过敏者禁用。其他糖肽类药物过敏者、听神经障碍及肾功能不全者慎用。

【用法】成人常规剂量 1g Q12h 静点；滴速不可超过

10mg/min 或用药时间 60 分钟以上。治疗假膜性肠炎：125mg 每日 4 次口服。

【不良反应】 肾毒性，耳毒性（包括听力丧失、头晕、眩晕、耳鸣），过敏反应如皮疹（包括剥脱性皮炎、Stevens-Johnson 综合征、中毒性表皮坏死松解症等）、药物热、快速输注可致红人综合征或疼痛、胸背部肌肉痉挛；白细胞或粒细胞减少症、血小板减少。

【点评】 对于非耐药的革兰阳性菌，万古霉素的作用要弱于青霉素及其他一、二代头孢菌素，因此，对于链球菌或甲氧西林敏感的葡萄球菌，不宜首先万古霉素治疗，除非 β-内酰胺类药物过敏；和其他肾毒性药物合用会加重其毒性；有条件者应做血药浓度监测，应在第 4 剂用药后、第 5 剂用药前 1 小时测定万古霉素浓度，推荐为 15μg/ml。

6. 去甲万古霉素（万迅）：Norvancomycin

【作用特点】 糖肽类抗生素，抗菌谱及抗菌活性与万古霉素类似。

【剂型规格】 针剂：0.4g/瓶。

【用法】 静脉滴注：0.4~0.8g q12h；口服（仅用于治疗假膜性肠炎）：0.4g 每日 4 次口服。

【不良反应】 与万古霉素类似。

【注意事项】 和氨基糖苷类或袢利尿剂等药物合用时会加重其肾毒性。

7. 替考拉宁（他格适）：Teicoplanin

【作用特点】 糖肽类抗生素，抗菌谱与万古霉素相似。本药的蛋白结合率接近 90%，半衰期超过 150 小时，主要以原形经肾脏排泄。

【剂型规格】 针剂：200mg/瓶。

【适应证】 适用于葡萄球菌属，尤其是耐甲氧西林葡萄球菌所致的骨髓炎、肺炎、败血症或皮肤软组织感染；也可用于难辨梭菌引起的假膜性肠炎的治疗。

【禁忌证】 对本药过敏者禁用。对其他糖肽类药物过敏者慎用。

【用法】静脉滴注或肌内注射：中度感染：首剂 400mg；之后 200mg qd 维持；严重感染：400mg q12h，3 剂后改为 400mg qd 维持。

【不良反应】肾毒性、耳毒性（包括听力丧失、头晕、眩晕、耳鸣）较万古霉素少，过敏反应如皮疹（包括剥脱性皮炎、Stevens-Johnson 综合征、中毒性表皮坏死松解症等）、药物热、消化道反应；肝毒性；输液反应；白细胞或粒细胞减少症、血小板减少。

【点评】和其他肾毒性药物合用会加重其毒性；可能存在与万古霉素的交叉过敏反应。

8. 克林霉素：Clindamycin

【作用特点】林可酰胺类抗生素，作用于细菌核糖体的 50S 亚基，通过抑制肽链的延长而影响蛋白质的合成；对大多数革兰阳性球菌、梭状芽胞杆菌、厌氧菌等有抗菌活性，对厌氧菌作用强。

【剂型规格】针剂：600mg/瓶。

【适应证】适用于厌氧菌引起的腹盆腔感染；还可用于敏感的革兰阳性球菌引起的肺炎、肺脓肿、脓胸、皮肤软组织感染、骨关节感染、血流感染等的治疗。

【禁忌证】对本药过敏者禁用。

【用法】静脉滴注或肌内注射：革兰阳性菌感染 600~1200mg/d，分 2~4 次给予；厌氧菌感染：1200~2700mg/d，分 2~4 次给予；极严重感染每日用量可达 4800mg。

【不良反应】食管炎；消化道反应；过敏反应如皮疹（包括多形性红斑、剥脱性皮炎、Stevens-Johnson 综合征、中毒性表皮坏死松解症等）、药物热，肝毒性；多关节炎；神经肌肉阻滞等。

【点评】克林霉素与大环内酯类有拮抗作用，不可联合应用。本药在骨髓中浓度较高，是敏感的金黄色葡萄球菌骨髓炎的首选治疗药物。

9. 磷霉素：Fosfomycin

【作用特点】其作用机制为抑制细菌细胞壁的早期合成而导致细菌死亡；对金黄色葡萄球菌、表皮葡萄球菌具有抗菌活性，对革兰阴性菌如大肠埃希菌、肺炎克雷伯菌、沙雷菌属、志贺菌属、铜绿假单胞菌、产气肠杆菌、弧菌属等有效。

【剂型规格】针剂：4g/瓶。

【适应证】适用于敏感菌所致的呼吸道感染、尿路感染、皮肤软组织感染等。

【禁忌证】对本药过敏者禁用。

【用法】静脉滴注或注射：8~16g/d，分2~3次给予，用5%葡萄糖溶液配制；最大剂量不超过32g/d。

【不良反应】消化道反应；过敏反应；肝毒性；心悸等。

【点评】常用制剂为磷霉素钠盐，含钠量较高，对于心肾功能不全和高血压患者慎用。

10. 利奈唑胺（斯沃）：linezolid

【作用特点】噁唑烷酮类抗生素，作用于细菌核糖体的50S亚基，抑制mRNA与核糖体连接，阻止70S起始复合物的形成，从而抑制了细菌蛋白质的合成。对革兰阳性球菌的作用与万古霉素相似，对耐万古霉素的肠球菌（VRE）也有效。

【剂型规格】注射液：600mg/袋；片剂：600mg/片。

【适应证】主要用于治疗VRE感染、金黄色葡萄球菌或链球菌引起的医院获得性肺炎、社区获得性肺炎及单纯性或复杂性皮肤软组织感染。也可用于泛耐药结核菌感染、奴卡菌感染及非结核分枝杆菌感染的治疗。

【禁忌证】对本药过敏者禁用。

【用法】静脉滴注或口服：600mg q12h。

【不良反应】骨髓抑制，以血小板减少常见，也可见白细胞或粒细胞减少、贫血等；过敏反应；消化道反应包括恶心、呕吐、味觉改变、腹痛等；视神经炎及外周神经炎（在

抗感染药物

长疗程用药时明显）；癫痫发作；继发二重感染如念珠菌感染、假膜性肠炎等。

【点评】利奈唑胺为单胺氧化酶抑制剂，不得与肾上腺素能药物如伪麻黄碱、多巴胺、肾上腺素及 5-羟色胺再摄取抑制剂如抗抑郁药合用；用药期间应避免大量食用高酪胺含量的食物。

11. 多黏菌素 E：Polymyxin E

【作用特点】短肽类抗生素，相当于表面活性剂，作用于细菌的细胞膜，破坏其完整性，起到杀菌作用。对革兰阴性菌有效，包括铜绿假单胞菌、耐药的大肠埃希菌、肺炎克雷伯菌等。

【剂型规格】针剂：50mg/支（50 万 U）。

【适应证】主要用于治疗敏感的革兰阴性菌引起的各种急性和慢性感染。

【禁忌证】对本药过敏者禁用，肾功能不全者慎用。

【用法】静脉滴注：多黏菌素 E 硫酸盐 每日 100～150mg；甲烷磺酸盐每日 150～300mg；分 2～4 次静脉滴注。

【不良反应】肾毒性较强，表现为蛋白尿、管型尿、血尿、肾功能异常；暂时性的神经毒性，包括头面部麻木、感觉异常和周围神经炎，严重者可出现昏迷、抽搐和共济失调等，多数在用药后 4 天出现，停药可缓解；过敏反应如发热、皮疹、皮肤瘙痒等。可以引起肌无力和呼吸抑制。

【点评】本药毒性较大，仅在其他低毒性药物无效时才考虑使用。

12. 夫西地酸（立思丁）：Fucidin

【作用特点】作用于细菌核糖体，抑制 mRNA 的位移，阻断细菌蛋白质的合成。对葡萄球菌等革兰阳性球菌有高度抗菌活性。

【剂型规格】针剂：500mg/支。

【适应证】对 MRSA 也有效。主要用于治疗葡萄球菌属所致的各种感染，如皮肤软组织感染、肺部感染、骨髓炎、心内膜炎、血流感染等。

【禁忌证】对本药过敏者禁用。

【用法】静脉滴注：500mg q8h。

【不良反应】过敏反应；消化道反应；肝功能损害；静脉炎等。

【点评】本药对革兰阴性菌无效；虽然对葡萄球菌感染有效，但一般不作为严重感染者的首选用药。

13. 复方磺胺甲噁唑：Trimethoprim Plus Sulfamethoxazole

【作用特点】为磺胺甲噁唑与甲氧苄啶的复合制剂；磺胺甲噁唑与对氨基苯甲酸竞争，与细菌二氢叶酸还原酶可逆性结合，抑制二氢叶酸向四氢叶酸转化。对葡萄球菌、链球菌、大肠埃希菌、产气肠杆菌、流感嗜血杆菌、变形杆菌、淋球菌、脑膜炎双球菌及奴卡菌、肺孢子菌、弓形虫、沙眼衣原体等有效。

【剂型规格】片剂：480mg/片（磺胺甲噁唑400mg+甲氧苄啶80mg）。

【适应证】主要用于治疗敏感菌所致的尿路感染、呼吸道感染、急性中耳炎、细菌性痢疾、旅行者腹泻；还用于治疗和预防肺孢子菌肺炎、奴卡菌感染；用于作为弓形虫感染的替代用药。

【禁忌证】对磺胺类药物过敏者禁用，肾功能不全者慎用。新生儿及2个月以下婴儿禁用。

【用法】口服：一般感染2片，q12h；肺孢子菌肺炎磺胺甲噁唑每日75～100mg/kg，甲氧苄啶每日15～20mg/kg，分4次服用；预防肺孢子菌肺炎：2片 qd。

【不良反应】过敏反应较为常见，包括药物热、皮疹如固定性药疹、多形性红斑、Stevens-Johnson综合征、中毒性表皮坏死松解症等；血液系统影响，包括白细胞或粒细胞减少、血小板减少、贫血或溶血性贫血，偶见再生障碍性贫血；肝肾功能损害；消化道反应；末梢神经炎等。

【点评】复方磺胺是治疗肺孢子菌肺炎最有效的首选用药，也是国内治疗弓形虫感染的首选用药。用药期间需足量饮水以防结晶尿和结石形成。

14. 甲硝唑（佳尔纳）：Metronidazole

【作用特点】硝基咪唑类抗生素；药物进入细菌体内后，被还原成多种对细胞内靶位有毒性作用的产物。具有强大的抗厌氧菌活性；但对放线菌属、乳酸杆菌、双歧杆菌及短棒菌苗属无效。对滴虫及阿米巴原虫也有效。

【剂型规格】针剂：0.5g/瓶；片剂：0.2g/片。

【适应证】主要用于各种厌氧菌感染的治疗，如牙周脓肿、腹腔感染、皮肤软组织感染、妇科感染、血流感染、骨关节感染、中枢神经系统感染、下呼吸道感染等，以及滴虫病和阿米巴病的治疗。也用于治疗难辨梭菌引起的假膜性肠炎。

【禁忌证】对本药或其他硝基咪唑类药物过敏者禁用。孕妇及哺乳期妇女禁用。

【用法】静脉滴注：首次剂量按 15mg/kg，维持剂量 7.5mg/kg，每隔 8~12 小时 1 次；每次最大剂量不超过 1g，每日最大剂量不超过 4g；口服：每次 0.2~0.4g，每日 3 次。

【不良反应】胃肠道反应：口腔内金属味；神经系统反应如眩晕、头痛、肢体麻木、感觉异常、共济失调、周围神经炎、癫痫发作等；过敏反应，包括药物热、瘙痒、皮疹、荨麻疹、面部潮红等；排尿困难、深色尿、膀胱炎；白细胞减少、血小板减少、T 波低平等。

【点评】使用甲硝唑期间不得饮酒或饮用含酒精的饮料，否则易出现胃痉挛、恶心、呕吐、头痛、面部潮红等双硫仑样反应。

15. 替硝唑：Tinidazole

【作用特点】硝基咪唑类抗生素；抗菌谱与甲硝唑相似，但半衰期长，达 9~11 小时。

【剂型规格】片剂：0.5g/片。

【适应证】　主要用于各种厌氧菌和滴虫、阿米巴感染的治疗。

【禁忌证】　对本药或其他硝基咪唑类药物过敏者禁用。孕妇及哺乳期妇女禁用。

【用法】　口服：1~2g，每日1次。

【不良反应】　与甲硝唑相似。

第二节　抗结核药物

结核病的药物治疗应遵循早期、规律、全程、适量、联合五项基本原则。治疗方案应包括两个阶段：强化治疗阶段（3~4种药，8~12周）和巩固治疗阶段（2~3种药）。以下所列为抗结核的一线基本用药，多用于初治病例；其他抗结核药如对氨基水杨酸钠、卷曲霉素、氨基苷类、新大环内酯类（如阿奇霉素）、氟喹诺酮类（如左氧氟沙星）、碳青霉烯类、头孢西丁、多西环素、利奈唑胺等均有抗结核作用，可用于耐药结核及非结核分枝杆菌病。

1. 异烟肼（INH, H）：Isoniazid

【作用特点】　异烟酸肼类药物；通过抑制分枝菌酸合成，使分枝杆菌的细胞壁破裂，也抑制过氧化氢酶-过氧化物酶。通过肝脏代谢。

【剂型规格】　针剂：0.1g/瓶；片剂：0.1g/片。

【用法】　口服：5mg/（kg·d），一般不超过300mg/d，qd；静脉：0.3g+NS 250ml，ivgtt，qd。

【不良反应】　可引起重度甚至致死性肝炎；其他包括周围神经病变（与 $VitB_6$ 代谢有关）；过敏反应，包括药物热、皮疹等；药物性狼疮；消化道症状如恶心、呕吐、上腹不适等；癫痫发作、精神异常；视神经炎；关节痛；粒细胞减少、贫血、血小板减少等。

【点评】　异烟肼所致的肝炎在老年人、围生期妇女中发生率较高，在慢性乙型肝炎、丙型肝炎及 HIV 感染的患者中发生率也增加。用药期间合用对乙酰氨基酚或饮酒会增加肝炎的发生；故服用异烟肼的患者应避免饮酒及应用对乙酰氨基酚。

2. 利福平（RFP，R）：Rifampicin

【作用特点】利福霉素类药物；通过抑制细菌的 RNA 聚合酶活性，从而干扰核酸的合成。用于治疗各种类型结核病，也可与多西环素联合用于治疗布鲁氏菌感染，或用于联合治疗金黄色葡萄球菌感染。

【剂型规格】胶囊：0.15g/粒。

【用法】口服：每日 10mg/kg，一般不超过 600mg/d，qd；布氏菌病：600mg，po，qd。

【不良反应】过敏反应包括发热、皮疹、间质性肾炎等；流感样症候群；肝损；消化道症状如恶心、食欲缺乏、呕吐、上腹不适、胃肠胀气等；肾功能受损；白细胞减少、溶血性贫血、血小板减少等。

【点评】利福平是细胞色素 P450 酶的诱导剂，应尽量避免与经该途径代谢的药物合用或监测血药浓度以调整剂量。间断给药易出现过敏相关的不良反应。利福霉素类可致体液、分泌物及排泄物呈橘红色或红色，需向患者解释。

3. 利福喷汀：Rifapentine

【作用特点】半合成长效利福霉素类药物，半衰期长达 18 小时，作用机制类似于利福平，副作用略减少。

【剂型规格】胶囊：0.15g/粒。

【用法】口服：450~600mg，1~2 次/周。

【不良反应】与利福平类似。

【注意事项】尽可能空腹服用，与食物同服可减少其吸收，但可减少胃肠道不适。

4. 乙胺丁醇（EMB，E）：Ethambutol

【作用特点】通过抑制结核分枝杆菌细胞壁合成中的阿拉伯糖转移酶，干扰其细胞壁的合成。除用于结核菌感染外，也可用于部分非结核分枝杆菌如鸟胞内分枝杆菌复合

抗感染药物

群、堪萨斯分枝杆菌、牛分枝杆菌等。

【剂型规格】片剂：0.25g/片。

【用法】口服：每日 15~20mg/kg，po，qd。

【不良反应】大剂量使用易引起视神经炎，表现为视力下降、视野缺损、视敏感度减退等；末梢神经炎病变；过敏反应，包括发热、皮疹等；血小板减少；关节痛；高尿酸血症等。

【点评】使用乙胺丁醇的患者应每个月定期进行视力、视野及色觉等检查。视神经的损害程度与血清中的药物浓度及疗程有关。

5. 吡嗪酰胺（PZA，Z）：Pyrazinamide

【作用特点】烟酰胺类似物，在细胞内及酸性环境下的抗菌活性明显增强，对巨噬细胞内的半休眠菌有效。

【剂型规格】片剂：0.25g/片。

【用法】口服：每日 15~30mg/kg，po，qd 或 0.25~0.5g，po，tid。

【不良反应】肝损；高尿酸血症；痛风；过敏反应包括发热、皮疹等；关节痛；消化道症状包括食欲缺乏、恶心、呕吐、腹泻等；血小板减少；贫血；卟啉病等。

【注意事项】急性痛风患者或严重肝损害者禁用吡嗪酰胺。

6. 链霉素（SM，S）：Streptomycin

详见第一节"链霉素"。

第三节 抗真菌药物

真菌感染分为浅部真菌感染和深部真菌感染。前者常首选局部用药，而后者因其临床复杂性及严重性，一般需全身用药。常用的治疗深部真菌感染的药物包括多烯类（两性霉素B、制霉菌素）、三唑类（氟康唑、酮康唑、伊曲康唑、伏立康唑、泊沙康唑）、棘白菌素类（卡泊芬净、米卡芬

抗感染药物

净)、氟胞嘧啶等。

1. 氟康唑 (大扶康、三维康)：Fluconazole

【作用特点】 三唑类抗真菌药；高度选择性干扰真菌的细胞色素 P-450 的活性，从而抑制真菌细胞膜上麦角固醇的生物合成。对白念珠菌及大多数非白念珠菌、新生隐球菌、皮炎芽生菌、粗球孢子菌有抗菌作用。克柔念珠菌天然耐药、光滑念珠菌多呈剂量依赖性敏感。

【剂型规格】 注射液：200mg/瓶，100mg/瓶；胶囊：50mg/粒，150mg/粒。

【适应证】 主要用于治疗敏感的念珠菌所致的各种感染包括口咽部及食管念珠菌病、念珠菌性阴道炎、念珠菌性肺炎、腹膜炎、血流感染等，以及隐球菌病及隐球菌性脑膜炎。也可用于骨髓移植患者预处理时预防念珠菌感染。

【禁忌证】 对本药及其类似物过敏者禁用。孕妇、哺乳期妇女、6 个月以下婴儿不建议使用。

【用法】 口服：念珠菌性阴道炎 150mg 1 次；口咽部及食管念珠菌感染 首日 200mg，以后 100mg 每日 1 次；静脉：系统性念珠菌感染：首日 400~800mg，以后 200~400mg qd。

【不良反应】 肝毒性；过敏反应；消化道反应；Q-T 间期延长和尖端扭转型室速；白细胞减少症、血小板减少症；高胆固醇血症；低血钾等。

【点评】 氟康唑是浓度依赖性抗真菌药物，日剂量（mg）/MIC 值对预测治疗效果有较大的意义，对于黏膜念珠菌感染，日剂量（mg）/MIC<25 治疗失败的可能性大；而对于念珠菌血症，则要求日剂量（mg）/MIC>50，才可以获得较好的治疗效果。氟康唑是细胞色素酶 P450-CYP3A4 的抑制剂，可能使经该酶代谢的药物的血药浓度升高，临床合并用药时需谨慎。

2. 伊曲康唑 (斯皮仁诺)：Itraconazole

【作用特点】 三唑类抗真菌药；抗菌谱较氟康唑广，对皮肤真菌、念珠菌、新生隐球菌、双相真菌如皮炎芽生菌、组织胞质菌、申克孢子丝菌以及曲霉菌等有效。

【剂型规格】注射液：0.25g/袋；胶囊：0.1g/粒；口服液：1% 1.5g 150ml/瓶。

【适应证】主要用于治疗敏感菌所致的各种浅表或深部感染。

【禁忌证】对本药及其类似物过敏者禁用。室性心功能不全者（充血性心力衰竭或有充血性心力衰竭病史）禁用。

【用法】静脉滴注：250mg 每日 2 次，连用 4 次后改为 250mg 每日 1 次维持；口服：200mg 每日 1~2 次。

【不良反应】消化道反应；过敏反应；Q-T 间期延长、尖端扭转型室速、室速、心脏骤停；肝功能异常；膀胱炎；头痛；震颤；肌痛；听力损害；低血钾等。

【点评】伊曲康唑是细胞色素 P450 酶 CYP3A4 的抑制剂，能增加经此途径代谢的药物的血药浓度，禁与西沙比利、匹莫齐特、奎尼丁、多非利特等合用，因为可以导致致死性心律失常。肌酐清除率在 30ml/min 以下的患者静脉用药时会出现赋形剂 β-环糊精的蓄积，推荐改为口服给药。

3. 伏立康唑（威凡）：Voriconazole

【作用特点】三唑类广谱抗真菌药；对除结合菌属以外的多数真菌有效。

【剂型规格】针剂：0.2g/瓶；片剂：0.2/片。

【适应证】主要用于治疗侵袭性曲霉菌病、念珠菌血症、播散性念珠菌病、尖端赛多孢子菌和镰刀菌属引起的严重真菌感染。

【禁忌证】对本药及其辅料过敏者禁用。对其他三唑类药物过敏者慎用。

【用法】静脉滴注：首日 6mg/kg 每 12 小时 1 次，以后 4mg/kg，每 12 小时 1 次；口服：体重大于 40kg，200mg 每 12 小时 1 次；体重小于 40kg，100mg 每 12 小时 1 次。

【不良反应】视神经炎、视盘水肿；肝毒性；消化道反应；过敏反应；Q-T 间期延长、尖端扭转型室速；头痛、癫痫发作；电解质紊乱；血常规异常等。

【点评】伏立康唑是侵袭性肺曲霉菌病的首选治疗，其疗效要优于两性霉素 B，而不良反应显著减少。伏立康唑可以透过血脑屏障，故也有用于治疗中枢神经系统真菌感染包括隐球菌性脑膜炎治疗的报道。肌酐清除率在 50ml/min 以下的患者静脉用药时会出现赋形剂磺丁基-β-环糊精的蓄积，推荐改为口服给药。伏立康唑也是细胞色素酶 P450 系统的抑制剂，可以提高经过该酶代谢的药物的血药浓度。

4. 制霉菌素：Nystatin

【作用特点】多烯类广谱抗真菌药；与真菌细胞膜上的甾醇结合，使细胞膜的通透性改变，导致细胞内容物泄漏而起抗菌作用；抗菌谱与两性霉素 B 相似，但抗菌活性较弱；口服后几乎不吸收。

【剂型规格】片剂：0.5MU/片。

【适应证】主要用于治疗皮肤、黏膜、肠道和阴道的念珠菌感染；局部用药为主；口服可用于治疗消化道念珠菌感染。

【禁忌证】对本药过敏者禁用。

【用法】局部用药：口腔念珠菌感染：1MU 溶于 10ml 甘油溶液，涂患处，q6h~q4h。

【不良反应】局部应用时不良反应少见，口服后可引起暂时性恶心、呕吐、食欲不振、腹泻等消化道反应。

【点评】对深部真菌病无效。

5. 两性霉素 B：Amphotericin B（普通两性霉素 B，非脂质型）

【作用特点】多烯类广谱抗真菌药；与真菌细胞膜上麦角固醇结合，使膜的通透性增加，使细胞内容物外漏而起到杀菌作用。对念珠菌、隐球菌等酵母菌、曲霉菌、毛霉菌、球孢子菌、组织胞质菌、皮炎芽生菌、马尔尼菲青霉菌等具有良好的活性。但葡萄牙念珠菌天然耐药，假阿利什菌、镰刀菌等大多耐药。

【剂型规格】针剂：25mg/瓶。

【适应证】主要用于治疗可能危及生命的真菌感染，如曲霉菌病、隐球菌病、芽生菌病、播散性念珠菌病、球孢子菌病、组织胞质菌病、结合菌病和孢子丝菌病，以及由毛霉菌、犁头霉菌及蛙粪霉属等所致的感染。

【禁忌证】对两性霉素 B 及其任何成分过敏者禁用。肾功能不全者慎用。

【用法】静脉滴注：从小剂量 0.5~1mg 起始，逐日增加剂量至 0.5~0.7mg/kg 每日 1 次输注；一般每日剂量不超过 1mg/kg。用 5% 葡萄糖溶液稀释；避光慢点，输液时间不短于 6 小时；输液前应用异丙嗪 25mg 肌注、地塞米松 2~5mg 入壶或对乙酰氨基酚口服可以减轻输液反应。

【不良反应】输液反应：输液过程中或输液后出现寒战、高热、严重头痛、恶心、呕吐，有时可出现血压下降；肾毒性；电解质紊乱，尤以低钾血症明显；经周围静脉输注时静脉炎非常多见，建议通过中心静脉给药；肝毒性；心律失常；过敏反应；血液系统异常等。

【点评】本药目前为深部真菌病治疗的金标准；两性霉素 B 联合氟胞嘧啶是隐球菌性脑膜炎特别是 HIV 患者隐球菌性脑膜炎的首选治疗；主要用于治疗进展性、可能危及生命的真菌感染，不用于治疗非侵袭性真菌感染。两性霉素 B 在 pH 范围 4~6 的溶液中较稳定，因此在只适于加入 5% 葡萄糖溶液输注。国内当两性霉素 B 的剂量超过每日 0.6mg/kg 时，患者常出现肾功能受损等不良反应而难以耐受，减量后停用后可恢复，故对于隐球菌脑膜炎等慢性侵袭性真菌病，两性霉素 B 的应用强调中小剂量、长疗程，达到一定的累积剂量。

6. 氟胞嘧啶：Flucytosine

【作用特点】氟化嘧啶类似物；干扰真菌 DNA 及蛋白的合成。对念珠菌及隐球菌有很好的抑制作用。

【剂型规格】片剂：0.5/片。

抗感染药物

【适应证】 主要用于治疗敏感念珠菌引起的血流感染、心内膜炎、尿路感染、肺炎等，以及隐球菌引起的脑膜炎、肺炎等侵袭性感染。

【禁忌证】 对本药过敏者禁用；孕妇不推荐使用；骨髓抑制患者慎用。

【用法】 口服：每日 50~150mg/kg，每 6~8 小时 1 次。

【不良反应】 骨髓抑制，包括白细胞或粒细胞减少、贫血或不可逆性骨髓毒性；消化道反应；肝毒性；肾毒性；心脏骤停；胸痛；过敏反应如皮疹、发热等；低血糖；低血钾等。

【点评】 氟胞嘧啶仅用于治疗念珠菌及隐球菌感染；使用时应联合两性霉素 B 应用，单独使用时会产生耐药性。

7. 特比萘芬：Terbinafine

【作用特点】 丙烯胺衍生物；通过抑制鲨烯环氧酶从而抑制麦角固醇的合成，影响细胞膜的稳定性。是皮肤真菌的强抑制剂。

【剂型规格】 片剂：0.125g/片，0.25g/片。

【适应证】 主要用于治疗有皮肤癣菌引起的手、足指（趾）甲真菌病。

【禁忌证】 对本药过敏者禁用。哺乳期妇女不推荐使用；肾功能不全者慎用。

【用法】 口服：250mg 每日 1 次；也可局部外用。

【不良反应】 肝毒性甚至肝衰竭；过敏反应如皮疹，包括多形性红斑、Stevens-Johnson 综合征、中毒性表皮坏死松解症；晶状体和视网膜改变；可逆性淋巴细胞减少或中性粒细胞减少；疲乏无力、呕吐、关节痛、肌痛及脱发等。

【注意事项】 治疗过程中需密切监测肝功能。

8. 卡泊芬净：Caspofungin

【作用特点】 棘白菌素类抗真菌药；通过抑制真菌细胞壁的 1，3-β-D 葡聚糖的合成而影响细胞壁的完整性，从而起到抗菌作用。具有广泛的抗真菌活性，对大部分念珠菌及曲霉菌感染有效，对肺孢子菌也有效。对肝肾功能影响小是其优点。

【剂型规格】 针剂：70mg/瓶，50mg/瓶。

【适应证】 主要用于治疗念珠菌血症、念珠菌引起的腹腔感染和胸腔感染、食管念珠菌病，以及难治性或不能耐受其他治疗的侵袭性曲霉菌病。也可用于粒细胞缺乏伴发热而怀疑真菌感染的患者的治疗。

【禁忌证】 对本药或其他棘白菌素类药物过敏者禁用。

【用法】 静脉滴注：首日 70mg 每日 1 次；以后 50mg 每日 1 次。肝功能减退时首日 50mg，随后 35mg 每日。

【不良反应】 过敏反应包括发热、皮疹、过敏性休克等；面部肿胀；皮肤瘙痒；支气管痉挛；胰腺炎；肝坏死；腹泻；肾衰竭；癫痫发作；低血压；心律失常；血小板减少；电解质紊乱如低镁血症、高钙血症、低钾血症等；低血糖等。

【点评】 本药是重症念珠菌血流感染的首选用药；由于隐球菌细胞壁 1,3-β-D 葡聚糖的含量较少，本类药物对隐球菌无效；对荚膜组织胞质菌、镰刀菌、毛霉菌及结合菌等真菌无效。

9. 米卡芬净：Micafungin

【作用特点】 棘白菌素类抗真菌药；作用机制、抗菌谱及抗菌活性与卡泊芬净相似。

【剂型规格】 粉针剂：50mg/瓶。

【适应证】 主要用于治疗念珠菌或曲霉菌引起的真菌血症、呼吸道真菌病及胃肠道真菌病。也可用于造血干细胞移植患者真菌感染的预防。

【禁忌证】 对本药或其他棘白菌素类药物过敏者禁用。

【用法】 静脉滴注：念珠菌血症或腹腔内念珠菌感染：100mg 每日 1 次；食管念珠菌病 150mg 每日 1 次；造血干细胞移植患者真菌感染的预防：50mg 每日 1 次。

【不良反应】 与卡泊芬净类似。

【点评】本药对致病性念珠菌包括耐氟康唑菌株感染均有效。

第四节 抗病毒药物

病毒性感染因病毒种类不同和宿主个体差异的存在，其自然过程和临床经过有很大的不同，治疗差别也很大。一般大多数的病毒感染均为自限性疾病，因此一般性治疗措施如消毒、隔离、休息、营养支持等是最基本也是最有效的治疗手段。但当病毒感染导致重要脏器受累或发生慢性持续性感染，及时应用针对性抗病毒药物，可以保护组织器官功能和促进临床恢复。

由于病毒的生物学特性，抗病毒药物的研制、开发存在很大的困难，抗病毒药物的临床应用历史比较短暂，20 世纪 50 年代第一个抗病毒药物才正式问世。但随着生物医学科技的发展以及对病毒性疾病特别是 HIV 病毒及相关疾病的研究的深入，抗病毒药物近年有了很大的发展。目前临床上常用的抗病毒药物根据所抗病毒的种类可以分为抗人疱疹病毒类药物、抗 HIV 药物、抗病毒性肝炎类药物和抗流感病毒药物等。从药物的结构方面又可分为核苷（酸）类似物、非核苷类反转录酶抑制剂、蛋白酶抑制剂、焦磷酸类、神经氨酸类似物、干扰素类、融合抑制剂等。本节将按所抗病毒种类的不同简述常用的抗病毒药物。

一、抗人疱疹病毒属药物

1. 阿昔洛韦：Acyclovir

【作用特点】嘌呤核苷类似物；在细胞内通过病毒胸苷激酶的作用转化为三磷酸盐，竞争性抑制病毒 DNA 多聚酶，并可与病毒 DNA 链结合并终止其延伸，从而抑制病毒复制。

【剂型规格】粉针剂：0.25g/瓶；片剂：0.2g/片。

【适应证】用于治疗水痘-带状疱疹病毒、单纯疱疹病毒的皮肤或黏膜感染、单纯疱疹病毒性脑炎等。

【用法】口服：单纯疱疹 0.2g 每日 5 次；带状疱疹 0.8g 每日 5 次；静脉滴注：单纯疱疹病毒性脑炎或免疫功能低下患者的水痘-带状疱疹病毒感染：0.5g q8h，单纯疱疹病毒的皮肤黏膜感染：0.25g（或 5mg/kg）q8h。

【不良反应】恶心、呕吐、腹泻等消化道反应；中枢神经系统反应如头痛、共济失调、癫痫发作、神智混乱、行为异常等；过敏反应包括发热、皮疹等；肝毒性；在肾小管内结晶沉积引起肾功能异常甚至肾衰竭；贫血、白细胞减少、血小板减少等。

【点评】本药对单纯疱疹病毒及水痘-带状疱疹病毒以外的其他疱疹病毒无效；因其容易在肾小管内结晶沉积，故治疗期间应鼓励患者大量饮水以利其排泄。

2. 更昔洛韦（赛美维、丽科伟、丽科乐）：Ganciclovir

【作用特点】化学结构及作用机制类似于阿昔洛韦，但起作用无须通过胸苷激酶的转化。对不含有胸苷激酶的巨细胞病毒以及单纯疱疹病毒均有作用。

【剂型规格】粉针剂：0.25g/瓶，500mg/瓶；胶囊：0.25g/粒。

【适应证】主要用于治疗巨细胞病毒性肺炎、胃肠炎以及免疫功能低下或器官移植者中巨细胞病毒视网膜炎或播散性感染；更昔洛韦胶囊可用于器官移植者和 HIV 感染者巨细胞病毒性疾病的预防。

【禁忌证】对本药过敏者禁用。

【用法】口服：1g 每日 3 次；静脉滴注：巨细胞病毒性视网膜炎：诱导阶段：5mg/kg，每 12 小时 1 次；疗程 14~21 天；维持治疗：5mg/kg，每日 1 次。

【不良反应】骨髓抑制较为常见，包括粒细胞减少、贫血及血小板减少；动物实验表明更昔洛韦具有致癌、致畸和妨碍精子生成的作用；其他的副作用包括呕吐、腹泻等消化道反应；肝、肾功能损伤；过敏反应；癫痫发作；尖端扭转性室速等。

【点评】更昔洛韦所致的骨髓抑制较为常见，中性粒细胞计数低于 $0.5×10^9$/L 或血小板计数低于 $25×10^9$/L 时，不得使用更昔洛韦治疗。更昔洛韦口服生物利用度差，急性症感染首选静脉用药，口服通常仅做维持治疗。

3. 伐昔洛韦（维德思、丽科分）：Valaciclovir

【作用特点】又称为缬昔洛韦，为阿昔洛韦的缬氨酸酯，口服吸收后在肝脏转化为阿昔洛韦和 L-缬氨酸；生物利用度比阿昔洛韦高 3~5 倍。

【剂型规格】片剂：0.5g/片，0.15g/片。

【适应证】同阿昔洛韦。

【用法】口服：0.3~0.5g 每日 2 次；带状疱疹可用至 1g，每日 3 次。

【不良反应】与阿昔洛韦类似。

4. 膦甲酸钠（可耐）：Forscarnet

【作用特点】为焦磷酸盐的衍生物，是广谱抗病毒药物，直接影响核酸聚合酶的焦磷酸结合部位，从而抑制病毒的复制。

【剂型规格】针剂：3g/支。

【适应证】用于治疗免疫功能低下患者、艾滋病患者或器官移植患者的巨细胞病毒感染、耐阿昔洛韦的单纯疱疹病毒性皮肤黏膜感染及水痘-带状疱疹病毒感染。

【禁忌证】对本药过敏者禁用。肾功能不全者慎用。

【用法】巨细胞病毒性视网膜炎：诱导治疗 90mg/kg，每 12 小时 1 次，或 60mg/kg，每 8 小时 1 次，连用 14~21 天；维持治疗：每日 90~120mg/kg。

单纯疱疹病毒感染：40mg/kg，每 8 小时或 12 小时 1 次，连用 3 周或直至治愈。

【不良反应】肾功能损害；电解质紊乱（低钙、低磷或高磷、低镁、低钾等）；皮疹；恶心、呕吐、腹泻、腹痛等消化道反应；感觉异常等。

【点评】不能耐受更昔洛韦或更昔洛韦耐药的患者，可以考虑应用膦甲酸钠治疗；重症患者如巨细胞病毒性脑炎的患者可以考虑更昔洛韦联合膦甲酸钠治疗；应用膦甲酸钠时应摄入足够的水分，以减轻肾毒性。

二、抗 HIV 药物

1. 拉米夫定（贺普丁）：Lamivudine

【作用特点】核苷类反转录酶抑制剂；在细胞内转化为三磷酸盐，为胞嘧啶三磷酸盐的类似物，可与病毒 DNA 链结合并终止其延伸，从而抑制病毒复制。用于治疗慢性乙型肝炎，与其他抗反转录病毒药物合用治疗 HIV-1 感染。

【剂型规格】片剂：0.1g/片。

【用法】口服：慢性乙型肝炎：0.1g，每日 1 次；HIV 感染：0.3g，每日 1 次或 150mg，每日 2 次。

【不良反应】罕见的可有乳酸酸中毒和肝脂肪变性，一旦出现，应立即停药。其他包括脂肪分布异常、全身乏力和疲劳感、上呼吸道感染样症状、头痛、恶心、腹泻等，症状一般较轻，并可自行缓解。

【点评】应用拉米夫定治疗慢性乙型肝炎或 HIV 感染时，应检查患者是否同时合并 HIV 或 HBV 感染，因为单用拉米夫定治疗 HIV 会导致对拉米夫定的快速耐药，而单用拉米夫定治疗乙型肝炎会导致 YMDD 基因突变和耐药。

2. 洛匹那韦/利托那韦（克力芝）：Lopinavir/Ritonavir

【作用特点】蛋白酶抑制剂；与其他抗反转录病毒药物合用，治疗 HIV-1 感染。

【剂型规格】片剂：250mg/片（每片含洛匹那韦 200mg、利托那韦 50mg）。

【用法】口服：2 片，每日 2 次；或 4 片，每日 1 次。

【不良反应】新发糖尿病、原有糖尿病恶化及高血糖；出血倾向；体脂分布异常，包括向心性肥胖、水牛背等；Q-T 间期延长；尖端扭转型室速；呕吐、腹痛、腹泻、厌食、消化不良等消化道症状；头痛；肝毒性；贫血、白细胞减少、血小板减少；高脂血症、高尿酸血症；低血糖和脱水等。

【点评】洛匹那韦/利托那韦应整片吞服，不能咀嚼、打碎或挤压。洛匹那韦是一种 CYP3A 酶的抑制剂，与很多药物存在相互作用，所以开始使用洛匹那韦/利托那韦前，应仔细审查患者正在使用的所有药物，以保证安全合理用药。

3. 奈韦拉平：Nevirapine

【作用特点】非核苷类反转录酶抑制剂；主要通过肝脏细胞色素 P450 同工酶 3A4 和 2B6 代谢；与其他抗反转录病毒药物合用，治疗 HIV-1 感染。

【剂型规格】片剂：0.2g/片。

【用法】口服：导入期 0.2g，每日 1 次，共 14 天；此后 0.2g，每日 2 次。

【不良反应】肝损害，严重时危及生命；过敏性皮疹，包括 Stevens-Johnson 综合征、中毒性表皮坏死松解症等；其他包括胆固醇升高、脂肪分布异常；贫血；中性粒细胞减少；横纹肌溶解、感觉异常等。

【点评】奈韦拉平不能应用于 CD4 T 细胞计数高于 250 个/μl 或合并慢性丙型肝炎的 HIV 患者，否则其肝毒性的发生会显著升高。

4. 齐多夫定（克度）：Zidovudine

【作用特点】核苷类反转录酶抑制剂；在细胞内转化为三磷酸盐，为胸苷三磷酸盐的类似物，可竞争性掺入新合成的 HIV DNA 中并终止其延伸，从而抑制病毒复制。与其他抗反转录病毒药物合用治疗 HIV-1 感染。

【剂型规格】片剂：0.3g/片。

【用法】口服：0.3g，每日 2 次。

【不良反应】骨髓抑制，包括中性粒细胞减少和重度贫血，晚期 HIV 患者多见；也可出现乳酸酸中毒和重度肝脏脂肪变性，严重时危及生命；长期用药可导致症状性肌病。其他包括脂肪分布异常；全身乏力和疲劳感；头痛；恶心、呕吐、厌食等消化道症状等。

【点评】齐多夫定不可与司坦夫定或利巴韦林合用，以免引发严重骨髓抑制和贫血；因其不良反应明显，目前已不作为 HIV 治疗的一线用药。

5. 司坦夫定（赛瑞特、沙之）：Stavudine

【作用特点】核苷类反转录酶抑制剂；在细胞内转化为三磷酸盐，为胸苷三磷酸盐的类似物，可竞争性掺入新合成的 HIV DNA 中并终止其延伸，从而抑制病毒复制。与其他抗反转录病毒药物合用治疗 HIV-1 感染。

【剂型规格】胶囊：20mg/粒，15mg/粒。

【用法】口服：体重 > 60kg，40mg 每日 2 次；体重 <60kg，30mg 每日 2 次。

【不良反应】乳酸酸中毒和重度肝脏脂肪变性，严重时危及生命；胰腺炎；其他包括脂肪分布异常，包括向心性肥胖、水牛背、四肢消瘦、面部消瘦；周围神经病变；肝功能异常；肌力下降等。

【点评】司坦夫定不能与齐多夫定合用；引起不良反应较多，特别是长期应用引起的脂肪分布异常、代谢紊乱、周围神经病变等，目前已经不作为 HIV 治疗的一线用药。

6. 依非韦伦（施多宁）：Efavirdine

【作用特点】非核苷类反转录酶抑制剂；主要通过肝脏细胞色素 P450 同工酶 3A4 代谢；与其他抗反转录病毒药物合用，治疗 HIV-1 感染。

【剂型规格】片剂：0.6g/片。

【用法】口服：0.6g，每晚 1 次。

【不良反应】严重的神经毒性，头晕、失眠、嗜睡、思想不能集中及噩梦，也会产生严重的抑郁症、自杀意念及企图、攻击行为、妄想、狂躁反应等；其他包括皮疹；肝损害；胆固醇升高、脂肪分布异常；抽搐；恶心、呕吐；头痛；疲劳等。

【点评】依非韦伦应睡前空腹服用，以减少中枢神经系统的副作用。

7. 替诺福韦酯：Tenofovir Disoproxil Fumarate

【作用特点】核苷类反转录酶抑制剂；在细胞酶的作用下转化为其活性形式替诺福韦二磷酸，为腺苷三磷酸类似物，可以竞争性掺入到新合成的病毒 DNA 中，从而终止病毒复制。与其他抗反转录病毒药物合用，治疗 HIV-1 感染。也可用于成人慢性乙型肝炎的治疗。

【剂型规格】片剂：0.3g/片。

【用法】口服：0.3g，每日 1 次。

【不良反应】肾功能损伤，包括急性肾衰竭和范可尼综合征（Fanconi Syndrome）；骨密度下降；皮疹；恶心；腹泻；头痛；抑郁；无力等。罕见的可有乳酸酸中毒和肝脂肪变性，也可出现脂肪异常分布。

【点评】应用替诺福韦酯治疗慢性乙型肝炎或 HIV 感染时，应检查患者是否同时合并 HIV 或 HBV 感染，以减少耐药的发生。

8. 拉替拉韦（艾生特）：Raltegravir

【作用特点】整合酶抑制剂；抑制 HIV-1 整合酶的活性，阻止 HIV-DNA 整合入宿主染色体中。在肝脏经 UTG1A1 酶代谢。与其他抗反转录病毒药物合用，治疗 HIV-1 感染。

【剂型规格】片剂：400mg/片。

【用法】口服：400mg，每日 2 次。

【不良反应】头痛；腹泻、腹痛、恶心；肌痛、横纹肌溶解；肝肾功能损伤；过敏反应。

【点评】拉替拉韦是新一类抗 HIV 药物，可用于多药耐药 HIV/AIDS 患者的治疗。和蛋白酶抑制剂及非核苷类反转录酶抑制剂相比，本药不经细胞色素 P450 酶代谢，与其他药物的相互作用较少；对脂代谢的影响也很小。

三、抗流感病毒药物

1. 扎那米韦：Zanamivir

【作用特点】流感病毒神经氨酸酶抑制剂；用于成人及 7

岁以上儿童的非复杂性流感病毒 A 和 B 的感染的治疗和预防。

【剂型规格】吸入剂：5mg/泡囊。

【用法】治疗剂量：10mg，每 12 小时 1 次，连用 5 天；预防剂量：10mg 每日 1 次。

【不良反应】过敏反应，如喉头水肿、皮疹等；可诱发支气管痉挛；谵妄；癫痫发作及行为异常；心律失常；眩晕等。

【点评】存在潜在气道疾病如哮喘或慢性阻塞性肺病的患者不推荐使用扎那米韦进行流感的预防和治疗。

2. 奥司他韦（达菲）：Oseltamivir

【作用特点】流感病毒神经氨酸酶抑制剂；用于 1 岁以上患者流感病毒 A 和 B 的感染的治疗和预防。

【剂型规格】胶囊：75mg/粒。

【用法】治疗剂量：13 岁以上患者 75mg，每 12 小时 1 次，连用 5 天；预防剂量：13 岁以上患者 75mg 每日 1 次，至少连用 10 天。

【不良反应】恶心、呕吐；过敏反应，如皮疹等；支气管炎；谵妄；癫痫发作及行为异常等。

【点评】奥司他韦对 H5N1 禽流感和 H1N1 新型流感病毒均有活性。已有奥司他韦耐药增加的报道。

3. 金刚烷胺：Amantadine

【作用特点】抑制 A 型流感病毒 M2 蛋白的离子通道，抑制胞吞过程中的病毒脱壳。用于预防和治疗 A 型流感病毒感染。也可用于治疗帕金森病。

【剂型规格】片剂：100mg/片。

【用法】口服：200mg 每日 1 次；或 100mg 每日 2 次。

【不良反应】恶心、头晕、失眠等。亦可有抑郁、焦虑、烦躁、抽搐等中枢神经系统影响；充血性心力衰竭；口干；便秘；视物模糊；尿潴留等。

【点评】金刚烷胺应避免用于闭角型青光眼的患者。

四、抗肝炎病毒药物

（一）核苷（酸）类似物

1. 恩替卡韦（博路定）：Entecavir

【作用特点】为鸟嘌呤核苷类似物，三磷酸化后与三磷酸鸟苷竞争抑制乙肝病毒聚合酶。用于治疗成人慢性乙型肝炎。

【剂型规格】片剂：0.5mg/片，1mg/片。

【用法】口服：初始治疗 0.5mg 每日 1 次；拉米夫定耐药者 1mg 每日 1 次。

【不良反应】恶心、皮疹、疲劳、头痛、头晕等。罕见可有乳酸酸中毒和肝脂肪变性。

【点评】本药抗病毒作用起效快且耐药屏障较高，副作用相对较少，是慢性乙型肝炎治疗的一线用药；乙型肝炎病毒对拉米夫定耐药后对恩替卡韦的敏感性也降低。

2. 替比夫定（素比伏）：Telbivudine

【作用特点】为胸腺嘧啶核苷类似物，三磷酸化后与三磷酸胸苷竞争抑制乙肝病毒聚合酶。用于治疗成人慢性乙型肝炎。

【剂型规格】片剂：600mg/片。

【用法】口服：600mg 每日 1 次。

【不良反应】肌病或肌病、肌痛、肌酸激酶升高；周围神经病变，尤其与干扰素合用时发生率和严重程度均增加；发热、皮疹；疲乏；头痛、失眠；恶心、腹泻、关节痛等。罕见可有乳酸酸中毒和肝脂肪变性。

【点评】替比夫定属于妊娠 B 类用药，可以用于妊娠期慢性乙型肝炎的治疗，或用于减少高病毒载量的 HBV 携带女性妊娠期间减少垂直传播的用药。不宜与干扰素合用。

3. 阿德福韦酯（贺维力）：Adefovir Dipivoxil

【作用特点】为磷酸腺苷的无环核苷类似物，磷酸化转变成活性代谢产物阿德福韦二磷酸盐后与三磷酸脱氧腺苷竞争抑制乙肝病毒聚合酶。用于治疗成人慢性乙型肝炎。

【剂型规格】片剂：10mg/片。

【用法】口服：10mg 每日 1 次。

【不良反应】肾损害，包括近端肾小管酸中毒、范可尼综合征（Fanconi syndrome）、肾功能损伤等；还可出现低血磷、肌病、软骨病等；罕见可有乳酸酸中毒和肝脂肪变性。

【点评】阿德福韦酯因对 HBV 抑制效力较低，肾脏损害相对突出，不作为慢性乙型肝炎治疗的一线药物，但因其与拉米夫定、替比夫定或恩替卡韦无交叉耐药，因此在对上述药物耐药的情况下与其联合应用作为补救治疗。

4. 拉米夫定（贺普丁）：Lamivudine

见本节抗 HIV 药物。

【点评】拉米夫定是最早用于临床的治疗慢性乙型肝炎的药物，起效快，但其耐药屏障较低，服药 1 年的耐药率即可达 20%，虽然价格相对较低，但综合评价其卫生经济学成本-效益分析仍然偏高，目前已不推荐作为慢性乙型肝炎的一线用药。

5. 替诺福韦酯：Tenofovir Disoproxil Fumarate

见本节抗 HIV 药物。

【点评】本药刚在我国批准用于治疗慢性乙型肝炎，作用强且耐药屏障高，临床不良反应相对较少，是治疗慢性乙型肝炎的一线用药；同时也属于妊娠期 B 类用药。

6. 利巴韦林：Ribavirin

【作用特点】核苷类似物；具有广谱抗病毒活性，主要用于呼吸道合胞病毒的感染；与干扰素联合用于丙肝的治疗；也可用于治疗沙粒病毒或布尼亚病毒引起的病毒性出血热或病因未明的可疑病毒性出血热。

【剂型规格】片剂：100mg/片。

【用法】口服：800~1200mg/d，分 3~4 次服用。

【不良反应】溶血性贫血，并进而可加速心脏病和心肌梗死的恶化；动物实验证实有致畸和胚胎毒性；其他包括恶心、呕吐等消化道反应；过敏反应，如皮疹等；肝毒性；头痛、眩晕等。

【点评】利巴韦林多剂量给药的半衰期长达 12 天，可在非血浆成分中存在长达 6 个月，禁用于孕妇和有可能即将怀孕的妇女。

（二）干扰素

目前用于抗肝炎病毒的主要是干扰素 α，包括普通干扰素 α（-2a、-2b）和聚乙二醇干扰素 α（-2a、-2b）。干扰素 α 是一种糖蛋白，与其受体结合后，通过复杂的细胞内信号传导通路，可诱导多种基因产物表达，起到抗病毒、抗增殖或免疫调节作用，并可以调节细胞表面主要组织相容性抗原（HLA-1 及 HLA-2）的表达，抑制病毒复制，甚至清除患者体内病毒。在慢性乙型肝炎的治疗中具有高 HBeAg 血清学转换率（HBeAg 转阴，Anti-HBe 转阳）、停药后疗效持久、复发率低、病毒变异较少等优点；也是慢性丙型肝炎治疗的核心药物。

干扰素的适应证：

慢性乙型肝炎：主要包括：2×正常值上限（ULN）≤ALT≤10×ULN，胆红素<2×ULN 且 HBeAg 阳性者 HBV-DNA ≥10^5 拷贝/ml，HBeAg 阴性者≥10^4 拷贝/ml。

慢性丙型肝炎：HCV-RNA 阳性。

干扰素治疗的禁忌证：对 α 干扰素或其任何成分过敏者；失代偿期肝硬化者；自身免疫性肝炎；妊娠；未控制的精神病；未控制的癫痫；未戒掉的酗酒和吸毒者；未经控制的自身免疫性疾病；有症状的心脏病。治疗前中性粒细胞计数<$1.0×10^9$/L 和血小板<$50×10^9$/L。

干扰素的不良反应：流感样综合征；骨髓抑制；神经和精神系统症状；消化系统症状；脱发；诱发自身免疫反应；其他少见的不良反应：包括甲状腺疾病、肾脏损害、心血管异常、视网膜病变、听力下降、间质性肺炎等。

抗感染药物

常用药物

1. **聚乙二醇干扰素 α-2a（派罗欣）：Peginterferon α-2a（Pegasys）**

【剂型规格】针剂：180μg/支，135μg/支。

【用法】180μg 或 135μg，皮下注射（sc），每周一次（q. w）；可单用也可与其他药物合用。

2. **聚乙二醇干扰素 α-2b（佩乐能）：Peginterferon α-2b（Peg-Intron）**

【剂型规格】针剂：50、80、100μg/支。

【用法】1.5μg/kg，皮下注射（sc），每周一次（qw）；可单用也可与其他药物合用。

3. **干扰素 α-2a（因特芬，罗扰素）：Interferon α-2a**

【剂型规格】针剂：300 万 U 或 500 万 U/支。

【用法】每天 1 支皮下或肌内注射共 15 天，之后隔天 1 支，可单用也可与其他药物合用。

第五节 抗寄生虫药物

随着我国社会经济的发展以及公共卫生事业的发展，寄生虫性疾病的防治取得了显著的成效，发病率及患病率均显著降低，但由于我国幅员辽阔，自然条件千差万别，社会经济发展不平衡，以及国内外交往的日渐频繁，这些因素决定了寄生虫病仍然是一个重要的问题。简单而言，寄生虫病可分为原虫病和蠕虫病两大类。本节简单介绍常用的寄生虫病化学治疗药物。

一、抗蠕虫药物

1. **阿苯达唑（史克肠虫清）：Albendazole**

【作用特点】广谱驱虫药，通过抑制寄生虫肠壁细胞微管蛋白聚合，使胞质微管变性，并能抑制虫体摄取和利用葡萄糖,从而具有杀灭成虫、幼虫及虫卵的作用。

【剂型规格】 片剂:0.2g/片。

【适应证】 主要用于治疗细粒棘球绦虫和猪肉绦虫病。也可用于治疗钩虫病、蛔虫病、皮肤幼虫移行症、蛲虫病、华支睾吸虫病、颚口线虫病、微孢子虫病、类圆线虫病、旋毛虫病、鞭毛虫病和内脏幼虫移行症等。

【禁忌证】 对本品过敏者禁用,孕妇及哺乳期妇女慎用。

【用法】 棘球蚴病:400mg po,bid;连用 28 天,后间隔 14 天;每个疗程重复 2 次,共 3 个疗程。

脑囊虫病:400mg po bid;连用 30 天。对体重小于 60kg 者,每日 15mg/kg,分次服用,最高不超过 800mg。或者15~20mg/kg,每日分次服用,10 日为 1 个疗程,一般需 2~3 个疗程,疗程间隔视病情而定。

蛲虫病、蛔虫病、线虫病:400mg 顿服一次。

钩虫病、鞭毛虫病:400mg po bid;连用 3 天。

肝吸虫病:一次 10mg/kg,po qd;连用 7 天。

皮肤幼虫移行症:400mg po qd;连用 3 天。

内脏幼虫移行症:400mg po bid;连用 5 天。

颚口线虫病:400mg po bid;连用 21 天。

旋毛虫病:400mg po bid;连用 7~14 天。

【不良反应】 口干;乏力;嗜睡、头晕、头痛;消化道症状;骨髓抑制包括粒细胞减少、粒细胞缺乏、全血细胞减少等;肝功能异常等。

【点评】 本药为不良反应相对较少的广谱抗寄生虫药物;治疗脑囊虫病时,在应用本药之前,应首先应用激素及甘露醇以避免出现脑水肿、高颅压、脑疝等并发症。服用阿苯达唑期间,应每两周进行一次血常规及肝功能检查。

2. 吡喹酮:Praziquantel

【作用特点】 与血吸虫等寄生虫虫体接触后,可使虫体肌肉迅速发生强直性收缩和瘫痪,从而导致空泡形成和虫体破碎,还可使虫体葡萄糖摄取受抑制。

【剂型规格】片剂：0.2g/片。

【适应证】主要用于治疗血吸虫属所致的感染，以及肝吸虫、华支睾吸虫等的感染；还可用于肠道绦虫感染、包虫囊肿术前预防或防止孢囊在术中破裂溢出、肺吸虫等。

【禁忌证】对本药过敏者禁用。

【用法】血吸虫病：急性：总剂量 120mg/kg 的 6 日疗法，前 2 日用 50% 的剂量，其余在后 4 日服完；慢性：总剂量 60mg/kg，2 天内服完；通常每日剂量分 2~3 次服用。

华支睾吸虫病、肺吸虫病：25mg/kg，po tid，用药间隔应不少于 4h，不大于 6h；疗程 2~3 天。

消化道绦虫病：5~10mg/kg，顿服。

【不良反应】腹痛、恶心、腹泻、全身乏力、头痛、头晕、过敏反应、多浆膜炎、心律失常（包括心动过缓、异位节律、室颤和房室传导阻滞）、癫痫发作、肌痛、嗜睡等。

【点评】本药药片应在饭中、整片用水吞服，避免嚼碎。

二、抗原虫药物

1. 双氢青蒿素：Dihydroartemisinin

【作用特点】青蒿素的衍生物，对各类疟原虫红内期无性体有强大且快速的杀灭作用，能迅速杀灭疟原虫并控制临床症状。青蒿素与其他抗疟药物联用是目前治疗疟疾最有效的方案，用于治疗各种类型疟疾，尤其适用于抗氯喹恶性疟及重症脑型疟疾的治疗。

【剂型规格】片剂：20mg/片。

【用法】口服：成人 60mg qd，首剂加倍；连用 7 天。

【不良反应】恶心、呕吐、一过性里急后重、腹泻、腹痛、外周血网织红细胞减少等。

【点评】青蒿素只能杀灭疟原虫红细胞内裂殖体，而对其他阶段如配子体、迟发型子孢子等无效，因而单药治疗不能根治且会导致耐药性的产生。

2. **羟氯喹（纷乐）：** Hydroxychloroquine

见风湿免疫性疾病用药一章。

3. **甲硝唑（佳尔纳）：** Metronidazole

见本章第一节抗细菌药物。

编写　阮桂仁

审阅　周宝桐

第八章　血液及肿瘤疾病常用药物

第一节　贫血用药

贫血是一种临床现象而非最终诊断，指全身循环血液中红细胞总容量减少至正常值以下。治疗贫血前一定要先确定贫血的类型和病因。本节主要介绍用于补充造血原料和促进红细胞系增殖分化的药物。

1. 维铁缓释片（福乃得）：Ferroids

【作用特点】本品给药后 5 天即可见网织红细胞计数增高，治疗 10 天后，血红蛋白（Hb）逐渐上升，4~8 周可接近正常值。Hb 恢复正常后，须继续服用 3~6 个月以补充储存铁。

【剂型规格】片剂：每片含硫酸亚铁 525mg、维生素 C 500mg、烟酰胺 30mg、泛酸钙 10mg、维生素 B_1 6mg、维生素 B_2 6mg、维生素 B_6 5mg、腺苷辅酶维生素 B_{12} 0.05mg。

【适应证】用于慢性失血（如月经过多、慢性消化道出血、钩虫病失血等），营养不良，妊娠、儿童发育期等引起的缺铁性贫血。

【禁忌证】血红蛋白沉着症，含铁血黄素沉着症及不伴缺铁的其他贫血，肝、肾功能严重损害，对铁剂过敏者。

【不良反应】主要为胃肠道刺激作用，如恶心、呕吐、腹泻、上腹痛。可致便秘，并排黑便。偶见对铁剂过敏者。

【用法】1 片，po，qd。

【点评】采用控释技术，胃肠道刺激较小，含维生素 C 和多种 B 族维生素，尤其适合缺铁性贫血合并维生素 C 和 B

族维生素缺乏者使用。餐后服药，整片吞服，服药后 2h 内忌茶和进食含鞣酸的食物，以免铁剂被鞣质沉淀而无效。胃酸缺乏或服抗酸药会阻碍铁的吸收和利用。月经过多无法改善者需要考虑长期维持治疗，剂量和疗程可以通过监测铁蛋白进行调整。

2. 琥珀酸亚铁（速力菲）：Ferrous Succinate

【剂型规格】片剂：100 mg/片。

【用法】饭后服，①预防：成人和孕妇 0.1～0.2g，po，qd；②治疗：成人：0.1～0.2g po，tid；儿童：6～18mg/kg，po，分 3 次服用。

【点评】本品为新型口服补铁剂，吸收好、生物利用度高、疗效好、不良反应小、无铁锈味，是目前治疗缺铁性贫血的常用制剂。

3. 多糖铁复合物（力蜚能）：Iron Polysaccharide Complex

【剂型规格】胶囊，0.15g/粒。

【用法】成人：0.15～0.3g，po，qd。儿童：医生指导下使用。

【点评】本品为高铁（如氢化铁）与碳水化合物的有机复合物，可溶于水，不受食物成分及胃酸减少的影响，理论上生物利用率极高，尤其适合合并胃部病变而难以耐受口服无机铁盐的患者。实际上，由于系三价铁制剂，部分患者吸收困难，疗效不佳。

4. 蔗糖铁注射液（维乐福）：Iron Sucrose Injection

【剂型规格】针剂：100mg：5ml/支。

【用法】只能与 NS 混合！①首次治疗前，应先予小剂量测试，成人：1～2.5ml（20～50mg）铁，儿童：体重>14kg，1ml（20mg）铁，体重<14kg 用日剂量的一半（1.5mg/kg）。备心肺复苏设备。如给药 15min 后无不良反应，予余下药液。②首选静脉滴注，1ml 最多稀释到 20ml NS，速度：100mg 铁至少滴注 15 分钟；200mg 至少滴注 30 分钟；300mg 至少滴

注 1.5 小时；400mg 至少滴注 2.5 小时；500mg 至少滴注 3.5 小时。静脉注射：不稀释，缓慢注射，速度为每分钟 1ml 本品，单次最大注射剂量 10ml（200mg 铁）。透析器内注射：直接注射到透析器的静脉端，同"静脉注射"。③用量计算：根据下列公式计算总的缺铁量。总缺铁量［mg］= 体重［kg］×（Hb 目标值－Hb 实际值）［g/L］× 0.24＋贮存铁量［mg］。体重 ≤ 35kg：Hb 目标值 = 130g/L，贮存铁量 = 15mg/kg，体重 > 35kg：Hb 目标值 = 150g/L，贮存铁量 = 500mg/kg。转换成本药总量（ml）= 总缺铁量［mg］÷ 20mg/ml。④常用剂量：成人和老年人，每周 2～3 次，每次 5～10ml（100～200mg 铁）。儿童：每周 2～3 次，每次 0.15ml（3mg 铁）/kg。

【适应证】不能口服铁剂或治疗不满意的缺铁患者。

【禁忌证】①妊娠 3 个月内；②已知对单糖或二糖铁复合物过敏者。

【不良反应】①过敏反应罕见，但可能致命；②注射速度过快引发低血压；③偶有金属味，头痛，胃肠功能障碍，发热，面部潮红，输液部位静脉痉挛。

【点评】目前最安全的静脉补铁药物。

5. 右旋糖酐铁注射液（科莫非）：Iron Dextran Injection

【剂型规格】针剂：50mg 或 100mg：2ml/支。

【用法】①首次治疗前，应先予小剂量测试，成人：0.5ml 或 1ml（25mg）铁，如给药 60min 后无不良反应，再予余下药液。②每周 2～3 次，im：不稀释，50～100mg。ivgtt：100～200mg＋NS 或 5% Glu 至 100ml，滴注时间 30min 左右。iv：100～200mg＋NS 或 5% Glu 20ml，速度 0.2ml/min。

【适应证】同蔗糖铁。

【禁忌证】①妊娠 3 个月内；②严重肝肾功能不全；③已知对单糖或二糖铁复合物过敏者；④儿童禁止肌内注射；⑤哮喘。

【不良反应】①过敏反应。②注射部位疼痛及色素沉着。

【点评】警惕过敏反应。

6. 去铁胺（得斯芬）：Deferoxamine

【作用特点】一种螯合剂，能促进铁和铝从尿和粪便中排泄。

【剂型规格】针剂：500mg/瓶。

【适应证】铁负荷过多（血色病、含铁血黄素沉着症）、急性铁中毒、铝负荷过多。

【禁忌证】对本品过敏者，严重肾功能不全，无尿患者。

【不良反应】注射部位疼痛、烧灼感，可有过敏、关节肌肉痛、头痛、皮疹、发热、间质性肺炎，长期用药可有视力、听力障碍。

【用法】①慢性铁负荷过重：$20 \sim 60mg/kg + NS\ 250ml$，ivgtt，qd，>2h，如持续24h效果更好；②急性铁中毒：有以下情况者同时静脉滴注或肌注：①血清铁高于$5000\mu g/L$者；②血清铁高于$3500\mu g/L$且血清中含游离铁者；③血清铁水平不详，但有急性铁中毒症状与体征者。如患者低血压或休克，宜静脉滴注，最大速度不超过每小时$15mg/kg$，24小时总量不超过$80mg/kg$。

【点评】静脉注射最有效，以手提泵做缓慢皮下注射最方便。治疗前及治疗中应监测视力、听力，儿童要监测体重和身高；如发生感染，待感染控制后再用药。

7. 维生素 B_{12}：Vitamin B_{12}

【适应证】①维生素 B_{12} 缺乏导致的巨幼细胞性贫血。②营养神经的辅助治疗。

【禁忌证】家族遗传性球后视神经炎及弱视症。

【不良反应】罕见过敏性休克。

【用法】成人 $0.025 \sim 0.1mg$ qd im，用于神经炎时用量酌增。

【点评】因偶致过敏性休克，不宜滥用；不可静脉给药。

【剂型规格】注射液：0.5mg：1ml/支。

8. 甲钴胺（弥可保）：Mecobalamin

【作用特点】本品是一种内源性的辅酶 B_{12}，体外研究表明其可促进培养的大鼠组织中卵磷脂的合成和神经元髓鞘形成，适用于周围神经病变。

【适应证】、【禁忌证】、【不良反应】参考维生素 B_{12}。

【用法】（1）口服：成人 500μg tid。

（2）肌注或静脉注射：①周围神经病，成人 500μg/次，一周 3 次。②巨红细胞性贫血，成人 500μg/次，一周 3 次，2 个月后根据情况进入维持治疗，500μg/次，1～3 个月 1 次。

【点评】溶液需避光；治疗后期可能出现缺铁，注意补充。巨幼贫患者需要非口服给药，后期维持治疗给药间隔1～3 个月。内因子不足或者产生抗体者需终生用药。

【剂型规格】片剂：500μg/片；注射液：500μg：1ml/支。

9. 叶酸：Folic Acid

【适应证】①各种原因引起的叶酸缺乏，以及所致的巨幼细胞性贫血；②妊娠期预防性用药。

【点评】恶性贫血及只有 $VitB_{12}$ 缺乏者不宜单独用叶酸，否则加重神经系统症状。

【剂型规格】片剂：5mg/片，0.4mg/片。

【用法】①治疗量：5～10mg，po，tid；②预防量：0.4mg，po，qd。

10. 亚叶酸钙（同奥）：Calcium Folinate

参见内分泌及代谢疾病用药。

11. 重组人促红细胞生成素（益比奥）：Recombinant Human Erythropoietin（EPO）

【适应证】①肾性贫血；②肿瘤、慢性感染等所致慢性病贫血；③骨髓增生异常综合征、再生障碍性贫血等。

【禁忌证】①难以控制的高血压。②对本品过敏。

【不良反应】流感样症状，皮疹，血压升高，偶见过敏。

【用法】①肾性贫血用法：50～100U/kg sc 3 次/周，或

10000U sc 1 次/周；治疗 8 周后 HCT 增加<5%~6%，且 HCT 未达标（30%~36%），应加量。维持量视患者情况而定。②非肾性贫血：100~150U/kg sc 3 次/周，治疗 8 周后 HCT 仍<40%，应逐渐加量至 300~350U/kg，红细胞比容≥40% 时，减量 1/4 维持。

【点评】①卟啉病慎用。②用药期间检测红细胞比容（目标 30%~36%）。③因促进造血，铁、叶酸需求量增加，注意监测并及时补充。④有治愈可能的实体瘤患者慎用。⑤再障患者疗效极差，应该慎用。

【剂型规格】针剂：3000 U/支：1ml；10000 U/支：1ml。

第二节 血液相关制品

1. 冷沉淀：Cryoprecipitate

【作用特点】由健康人冰冻血浆离心制备而成，其中主要含因子Ⅷ、纤维蛋白原以及血管性血友病因子，此外含有纤维粘连蛋白、凝血因子ⅩⅢ等。

【适应证】轻型甲型血友病、血管性血友病、先天性或获得性纤维蛋白原缺乏症及因子ⅩⅢ缺乏症，也可用于术后出血、严重外伤及 DIC 等患者。

【用法】需血型相合，37℃水浴融化后 4h 内必须输完。0.1U/kg，ivgtt qd 3~7 日；输注前地塞米松 5mg，iv 或异丙嗪 25mg，im；输注后 NS 100ml 冲管。

【剂型规格】每袋（1U）冷沉淀体积为 25±5ml，其中因子Ⅷ≥80U、纤维蛋白原≥150mg、血管性血友病因子>60U。

2. 人血白蛋白：Human Serum Albumin

【作用特点】由健康人血浆制备而成，每 5g 白蛋白保留循环内水分的能力约相当于 100ml 血浆或 200ml 全血，从而增加循环血容量和维持血浆胶体渗透压。

【适应证】①低白蛋白血症的治疗；②烧伤患者；③脑水肿及损伤引起的颅压升高；④血浆置换的辅助用药；⑤肝

硬化及肾病引起的水肿或腹水。

【禁忌证】①对本品过敏者。②急性左心衰。

【不良反应】偶有过敏，输注过快时可出现肺水肿。

【用法】10g，ivgtt，qd，速度每分钟不宜超过2ml，直至白蛋白恢复正常或水肿减轻。

【剂型规格】针剂：10g：50ml。

3. 人免疫球蛋白（蓉生静丙）：Human Immunoglobulin

【作用特点】由健康人血浆制备而成，蛋白质浓度5%，其中主要为人免疫球蛋白（γ球蛋白），有微量的白蛋白、IgA、IgM。

【适应证】①原发和继发性免疫球蛋白缺乏症；②严重感染；③自身免疫性疾病，如免疫性血小板减少症、自身免疫性溶血性贫血等，以及自身免疫病激素冲击治疗的辅助治疗。

【禁忌证】①对本品过敏者。②有IgA抗体的选择性IgA缺乏者。

【不良反应】少见，可于输注过快时出现头痛、心悸、恶心等，偶见过敏。

【用法】0.4g/kg，ivgtt，qd，连续3~5日。ITP患者可考虑1g/kg单次使用。

【剂型规格】针剂：2.5g/50ml；5g，100ml/瓶。

第三节　刺激造血类药物

此类药物可通过不同机制刺激造血，近年来重组人细胞生长因子已广泛应用于临床，此类药物可直接作用于骨髓造血干、祖细胞，促进其增殖、分化并形成定向成熟细胞，效果显著，但患者对此类药物的治疗反应和耐受性个体差异较大，用药期间需注意监测血象变化，及时调整药物剂量或停药。中药在刺激造血方面效果有限，常作为辅助治疗。

1. 促红细胞生成素（益比奥）

参阅本章第一节。

2. 重组人粒细胞集落刺激因子（吉赛欣，惠尔血，格拉诺赛特）： Recombinant Human Granulocyte Colony-stimulating Factor，rhG-CSF

【作用特点】本品可选择性作用于粒系造血细胞，促进其增殖、分化，并可增加外周血中性粒细胞的数目和功能。

【适应证】①肿瘤放、化疗及骨髓增生异常综合征、再生障碍性贫血等引起的中性粒细胞减少症；②外周血造血干细胞移植前供者外周血造血干细胞的动员；③骨髓移植后促进中性粒细胞恢复；④急性白血病时可与其他化疗药物联合使用，增强疗效。

【禁忌证】对本品过敏者；骨髓中幼稚细胞增加或外周血存在幼稚细胞的髓性白血病患者。

【不良反应】主要为骨、肌肉酸痛；可有恶心、呕吐、腹泻、ALT升高、发热、皮疹等；极少数出现休克、成人呼吸窘迫综合征、毛细血管渗漏综合征等。

【用法】2~5μg/kg，sc 或 iv，qd，至中性粒细胞升至 $5 \times 10^9/L$ 或白细胞升至 $10 \times 10^9/L$ 时停药。

【剂型规格】针剂：150μg/支（吉赛欣）；300μg/支（惠尔血）；100μg/支、250μg/支（格拉诺赛特）。

【点评】通常在放化疗结束后至少 24 小时再用；有发生脾破裂的报道，故应监测脾大小。急性髓细胞白血病预激方案时可以与化疗同时应用，例如 CAG 和 FLAG 方案。缓解期血液肿瘤巩固治疗或自体移植后血象恢复时粒细胞增殖迅速，应该及时停药。粒细胞迅速升高时骨痛可能较为剧烈，应该加用较高阶梯的镇痛药物。

3. 重组人粒细胞-巨噬细胞集落刺激因子（吉姆欣，特尔立）： Recombinant Human Granulocyte Macrophage Colony-stimulating Factor，rhG-MCSF

【作用特点】作用于粒系-巨核细胞造血祖细胞，促进其

血液及肿瘤疾病

增殖、分化、成熟，以及向外周血释放，此外也能促进红细胞、巨噬细胞及嗜酸性粒细胞祖细胞的增殖。

【适应证】①防治肿瘤放、化疗后的白细胞减少症；②治疗骨髓造血功能障碍及骨髓增生异常综合征；③预防白细胞减少所致的感染。

【禁忌证】对本品过敏者；免疫性血小板减少症。

【不良反应】常见发热、寒战、恶心、呼吸困难、腹泻，也可有皮疹、胸痛、骨痛等。首次给药可出现低血压和低氧血症。

【用法】$3 \sim 10\mu g/kg$，sc，qd 至中性粒细胞升到 $5 \times 10^9/L$ 或白细胞升到 $10 \times 10^9/L$ 时停药。

【剂型规格】针剂：$150\mu g/$支、$300\mu g/$支（吉姆欣），$100\mu g/$支。

【点评】通常不与放疗、化疗同时应用，放化疗结束后至少 24 小时再用；<18 岁及老年人慎用。

4. 重组人血小板生成素（特比澳）：Recombinant Human Thrombopoietin，rhTPO

【作用特点】对巨核细胞生成的各阶段均有刺激作用，从而提升血小板。

【适应证】①肿瘤化疗导致的血小板减少症；②免疫性血小板减少症的辅助治疗。

【禁忌证】①对本品过敏者；②严重心、脑血管疾病者；③血液高凝状态者、近期发生血栓病者；④合并严重感染者。

【不良反应】偶有发热、肌肉酸痛、头晕等。

【用法】$300U/kg$，sc，qd，一般疗程 14 天，至血小板升到 $100 \times 10^9/L$ 时停药。

【剂型规格】针剂：15000U：1ml。

【点评】①化疗结束后 $6 \sim 24$ 小时开始使用；②可与人粒细胞集落刺激因子和促红细胞生成素同时应用；③ITP 患者疗效持续时间较短，需要维持治疗。

5. **重组人白介素-11 （巨和粒）：** Recombinant Human Interleukin-11，rhIL-11

【作用特点】 直接刺激骨髓造血干细胞和巨核祖细胞的增殖，诱导巨核细胞成熟分化，增加血小板的生成，对血小板功能无明显改善。

【适应证】 主要用于防治各种原因引起的血小板减少症。

【禁忌证】 对本品过敏者。

【不良反应】 可有乏力、发热、寒战、腹痛、恶心、便秘、消化不良、肌痛、骨痛、头痛、水肿、心悸、心动过速、房颤等。

【剂型规格】 针剂：3mg/支。

【用法】 $25\mu g/kg$，sc，疗程一般 7~14 天，至血小板升到 $100\times10^9/L$ 时停药。

【点评】 ①化疗后 24~48 小时开始使用；②器质性心脏病患者，尤其心衰、房颤、房扑史者慎用；③使用期间警惕毛细血管渗漏综合征。

6. **利可君片 （利血生）：** leucogen

【作用特点】 本品为半胱氨酸衍生物。

【适应证】 防治各种原因引起的白细胞减少、血小板减少症等。

【点评】 作用温和，急慢性白血病患者慎用。

【用法】 20mg，po，tid。

【剂型规格】 片剂：20mg/片。

7. **维生素 B_4：** Vitamin B4

【作用特点】 核酸的组成部分，参与 RNA 和 DNA 合成，当白细胞缺乏时能促进白细胞增生。

【适应证】 防治各种原因引起的白细胞减少症，尤其是肿瘤放化疗以及苯中毒等引起的白细胞减少症。

【用法】 ①口服：10~20mg tid。②肌注或静脉注射：20~30mg qd。

【剂型规格】 片剂：10mg/片；针剂：20mg：2ml。

【点评】①连续使用 1 个月左右才能显效。②不建议与肿瘤放化疗同时使用。

8. 鲨肝醇片：Batilol

【作用特点】为 α-正十八碳甘油醚，在骨髓造血组织中含量较多，可能是体内造血因子之一。可促进白细胞增生，对抗放射线以及由苯和细胞毒类药物引起的造血系统抑制。

【适应证】各种原因引起的白细胞减少症。

【不良反应】偶见口干、肠鸣音亢进。

【用法】50mg，po，qd~tid，4~6 周为 1 疗程。

【剂型规格】片剂：50mg/片。

【点评】对病情较轻、病程短、骨髓功能尚好者疗效较好。

9. 十一酸睾酮（安雄，安特尔）：Testosterone Undecanoate

【作用特点】睾酮天然衍生物，可直接刺激骨髓造血，还可刺激肾脏分泌 EPO，促进蛋白合成。

【适应证】再生障碍性贫血、性腺功能减退、乳腺癌转移的姑息治疗。

【禁忌证】前列腺癌患者。

【不良反应】多毛、痤疮、水钠潴留、女性闭经等。肾功能不全、心脏病、前列腺肥大、高血压、癫痫者慎用。可导致儿童早熟、骨骼早闭，需联合肾上腺皮质激素。

【用法】①口服：初始剂量 60~80mg bid，2 周后 20~60mg bid 维持。②肌注：250mg，每月 1 次。

【剂型规格】胶囊或胶丸：40mg/粒；针剂：0.25g：2ml。

【点评】经小肠-淋巴系统吸收，避开肝脏的灭活，肝损较小。与环孢素合用治疗再障时，肝功能损伤可能性增加，宜从较低剂量逐渐增加。

10. 司坦唑醇（康力龙）：Stanozolol

【作用特点】为人工合成的睾酮衍生物，蛋白同化作用强而雄激素活性弱，故男性化副作用甚微。

【适应证】再生障碍性贫血、遗传性血管神经性水肿、创伤、感染、营养不良等消耗性疾病。

【禁忌证】严重心肝肾功能不全、未控制的高血压、前列腺癌患者。

【不良反应】常见肝功能异常、闭经、多毛、痤疮、精子减少、恶心呕吐、水钠潴留等。

【用法】①再生障碍性贫血：6～12mg/d，分2～3次口服，起效较慢，疗程5~6个月，之后逐渐减停，停药后可复发，再次用药仍有效。②慢性消耗性疾病：2～4mg tid，女性酌减。③遗传性血管神经性水肿：2mg tid，女性2mg qd，如有效，每1~3个月减量，直至2mg qd维持。

【剂型规格】片剂：2mg/片。

【点评】治疗再生障碍性贫血时雄激素类药物的首选，效果较强而不良反应较少，肝毒性较大而雄性化作用较轻。卟啉病、严重心肝肾功能不全、前列腺肥大、高血压者、儿童慎用。与环孢素合用治疗再障时，肝功能损伤可能性增加，宜从较低剂量逐渐增加。

11. 达那唑：Danazol

【作用特点】人工合成的雄激素衍生物，具有弱雄激素活性，兼有蛋白同化和抗雌激素作用。

【适应证】再生障碍性贫血、免疫性血小板减少症、子宫内膜异位症、遗传性血管神经性水肿、纤维囊性乳腺病、遗传性血管性水肿、男子女性乳房、青春期性早熟与不孕症。

【禁忌证】血栓患者、心肝肾功能不全、生殖器异常出血患者。

【不良反应】常见闭经、乳房缩小、音哑、毛发增多、痤疮等。少见血尿、鼻出血、牙龈出血、白内障、肝功能损害、颅内压增高、急性胰腺炎、多发性神经炎、情绪改变、肌痉挛性疼痛等。

【用法】①再生障碍性贫血：200～400mg，bid，0.4～0.8g/d，至少连服6个月。②免疫性血小板减少症：200mg bid~qid，疗程至少 2 个月，逐步减量。③子宫内膜异位症：200~400mg，bid，连服 3~6 个月。④纤维囊性乳腺病：50~200mg，bid。⑤遗传性血管性水肿：起始 200mg bid~tid，疗效出现后减量 50%维持，1~3 个月后递减。

【剂型规格】胶囊：0.2g/粒。

【点评】女性出现男性化症状应停止治疗。男性监测精子质量。服药时对糖耐量试验、甲状腺功能检查有影响。再障治疗时不宜作为首选。

第四节　抗血小板药
(参阅本书相关章节)

第五节　抗凝药
(参阅本书相关章节)

第六节　止血与凝血异常性疾病的药物治疗

止血与凝血异常性疾病是指因先天或获得性原因，导致止血、凝血及纤维蛋白溶解等机制的缺陷或异常引起的出血性疾病。治疗时，首先正确判断出血的原因，如血管因素、血小板因素，还是凝血因子数量或质量异常，根据病因进行治疗。

1. 维生素 K_1：Vitamin K_1

【作用特点】维生素 K 是肝脏合成的凝血因子Ⅱ、Ⅶ、Ⅸ、Ⅹ所必需的物质，维生素 K 缺乏可引起这些凝血因子合成障碍或功能异常。

【剂型规格】针剂：10mg/支；片剂：10mg/片。

血液及肿瘤疾病

【适应证】用于维生素 K 缺乏引起的出血，如梗阻性黄疸、慢性腹泻等；香豆素类、水杨酸钠等所致的低凝血酶原血症。溴鼠灵等鼠药中毒引起的出血。

【禁忌证】严重肝脏疾患或肝功不良者禁用。

【用法】①10mg tid po；②10mg qd 或 bid im 或 sc；③2～10 mg，iv qd，给药速度不应超过 1mg/min；④溴鼠灵等鼠药中毒时，首先静脉注射 5mg/kg，如需要时重复 2～3 次，每次间隔 8～12 小时，需要较大剂量，且疗程可能需要长达数月。

【不良反应】静脉注射偶可过敏，速度过快时可引起面部潮红、出汗、支气管痉挛、心动过速、低血压等，曾有致死的报道。肌注可引起局部红肿和疼痛。

【点评】静脉注射速度宜缓慢（＜1mg/min）。对肝素、外伤等其他原因引起的出血无效。肝功能损伤时本品疗效不明显。

2. 酚磺乙胺（止血敏）：Etamsylate

【作用特点】增强血小板功能，收缩血管，降低毛细血管通透性，减少血液渗出。

【适应证】用于防治各种手术前后的出血，也可用于血小板功能不良、血管脆性增加而引起的出血。

【禁忌证】对本品过敏者，急性卟啉病患者。

【不良反应】可有恶心、头痛、皮疹、暂时性低血压、血栓形成等，静脉注射后偶可发生过敏性休克。

【剂型规格】针剂：0.5g/支。

【用法】①0.5g qd～tid im 或 iv。②0.5g＋NS 250ml，ivgtt，qd～tid。

【点评】止血作用迅速，可用于各种出血。

3. 氨甲苯酸：Aminomethylbenzoic Acid

【作用特点】本品具有抗纤维蛋白溶解作用。

【适应证】适用于纤维蛋白溶解过程亢进所致出血，如肺、肝、胰腺等手术时的异常出血，上消化道出血等。此外，尚可用于链激酶或尿激酶过量引起的出血。

【禁忌证】有血栓栓塞史者。

【不良反应】常见恶心、呕吐、腹泻，偶有过量导致血栓形成。

【用法】①0.25~0.5g po，tid，每日最大剂量2g。②0.1~0.3g+GS/NS 250ml，ivgtt，qd，每日最大剂量0.6g。

【剂型规格】针剂：0.1g：10ml。片剂：0.125g或0.25g/片。

【点评】泌尿系出血或有肾功能不全者慎用，DIC继发的纤溶性出血时不宜单独使用，不宜与其他凝血因子同时使用。

4. 氨甲环酸（妥塞敏）：Tranexamic Acid

【作用特点】阻止纤溶酶原在纤维蛋白上吸附，保护纤维蛋白不被降解。

【适应证】用于各种出血性疾病、手术时异常出血等。

【禁忌证】对本品过敏者，有血栓形成倾向者。

【不良反应】可有恶心、呕吐、腹泻、头晕、头痛、视物模糊，偶有过量导致血栓形成。

【用法】①1~2g po，tid，②0.25~1g+GS/NS 250ml，ivgtt，bid。

【剂型规格】针剂：0.1g：2ml，0.25g：5ml，0.2g：2ml，0.5g：5ml。片剂：0.125g/片或0.25g/片。

【点评】泌尿系出血或有肾功能不全者慎用，DIC继发的纤溶性出血时不宜单独使用，不宜与其他凝血因子同时使用。过量有致颅内出血的危险；用药时间一般不超过7天。

5. 血凝酶（立芷雪）：Hemocoagulase

【作用特点】由巴西矛头蝮蛇的蛇毒中分离提纯的一种酶性止血剂，静注后5min起效，作用可持续1天，肌内或皮下注射20min起效，作用可持续2~3天。

【适应证】预防或治疗各种出血。

【禁忌证】对本品过敏者，有血栓病史者。

【不良反应】偶有过敏。

【剂型规格】粉针：1kU 或 2kU/支。

【用法】1~2kU+2ml 灭菌注射用水，iv、im 或 ih，qd 或 bid。溶液也可局部用药。

【点评】DIC 及血液病所致的出血不宜使用；缺乏血小板或凝血因子（如凝血酶原）时，宜在补充血小板、凝血因子的基础上应用；原发性纤溶亢进时，宜与抗纤溶酶药物联合应用。

6. 凝血酶：Thrombin

【作用特点】由猪血中提取的凝血酶原，经激活而得的凝血酶冻干品，可直接促使纤维蛋白原转变为纤维蛋白，可诱发血小板聚集，还能促进上皮细胞有丝分裂、加速创伤愈合。

【适应证】用于局部止血。

【禁忌证】对本品过敏者。

【不良反应】偶有过敏、低热。

【用法】①局部喷洒：用 NS 溶成 50~200U/ml 溶液，或直接用干燥粉末，喷雾或洒于创伤表面；②消化道出血：用 NS 或温开水（不超 37℃）溶成 10~100U/ml 溶液，口服或灌注，每次 500~2000U，q1~6h，可根据出血程度增减浓度及使用次数。

【剂型规格】粉针，200U，500U，1000U，2000U，5000U 或 10000U/每瓶。

【点评】严禁作血管内、肌内或皮下注射，否则可导致血栓、局部坏死，甚至危及生命；不宜用于外科手术、烧伤等严格无菌的大创面。

7. 卡巴克络（安络血）：Carbazochrome

【作用特点】主要作用于毛细血管，增强其对损伤的抵抗力，降低通透性，缩短止血时间。

【适应证】用于毛细血管损伤或通透性增加所致的出血，如鼻出血、咯血、消化道出血、血尿、痔疮出血等。

【禁忌证】对本品过敏者，对水杨酸过敏者禁用本品水杨酸钠盐。

【用法】①口服：2.5~5mg，tid。②肌注：5~10mg，bid 或 tid。③静脉滴注：60~80mg+NS 100ml bid 或 tid。

【不良反应】可产生水杨酸样反应，如恶心、呕吐、头晕、耳鸣、视力下降。对癫痫患者可引起异常脑电活动。

【剂型规格】片剂：2.5mg 或 5mg/片，注射液：5mg：1ml 或 10mg：2ml。

【点评】对大出血、动脉出血、凝血因子或血小板因素所致出血效果差。

8. 醋酸去氨加压素（弥凝）：Desmopressin Acetate

【作用特点】为天然精氨盐加压素的结构类似物。可使血浆中凝血因子Ⅷ（Ⅷ：C）的活性增加，也使 vWF 因子抗原的含量增加。

【适应证】轻、中度甲型血友病，Ⅰ型血管性假血友病，遗传性或获得性血小板功能缺陷导致出血，中枢性尿崩，6岁以上儿童夜间遗尿症。

【禁忌证】习惯性或精神性烦渴症；心功能不全或其他疾患需服利尿剂的患者；中重度肾功能不全患者（肌酐清除率<50ml/min）；抗利尿激素分泌异常综合征（SIADH）、低钠血症、对本品过敏者。

【不良反应】常见头痛、恶心、腹痛、低钠血症，罕见皮肤过敏、情绪障碍，个别出现过敏。用药后若不限制水分摄入可能引起水潴溜、低钠血症、头痛、呕吐、体重增加，严重者可发生抽搐。

【剂型规格】针剂：4 或 15μg：1ml/支。片剂：100 或 200μg/片。鼻喷剂：250μg：2.5ml。滴鼻剂：250μg：2.5ml。

【用法】①治疗出血：0.3μg/kg+NS 50~100ml，ivgtt，滴注时间 15~30min，间隔 6~12h 重复给药 1~2 次。②中枢性尿崩症：初始剂量 0.05~0.1mg qd~tid po，再根据疗效调整。③夜间遗尿症：初始剂量 0.2mg qn，疗效不佳增至 0.4mg qn。同时鼻腔给药，10~40μg qn。治疗期间限制饮水。3 月后停药 1 周，评估是否继续治疗。

【点评】对 Ⅱ、Ⅲ 型血管性假血友病无效。慎用于年幼及老年患者、体液或电解质失衡患者、具有颅内压升高危险的患者。应监测患者的尿量、尿渗透压和血浆渗透压。

9. 鱼精蛋白：Protamine

【作用特点】自鱼类新鲜成熟精子中提取的一种碱性蛋白质的硫酸盐，能和肝素结合并使之失效。静注后 1min 即可发挥止血效应，作用持续约 2h。

【适应证】肝素过量出血。

【禁忌证】对本品过敏者。

【用法】用量与最后 1 次肝素使用量相当（1mg 鱼精蛋白可中和 100U 肝素）。每次不超过 50mg。缓慢静注，速度 ≤0.5ml/min，2h 内（即本品作用有效持续时间内）不超过 100mg。

【不良反应】高浓度、快速注射时可发生低血压、呼吸困难、心动过缓、恶心呕吐、面红潮热及倦怠，偶有过敏。

【剂型规格】注射液：5ml：50mg；10ml：100mg。

10. 人凝血因子Ⅷ（海莫莱士、康斯平）：Human Blood Coagulation Factor Ⅷ

【作用特点】从人血浆中提制，生物半衰期为 8~12h。输注 1U/kg 的人凝血因子Ⅷ，可使循环血液中的 FⅧ 水平增加 2%~2.5%。

【适应证】防治甲型血友病或获得性因子Ⅷ缺乏引起的出血。

【禁忌证】对本品过敏者。

【剂型规格】针剂：200U 或 300 或 400U/瓶。

【用法】ivgtt，使用带有滤网的输血器。①轻度出血：8~15U/kg，st 或 q12h~q8h，持续 1~3 日。②中度出血或小手术：首剂 15~25U/kg，如需要，10~15U/kg q12h~q8h。③大出血、较大手术或出血累及重要器官，首次 30~50 U/kg，然后 20~25U/kg，q8h~q12h。

【不良反应】可能出现过敏。反复、大量使用可能发生溶血反应和肺水肿。

【点评】使用期间需检测Ⅷ浓度，以调整剂量。

11. **重组人凝血因子Ⅷ（拜科奇）：Recombinant Human Coagulation Factor Ⅷ**

【作用特点】由细胞克隆技术获得，无人源性蛋白成分。

【适应证】防治甲型血友病或获得性因子Ⅷ缺乏引起的出血。

【禁忌证】对本品过敏者，对鼠或仓鼠蛋白过敏者。

【用法】①治疗原则：不同患者达到止血所需剂量各不相同，应视患者需要、Ⅷ缺乏的严重程度、出血的严重程度、抗体存在的情况和期望达到的FⅧ水平而定。治疗时应监测患者FⅧ水平。当存在FⅧ的中和抗体时，不同患者所需FⅧ剂量差异较大，对FⅧ产生记忆应答或具有高滴度抗体的患者，必要时可选择其他治疗药物。②剂量计算：体内FⅧ水平升高的百分比＝每公斤体重本品的剂量（IU/kg）×2%。例如：注射本品后预期体内FⅧ水平升高20%，则需要注射剂量为：20%÷2%，即10 IU/kg。③具体用法：静脉注射，速度根据患者反应而定，如耐受良好，5～10分钟或更短时间注射完。

	治疗所需血浆活性FⅧ水平	维持该水平的必要剂量	补充剂量
轻微出血	20%～40%	10～20IU/kg	如进一步出血，按上述剂量再次注射
中等出血或小手术	30%～60%	15～30IU/kg	必要时，间隔12～24小时再按上述剂量注射一次

续　表

	治疗所需血浆活性 FⅧ水平	维持该水平的必要剂量	补充剂量
危及生命出血	80%~100%	40~50IU/kg	20~25IU/kg q8h~q12h
较大的外科手术	100%	术前注射 50IU/kg，并在术前确定 FⅧ的活性为 100%	必要时 50 IU/kg q6h~q12h，持续10~14 天，直至患者痊愈

【不良反应】罕见，可能出现过敏，如低血压、荨麻疹、胸闷等。

【剂型规格】针剂：250U/瓶。

【点评】甲型血友病患者在治疗的任何时间都有可能产生 FⅧ的中和抗体，因此需要密切监测抗体产生情况。

12. 人纤维蛋白原（法布莱士）：Fibrinogen

【作用特点】从人血浆中提制，半衰期为 109±13h 。

【适应证】①先天性纤维蛋白原减少或缺乏症；②获得性纤维蛋白减少症：如严重肝脏损伤、肝硬化、弥散性血管内凝血（DIC）、产后大出血和因大手术、外伤或内出血等引起的纤维蛋白原缺乏而造成的凝血障碍。

【禁忌证】对本品过敏者。

【不良反应】过敏反应。

【用法】使用带有滤网的输血器。一般首次给 1~2g，ivgtt，滴速约 60gtt/min，根据需要可继续给药。

【剂型规格】针剂：0.5g/支。

【点评】无明确纤维蛋白原减少者、DIC 早期不易应用。

13. 人凝血酶原复合物（康舒宁）：Human Prothrombin Complex

【作用特点】本品系从健康人血浆中提取，含有人凝血因子Ⅱ、Ⅶ、Ⅸ、Ⅹ。

【适应证】预防和治疗因凝血因子Ⅱ、Ⅶ、Ⅸ、Ⅹ缺乏导致的出血，如乙型血友病，严重肝病，DIC等，逆转双香豆素类抗凝剂诱导的出血，预防和治疗已产生Ⅷ抑制物的甲型血友病。

【禁忌证】对本品过敏者。

【用法】使用带有滤网的输血器。10~20PE（血浆当量单位）/kg，ivgtt，因子Ⅶ缺乏者q6~8h，因子Ⅸ缺乏者qd，Ⅱ和Ⅹ缺乏者qd qod，一般2~3天。出血量较大或大手术时，可酌情增加剂量。滴速：开始缓慢，15min后稍快，200PE 30~60min滴完。

【不良反应】少见过敏反应，偶可发生血栓，不可与抗纤溶药物同时使用。快速滴注可发生发热、寒战、头痛、恶心、呕吐、气短。A、B或AB型患者大量输注时偶可发生溶血。

【剂型规格】针剂，按人凝血因子Ⅸ的效价分为200U、300U或400U：10ml。

14. 重组人凝血因子Ⅶa（诺其）：Recombinant Human Coagulation Ⅶ

【作用特点】由新生仓鼠肾细胞克隆的人因子Ⅶ基因中表达产生，无人源性蛋白成分。能够在活化的血小板表面将FX转化为FXa，无须因子Ⅷ和Ⅸ的参与，最终在损伤部位形成血凝块。

【适应证】主要预防和治疗下列患者的出血：凝血因子Ⅷ或Ⅸ抑制物>5BU的先天性血友病患者；预计对注射凝血因子Ⅷ或Ⅸ具有高记忆应答的先天性血友病患者；获得性血友病患者；先天性FⅦ缺乏症患者；具有GP Ⅱb-Ⅲa和/或HLA抗体、对血小板输注无效或不佳的血小板无力症患者。

【禁忌证】对本品过敏者。

【用法】①伴有抑制物的 A 或 B 型血友病、获得性血友病：静脉注射，一般起始剂量 90μg/kg，最初间隔 2~3 小时，达到有效止血后，可增至每隔 4、6、8 或 12 小时给药，疗程和使用间隔根据出血的程度、有创操作或外科手术而不同。②凝血因子 Ⅶ 缺乏症：15~30μg/kg，每隔 4~6 小时给药，直至达到止血效果。③血小板无力症：90μg/kg，间隔 2 小时，至少给药 3 次。

【不良反应】罕见。

【剂型规格】针剂，1.2mg：60 KIU。

【点评】仅在血管损伤的局部发挥活化血小板的作用，具有较好的安全性。连续滴注可能疗效不佳。

第七节　化疗及辅助药物

目前国际上临床常用的抗肿瘤药物约 80 余种。化疗药物主要有三种分类方法：

1. 根据作用机制分为：①作用于 DNA 化学结构的药物（包括烷化剂、蒽环类和铂类化合物）；②影响核酸合成的药物（主要是抗代谢药物）；③作用于 DNA 模板影响 DNA 转录，或抑制 DNA 依赖 RNA 聚合酶而抑制 RNA 合成的药物；④影响蛋白合成的药物（如紫杉醇类、长春碱和鬼臼碱类等）；⑤其他类型（如激素、生物反应调节剂、单克隆抗体等）。

2. 根据其化学结构和来源分为烷化剂、抗代谢药物、抗生素、植物药、激素和杂类（包括铂类、门冬酰胺酶、靶向治疗等）6 大类。

3. 还可根据药物作用的周期或时相特异性，分为周期非特异性药物和周期特异性药物。近年来，一些新型的针对细胞受体、关键基因和调控分子为靶点的药物已进入临床。化疗药物多可引起骨髓抑制、心脏毒性、肝肾毒性等不良反应，故用药期间应密切监测血常规、肝肾功能、心肺体征、心电图及肺部影像。化疗药物多对血管有刺激，若无禁忌，化疗前应建议患者留置深静脉置管，如经外周静脉穿刺中心静脉置管（peripherally inserted central catheter，PICC）、静脉输液港（implantable venous access ports，IVAP）。

一、常用化疗药物

（一）作用于 DNA 化学结构的药物

烷化剂

1. 苯丁酸氮芥（瘤可宁、瘤可然）：Chlorambucil，CLB

【作用特点】为氮芥衍生物，属细胞周期非特异性药物。

【剂型规格】片剂：2mg/片。

【用法】0.2mg/kg，po，qd 或分次给药。

【适应证】慢性淋巴细胞性白血病，恶性淋巴瘤，多发性骨髓瘤，卵巢腺癌等。

【禁忌证】对本品过敏、严重骨髓抑制等。

【不良反应】消化道反应、高尿酸血症、骨髓抑制，在白血病患者中易产生继发性肿瘤，青春期患者长期应用可产生精子缺乏或持久不育，长期或高剂量应用可导致间质性肺炎。

【点评】起效较慢，选择性低，局部刺激性强，对骨髓持久抑制。

2. 左旋苯丙氨酸氮芥（马法兰、美法仑）：Melphalan

【剂型规格】片剂：2mg/片，针剂：50mg/支。

【用法】0.05~0.25mg/kg（2~10mg/m²），po，qd 或分次服用。骨髓瘤移植前预处理常用 200mg/m² 单次使用。

【适应证】适用于治疗多发性骨髓瘤尤其是造血干细胞移植前的预处理，晚期卵巢腺癌、晚期乳腺癌。

【作用特点】【禁忌证】与苯丁酸氮芥相似。

【不良反应】骨髓抑制、消化道反应、肝功能异常、间质性肺炎、肺纤维化、皮疹、黏膜炎。

【点评】肾功能不全患者慎用，需警惕发生严重骨髓抑制。

3. 苯达莫司汀：Bendamustine

【作用特点】兼具烷化剂和嘌呤类似物（抗代谢药）的双重作用机制，可使 DNA 单链和双联通过烷化作用交联，也可使 DNA 和蛋白、蛋白和蛋白之间交联，干扰 DNA、蛋白质的合成和功能。

【剂型规格】针剂：25mg/瓶；100mg/瓶。

【用法】$50 \sim 60mg/m^2$ + NS 500ml ivgtt qd，或 $100 \sim 150mg/m^2$ 每月 1 次；滴注时间不少于 $30 \sim 60min$。

【适应证】慢性淋巴细胞白血病，此外恶性淋巴瘤、多发性骨髓瘤、乳腺癌也有效。

【禁忌证】对本药及甘露醇过敏者。

【不良反应】消化道反应、疲乏、皮疹、瘙痒、口腔溃疡、骨髓抑制等。

【点评】新一代抗肿瘤药，不良反应小，安全性好，美国 FDA 已批准用于慢性淋巴细胞白血病、难治惰性 B 细胞非霍奇金淋巴瘤的治疗。

4. 环磷酰胺 Cyclophosphamide，CTX

【剂型规格】粉针：200mg/支。

【用法】成人常用量为 $500 \sim 1000mg/m^2$ + 100ml NS，ivgtt。

【适应证】适用于急性淋巴细胞白血病、淋巴瘤、多发性骨髓瘤、卵巢癌、乳腺癌、软组织肉瘤等；造血干细胞移植预处理；自身免疫性疾病。

【禁忌证】对本品过敏、严重肝肾功能损害、严重骨髓抑制、近期感染等。

【不良反应】骨髓抑制、消化道反应、脱发、膀胱炎等。长期用药可产生不育和继发肿瘤。超高剂量时可引起心肌损害和肾毒性。

【点评】本品使用时应多饮水，大剂量时（大于 2g）需预防出血性膀胱炎：水化、碱化尿液，美司钠预防（用量一般为 CTX 的 20%）。

5. 异环磷酰胺：Ifosfamide，IFO

【作用特点】 环磷酰胺的同分异构体。

【剂型规格】 粉针：1g/支。

【用法】 成人常用量为 $1.2 \sim 2.4g/m^2$，溶于 250ml NS，ivgtt，输注时间 $30 \sim 120min$，或 $5g/m^2$，溶于 500ml NS，ivgtt，持续 24h。

【适应证】【不良反应】【注意事项】 同环磷酰胺。

【点评】 异环磷酰胺较环磷酰胺更易出现出血性膀胱炎，应加用尿路保护剂美司钠。

6. 达卡巴嗪：Dacarbazine，DTIC

【作用特点】 影响 DNA 合成、也抑制嘌呤、RNA 和蛋白质的合成。

【剂型规格】 粉针，100mg/支。

【用法】 $200 \sim 400mg/m^2 + 5\%$ GS 250ml 或 500ml，ivgtt，qd；单次最大剂量：$660 \sim 1450mg/m^2$。

【适应证】 适用于恶性黑色素瘤、软组织肉瘤、霍奇金淋巴瘤、神经内分泌肿瘤。

【禁忌证】 对本品过敏、水痘或带状疱疹患者。

【不良反应】 恶心呕吐，腹泻，骨髓抑制，流感样症状：发热、肌痛，注射部位血管刺激反应。

【点评】 恶性黑色素瘤的一线化疗药物，药期间禁止活病毒疫苗接种。

7. 替莫唑胺：Temozolomide

【剂型规格】 胶囊：20mg 或 100mg/片。

【用法】 成人以及 3 岁以上的儿童患者：对于未行化疗的患者，28 天为一个周期，每日 $200mg/m^2$，每日一次，共 5 天；对于做过化疗的患者，第 1 周期起始剂量为每日 $150mg/m^2$，每日一次，共 5 天，在第 2 周期首日若中性粒细胞绝对值 $\geq 1.5 \times 10^9/L$，血小板计数剂量 $\geq 100 \times 10^9/L$，则第 2 周期可每日增至 200。在任一周期内若中性粒细胞绝对值<1.0×10^9/L 或血小板计数剂量<50×10^9/L，下一周期应降低一个剂量水平，剂量水平包括 100 mg/m^2，150mg/m^2，200mg/m^2，最低推荐剂量为100mg/m^2。

【适应证】适用于多形性胶质母细胞瘤的辅助和复发或进展后的治疗；常规治疗后复发或进展的渐变性星形细胞瘤；转移性黑色素瘤的一线用药。

【禁忌证】对本品或达卡巴嗪过敏、严重骨髓抑制、近期感染、哺乳期妇女及孕妇禁用。

【注意事项】①应空腹或至少在餐前 1 小时服用；②若给予替莫唑胺后发生呕吐，当天不应再补服；③本品不可打开或咀嚼，应伴水整个吞服；若胶囊破损，应避免内部药粉接触皮肤及黏膜；④治疗可一直持续到病情进展，最长 2 年。

【点评】目前正尝试用于神经内分泌肿瘤等其他肿瘤的治疗。

铂类化合物

1. 顺铂：Cisplatin，DDP

【作用特点】属细胞周期非特异性药物，具有细胞毒性，可抑制癌细胞的 DNA 复制，并损伤其细胞膜上结构。

【剂型规格】针剂：10mg/瓶；50mg/瓶。

【用法】①静脉注射或静脉滴注：20mg/m^2 + NS 20ml，iv，每周 1 次。大剂量：80～120mg/m^2 +5% GS 250～500ml ivgtt（避光、2 小时内输完），每 3 周 1 次。②胸腹腔内注射：胸腔每次 30～60mg，腹腔每次 100～160mg，7～10 日 1 次。③动脉注射：20～30mg，动脉插管内推注，qd。

【适应证】适用于恶性淋巴瘤、肺癌、头颈部肿瘤、乳腺癌、泌尿生殖系统肿瘤、黑色素瘤、各种鳞状上皮癌以及癌性胸腹水的治疗。

【禁忌证】对铂类过敏、肾功能损害（肌酐清除率<60ml/min）、严重骨髓抑制、听力受损等。

【不良反应】常见为肾毒性、呕吐等消化道反应、骨髓抑制、耳毒性、周围神经损伤。

【点评】是最早合成的铂类药物，多种实体瘤的一线用药。①用药前2~16小时、用药后6小时内充分水化，每日入量至少3000ml，患者尿至少2000~3000ml/d；②不能同时使用其他肾毒性或耳毒性药物。

2. 卡铂：Carboplatin

【剂型规格】注射剂：100mg/支（国产），150mg/支（进口）。

【用法】静滴，溶于250ml或500ml 5%葡萄糖中；因治疗前肾功能状况能显著影响卡铂所致血小板减少的程度，现多根据AUC（曲线下面积）来确定卡铂剂量，主要根据Calvert公式进行，卡铂剂量（mg）=所设定的AUC［mg/（ml·min）］×［肌酐清除率（ml/min）+25］，肌酐清除率可以通过血清肌酐来计算，AUC值常取4~6。

【适应证】第二代铂类，主要用于卵巢癌、小细胞肺癌、非小细胞肺癌、头颈部鳞癌、食管癌、精原细胞瘤、膀胱癌、间皮瘤等。

【禁忌证】对铂类过敏、严重肾功能损害（肌酐清除率<15ml/min）、严重骨髓抑制、近期感染、出血性肿瘤、哺乳期妇女及孕妇禁用。

【注意事项】①肌酐清除率<15ml/min时禁用；②无须水化；③国产制剂仅能用葡萄糖配制或冲管；④剂量限制性毒性反应为骨髓毒性，其血小板减少较粒细胞减少更为严重；⑤较易出现过敏，随用药次数增多概率增加。

【点评】卡铂过敏多发生在使用6个周期以上，若需继续使用可考虑预防性使用抗过敏药物。

3. 奥沙利铂：Oxaliplatin

【剂型规格】粉针：50mg/支。

【用法】静滴，溶于250ml或500ml 5%葡萄糖中，静滴2~6小时。联合卡培他滨时，剂量为130mg/m²，每3周一次；联合 5-Fu 时，剂量为 $85mg/m^2$，每 2 周一次。

【适应证】第三代铂类，用于转移性结直肠癌，有高危因素的 II 期及 III 期结直肠癌；也可用于胃癌、胰腺癌、小肠癌、淋巴瘤等。

【禁忌证】对铂类过敏、严重肾功能损害（肌酐清除率 <30ml/min）、严重骨髓抑制、近期感染、哺乳期妇女及孕妇禁用。

【注意事项】①必须在 5-Fu 前输注；②无须水化；③仅能用葡萄糖配制或冲管；④剂量限制性毒性反应为神经毒性，遇冷或接触金属会激发或加重，应避免；⑤较易出现过敏，随用药次数增多概率增加。

【点评】NCCN 指南推荐为转移性结直肠癌的一线用药。

蒽环类药物

1. 柔红霉素：Daunorubicin，DNR

【作用特点】蒽环类抗生素，能直接与 DNA 结合，阻碍 DNA 合成和依赖 DNA 的 RNA 合成反应，为周期非特异性药物。

【适应证】用于急性白血病、神经母细胞瘤和横纹肌肉瘤的治疗。

【禁忌证】有严重或潜在心脏病患者。

【不良反应】骨髓抑制和心脏毒性是最重要的不良反应，其他常见的有可逆性脱发、胃肠道反应、口腔黏膜炎等。使用本药 1~2 天后尿液可呈现红色。

【注意事项】①用药前后应监测心功能，包括心电图、超声心动图、血清酶学等；以及血象、肝肾功能。②药物外渗时可致局部组织坏死。

【剂型规格】针剂：10mg/支，20mg/支。

【用法】常用 $60mg/m^2$+NS 40ml，iv，qd。

【点评】累积剂量不能超过 20mg/kg，否则出现心脏毒性的风险明显增加。

2. 去甲氧柔红霉素（善唯达）: Idarubicin

【作用特点】是柔红霉素的一种衍生物，脂溶性更高，较其他蒽环类药物更易被细胞摄取，从而发挥更高的细胞杀伤作用。

【适应证】成人急性髓细胞白血病的一线治疗之一，也可用于复发和难治患者的诱导缓解。成人和儿童急性淋巴细胞白血病的二线治疗。

【禁忌证】【不良反应】【注意事项】基本同柔红霉素。

【剂型规格】针剂: 5mg/支，10mg/支。

【用法】12mg/m^2+注射用水 20ml, iv, qd。

3. 阿克拉霉素: Aclacinomycin

【作用特点】一种新的蒽环类抗生素，具有亲脂性，能迅速转运进入细胞内，并维持较高浓度。

【适应证】用于急性白血病、恶性淋巴瘤、胃癌、肺癌、乳腺癌和卵巢癌等，对阿霉素、柔红霉素耐药的病例亦有效。

【禁忌证】有严重心脏病史者。

【不良反应】心脏毒性：心律失常、QT 延长、偶有心力衰竭。骨髓抑制、胃肠反应、脱发等。

【注意事项】用药期间应严密监测血象、肝、肾功能和心电图变化。不能作皮下或肌内注射，静脉注射时要避免药液外渗。

【剂型规格】针剂: 10mg/支，20mg/支。

【用法】20mg/m^2+NS 100ml, ivgtt, qd。

【点评】心脏毒性较阿霉素轻。

4. 多柔比星/阿霉素: Doxorubicin

【剂型规格】粉针: 10mg/支，50mg/支。

【用法】常用 40mg/m^2+NS 100ml, ivgtt, qd。

【适应证】适用于急性白血病、淋巴瘤、软组织及骨肉瘤，尤其用于乳腺癌和肺癌。

【禁忌证】心肺功能失代偿者，既往蒽环类药物已达到累积剂量者。

【不良反应】心脏毒性较阿霉素轻：心律失常、QT 延长、偶有心力衰竭、骨髓抑制、胃肠反应、脱发等。

【注意事项】①心脏毒性是最重要的不良反应，用药前后应监测心功能，包括心电图、超声心动图、血清酶学等；②药物外溢将致严重的组织坏死；③用药后 1~2 日内可出现红色尿，一般在 2 日后消失。

【点评】多柔比星总累积剂量不宜超过 400mg/m²，否则发生心力衰竭的风险迅速增加。

5. 表柔比星/表阿霉素 （法玛新）：Epirubicin

【剂型规格】针剂：10mg/支，50mg/支。

【作用特点】新的蒽环类抗生素，本药治疗指数高于阿霉素，而全身及心脏毒性反应较低。

【用法】60 ~ 120mg/m² + NS 20ml，iv，qd；50mg + NS 50ml，膀胱内给药，1 周 1 次。

【适应证】适用于恶性淋巴瘤、多发性骨髓瘤、白血病、多种实体瘤如乳腺癌、肺癌、胃癌、肝癌、胰腺癌等。

【禁忌证】【注意事项】基本同多柔比星。

【点评】表柔比星总累积剂量不宜超过 900mg/m²，否则发生心力衰竭的风险迅速增加。

6. 多柔比星脂质体/脂质体阿霉素 （楷莱）：Doxorubin Hydrochloride Liposome

【剂型规格】针剂：20mg/10ml。

【作用特点】本品是一种脂质体制剂，可以保护脂质体免受单核巨噬细胞系统识别，从而延长其在血液循环中的时间。

【用法】常用 20mg/m²，ivgtt，每 2~3 周 1 次。

【适应证】低 CD₄⁺T 细胞及有广泛皮肤黏膜、内脏疾病的艾滋病相关卡波西肉瘤患者；不能耐受阿霉素等其他蒽环类药物的肿瘤患者。

【禁忌证】对本品过敏、正在使用 α 干扰素、严重肝功能损害、严重骨髓抑制等。

【不良反应】同阿霉素，滴注反应主要有潮红、气短、面部水肿、头痛、寒战、胸部和喉部紧缩感，低血压，暂停滴注或减缓滴速后几个小时，这些反应可减轻或消失。

【注意事项】①滴注反应多发生在第一疗程用药时；②药物外渗时局部损害较阿霉素轻，但手掌-足底红斑性感觉迟钝较多见；③只能用5%葡萄糖注射液稀释。

【点评】心脏毒性比阿霉素小，累积剂量>400mg/m² 时警惕心脏毒性。

7. 米托蒽醌：Mitoxantrone，NVT

【作用特点】合成的蒽环类抗生素。

【剂型规格】针剂：5mg/支。

【用法】5～10mg/m²+NS 100ml，ivgtt，qd。

【适应证】适用于急性白血病、淋巴瘤、乳腺癌、肺癌、肝癌、大肠癌等。

【禁忌证】对本品过敏、严重肝功能损害、严重骨髓抑制、心肺功能失代偿者。

【不良反应】心脏毒性、骨髓抑制、消化道反应，脱发较轻，可能出现明显的心脏毒性。

【点评】累积剂量>160mg/m²、胸部放疗患者，心脏毒性较蒽环类药物低。

破坏DNA的抗生素

1. 丝裂霉素 Mitomycin

【剂型规格】粉针：2mg/支或10mg/支。

【用法】静脉注射：每次6～8mg，以氯化钠溶解后静脉注射，每周一次；也可10～20mg一次，每6～8周重复治疗。动脉注射：剂量与静脉注射同。腔内注射：每次6～8mg。

【适应证】适用于胃癌、肺癌、乳腺癌，也适用于肝癌、胰腺癌、结直肠癌、食管癌、卵巢癌及癌性腔内积液。

【禁忌证】对本品过敏、严重骨髓抑制、近期感染、哺乳期妇女及孕妇禁用，用药期间禁用活病毒疫苗接种和避免口服脊髓灰质炎疫苗。

【注意事项】①在应用丝裂霉素后数月仍应随访血常规及肾功能，特别是接受总量大于 60mg 的患者，易发生溶血性贫血；②长期应用抑制卵巢及睾丸功能，造成闭经和精子缺乏；③本品局部刺激严重，若药液漏出血管外，可致局部红肿疼痛，以致坏死溃疡；④由于丝裂霉素有延迟性及累积性骨髓抑制，一般较大剂量应用时两疗程之间间隔应超过6周。

2. 博来霉素：Bleomycin

【作用特点】本品与铁的复合物嵌入 DNA，引起 DNA 单链和双链断裂。

【剂型规格】针剂，15mg/支。

【用法】①肌内、皮下注射：$15 \sim 30mg + 5ml$ NS，sc 或 im，如病变周边皮下注射，浓度应不高于 1mg/ml；肌内注射应避开神经，不断更换注射部位。②动脉注射：$5 \sim 15mg$ 或 5% GS 100ml，弹丸式动脉内注射或连续灌注。③静脉注射：$10mg/m^2 + 5 \sim 20ml$ NS 或注射用水，缓慢 iv，每 $1 \sim 2$ 周 1 次。

【适应证】用于霍奇金淋巴瘤、皮肤恶性肿瘤、头颈部肿瘤、肺癌（尤其是鳞癌）、食管癌、子宫颈癌、甲状腺癌等。

【禁忌证】对本类药物有过敏史、严重肺部疾病尤其是严重弥漫性肺纤维化、严重心肾功能损害、胸部放疗史、严重骨髓抑制等。

【不良反应】常见药物热、间质性肺炎、肺纤维化、白细胞减少，少见消化道反应、皮疹、脱发、肝损害等。

【点评】①本品副作用个体差异显著，应从小剂量开始试用；②警惕间质性肺炎、肺纤维化，需要定期监测动脉血气、肺功能及胸部影像学，发现异常应立即停药；③本品（包括同类药物）总剂量应在 300mg 以下，肺功能基础较差者，总剂量应<150mg；④长期使用时副作用有增加及延迟性发生倾向。⑤为避免药物热，建议提前给予地塞米松 $5 \sim$

10mg 静脉注射后再用药。

（二）影响核酸转录或合成的药物

作用于核酸转录的药物

放射菌素 D：Dactinomycin

【作用特点】主要作用于 RNA，高浓度时同时影响 RNA 和 DNA 合成。

【剂型规格】粉针，200mg/支。

【用法】静脉滴注：一般成人每日 300～400μg（6～8μg/kg），溶于生理盐水 20～40ml 中，每日一次，10 日为一疗程，间歇期 2 周，一疗程总量 4～6mg。本品也可作腔内注射。在联合化疗中，剂量及时间尚不统一。

【适应证】适用于霍奇金病、神经母细胞瘤、绒癌、睾丸癌、肾母细胞瘤、尤文肉瘤、横纹肌肉瘤。

【禁忌证】对本品过敏、严重骨髓抑制、哺乳期妇女及孕妇禁用。

【注意事项】①骨髓抑制为本品剂量限制性毒性，尤以血小板下降为著。②静注可引起静脉炎、漏到血管外可引起组织坏死。③可能引起尿及血尿酸升高，痛风或尿酸盐性结石病史者慎用。

干扰核酸合成的药物

1. 甲氨蝶呤：Methotrexate，MTX

【作用特点】为细胞周期特异性药物，通过抑制二氢叶酸还原酶，阻碍肿瘤细胞 DNA 的合成。

【剂型规格】片剂：2.5mg/片；针剂：5mg，50mg，100mg，500mg，1000mg/支。

【适应证】用于急性白血病、非霍奇金淋巴瘤、骨肉瘤等的治疗，鞘内注射用于预防和治疗白血病及淋巴瘤的中枢神经系统受累。

【禁忌证】对本品过敏、严重骨髓抑制、严重肝肾功能异常等。

【不良反应】骨髓抑制、口腔炎、胃肠反应、肝肾功能

血液及肿瘤疾病

损害、脱发、头痛、视物模糊等，长期用药可出现肺纤维化，鞘内注射剂量过高可引起抽搐。

【用法】①静脉滴注：$0.2g/m^2$ + 5% GS 500ml，ivgtt，qd，大剂量时可用到 $3\sim8g/m^2$。②口服：$20mg/m^2$，po，每周 1 次。③鞘内注射：$5\sim12mg/$次，联合地塞米松 5mg 缓慢鞘内注射。

【点评】大剂量应用 MTX 时应充分补液水化和碱化尿液，建议尿 $pH\geq7$ 时才开始用药，治疗期间保持 $pH\geq7$。滴注时间不宜超过 6 小时，最长不应该超过 24 小时，否则易增加肾脏毒性。有条件可以监测血药浓度，根据血药浓度使用四氢叶酸钙进行解救。

2. 阿糖胞苷：Cytarabine，Ara-C

【作用特点】嘧啶类抗代谢药物，作用于细胞 S 增殖期，可抑制细胞 DNA 的合成。

【剂型规格】针剂：50mg/支，100mg/支，500mg/支。

【用法】①低剂量：$15mg/m^2$，sc，qd 或 $15mg/m^2$ + NS 250ml，ivgtt，qd；②标准剂量：$100\sim200mg/m^2$，sc，q12h；③中剂量：$0.5\sim1g/m^2$ + NS 500ml，ivgtt，q12h，滴注时间 > 4h；④大剂量：$2\sim3g/m^2$ + NS 500ml，ivgtt，q12h，滴注时间 > 4h。

【适应证】急性白血病，鞘内注射可预防或治疗白血病中枢神经系统受累。

【禁忌证】对本品过敏等。

【不良反应】常见骨髓抑制、消化道反应，此外可有肝功能异常、发热、皮疹。大剂量可引起大、小脑功能失调、心肌病变、肺水肿。

3. 氟达拉宾（福达华）：Fludarabine

【作用特点】本品为阿糖腺苷的氟化核苷酸类似物，可抑制 DNA 的合成。

【剂型规格】针剂：50mg/支。

【用法】$25mg/m^2$ + NS 100ml，ivgtt，qd，滴注时间 >

血液及肿瘤疾病

30min，与阿糖胞苷联合用药时，应在阿糖胞苷使用前 4h 静脉滴注。

【适应证】用于 B 细胞慢性淋巴细胞白血病、滤泡或套细胞淋巴瘤、非清髓性造血干细胞移植的预处理。

【禁忌证】肌酐清除率<30ml/min，失代偿性免疫性溶血性贫血。

【不良反应】最常见有骨髓抑制、发热、寒战、周围神经病变、肺炎、严重机会性感染。

【点评】长期、大剂量使用时，警惕不可逆的严重骨髓抑制及第二肿瘤风险。

4. 氟尿嘧啶：Fluorouracil，5-FU

【剂型规格】注射剂：250mg/支。

【用法】氟尿嘧啶作静脉注射或静脉滴注所用剂量相差甚大。单药静脉注射剂量一般为按体重 $10\sim20mg/(kg\cdot d)$，连用 $5\sim10$ 日，每疗程 $5\sim7g$（甚至 10g）。若为静脉滴注，通常按体表面积 $300\sim500mg/(m^2\cdot d)$，连用 $3\sim5$ 天，每次静脉滴注时间不得少于 $6\sim8$ 小时；静脉滴注时可用输液泵连续给药维持 24 小时。用于原发性或转移性肝癌，多采用动脉插管注药。腹腔内注射按体表面积一次 $500\sim600mg/m^2$。每周 1 次，$2\sim4$ 次为 1 疗程。

【适应证】本品的抗瘤谱较广，主要用于治疗消化道肿瘤，或较大剂量氟尿嘧啶治疗绒毛膜上皮癌。亦常用于治疗乳腺癌、卵巢癌、肺癌、宫颈癌、膀胱癌及皮肤癌等。

【禁忌证】对本品过敏、严重骨髓抑制、衰弱、近期感染、哺乳期妇女及孕妇禁用。

【注意事项】①本品的主要不良反应为恶心、食欲减退或呕吐，一般剂量多不严重，偶见口腔黏膜炎或溃疡；②长期用药可出现神经系统毒性；③偶见用药后心肌缺血，可出现心绞痛和心电图变化，如经证实心血管不良反应（心律失常、心绞痛、ST 改变）则停用。

5. **吉西他滨：Gemcitabine**

【**剂型规格**】粉针：200mg/支或1000mg/支。

【**用法**】一般用法为 $800 \sim 1250mg/m^2$，每周一次，连用2 周停一周。

【**适应证**】适用于胰腺癌、乳腺癌、非小细胞肺癌、卵巢癌、膀胱癌等。

【**禁忌证**】对本品过敏、严重骨髓抑制、严重肝肾功能异常、近期感染、同步放疗期间、哺乳期妇女及孕妇禁用。

【**注意事项**】①吉西他滨的输注时间一般限制在 $30 \sim 60$ 分钟，超过60分钟会导致不良反应加重；②已配置的吉西他滨不可再冷藏，以防结晶析出；③在吉西他滨联合方案中，为避免不良反应增加，应先输注紫杉醇或卡铂再输注吉西他滨；而联合顺铂时，应先输注吉西他滨再输注顺铂。

【**点评**】吉西他滨是胰腺癌辅助化疗及姑息化疗的标准一线化疗方案。

6. **卡培他滨：Capecitabine**

【**剂型规格**】片剂：500mg/片。

【**用法**】$650 \sim 1250mg/m^2$，一天两次，连用2周停一周。

【**适应证**】适用于晚期结直肠癌的一线及二线治疗、晚期乳腺癌一线治疗、可切除结直肠癌术后辅助治疗，尚用于晚期胃癌、胰腺癌、神经内分泌肿瘤等。

【**禁忌证**】对本品或氟尿嘧啶过敏、既往对氟尿嘧啶有严重、非预期的反应、已知二氢嘧啶脱氢酶缺陷、严重骨髓抑制、严重肝肾功能损伤（肌酐清除率低于30ml/min）、近期感染、哺乳期妇女及孕妇禁用。

【**注意事项**】①卡培他滨片剂应在餐后30分钟内用水吞服；②为预防手足综合征，可同时口服维生素 B_6，每日量可达200mg；③当苯妥英和香豆素衍生物类抗凝剂类药物与卡培他滨合用时，可能需要减量。

【**点评**】手足综合征、腹泻是卡培他滨相对特异的不良反应，应根据其严重程度调整卡培他滨的用量。

7. 替吉奥： Tegafur，Gimeracil and Oteracil Potassium

【剂型规格】胶囊：20mg/片。

【用法】成年人首次应用应依照体表面积（BSA）来确定用量：BSA < 1.25m², 初始剂量 40mg bid；BSA 1.25 ~ 1.5m², 初始剂量 50mg bid；BSA > 1.5 m², 初始剂量 60mg bid，连续服用 28 天，停药 14 天，如此作为一个疗程，若没有出现安全性问题的情况下，可缩短停药时间，但至少应停药 7 天。此外，可根据患者状况适当增减剂量，增减剂量一次为 40mg、50mg、60mg、75mg/次，在没有出现安全性问题的情况下，判断可增减剂量时，从初次标准量开始逐级增加或减少，最大剂量限定为 75mg/次，最低服药量为 40mg/次。

【适应证】适用于不能切除的局部晚期或转移性胃癌，尚试用于胰腺癌辅助化疗或晚期胰腺癌、结直肠癌、头颈部肿瘤、胆管癌等。

【禁忌证】对本品过敏、严重骨髓抑制、严重肝肾功能异常、正在使用氟尿嘧啶类抗肿瘤药或氟胞嘧啶、近期感染、哺乳期妇女及孕妇禁用。

【注意事项】①替吉奥的剂量限制性毒性为骨髓抑制，与以往的口服氟尿嘧啶类药物不同；②本品偶可引起重症肝炎等严重的肝损害，因此需密切监测临床症状、定期检查肝功能；③与其他氟尿嘧啶类抗肿瘤药，或与其他药物联用（如亚叶酸、替加氟、尿嘧啶联合化疗等），或与抗真菌药氟胞嘧啶合用，可能导致严重的血液功能障碍，因此停用替吉奥至少 7 天以上才能给予上述药物；④不排除替吉奥可导致间质性肺炎恶化甚至死亡，因此在使用本品时，须确认有无间质性肺炎，用药过程中注意监测相关临床症状及影像学检查。

【点评】替吉奥为复方制剂，主要组成成分为替加氟、吉美嘧啶、奥替拉西钾，后二者通过发挥对酶的抑制作用，使替加氟在血浆和肿瘤组织内生成的 5-Fu 有效浓度保持更长时间，并减小 5-Fu 对胃肠道产生的毒性作用。

血液及肿瘤疾病

8. 培美曲塞：Pemetrexed

【剂型规格】 粉针：500mg/支。

【用法】 单药的推荐剂量为 600mg/m^2，每 3 周重复；联合用药的推荐剂量为 500mg/m^2，每 3 周重复。治疗过程中必须补充叶酸和维生素 B$_{12}$，叶酸的补充方法为：治疗开始前 7 天内至少口服 5 天，整个用药周期内应连续服用，直至末次用药结束后 21 天才能停止，叶酸的推荐剂量为每天 350～1000μg。维生素 B$_{12}$ 的补充方法为：首次治疗开始前 1 周内肌注维生素 B$_{12}$1000μg，治疗过程中每 3 个周期即每 9 周肌注一次。培美曲塞治疗前 1 天、当天和治疗后次日应口服地塞米松 4mg，一日两次，以减少皮疹的发生。

【适应证】 适用于胸膜间皮瘤、晚期肺腺癌等。

【禁忌证】 对本品过敏、严重骨髓抑制、严重肝肾功能异常（肌酐清除率低于 45ml/min）、近期感染、哺乳期妇女及孕妇禁用。

【注意事项】 ①培美曲塞的最大耐受剂量与给药方式有关，补充叶酸和维生素 B$_{12}$ 可使培美曲塞的最大耐受剂量提高；②培美曲塞和顺铂均于第 1 天给药方案的疗效和安全性优于培美曲塞第 1 天、顺铂第 2 天给药的方案。

【点评】 培美曲塞可以抑制机体内还原型叶酸的生成，而叶酸缺乏可导致严重的不良反应，补充叶酸和维生素 B$_{12}$ 可以大大减轻骨髓抑制和胃肠道不良反应，且不影响疗效。

9. 羟基脲：Hydroxycarbamide，HU

【作用特点】 属于周期特异性药，对 S 期细胞敏感，为核苷二磷酸还原酶抑制剂，干扰嘌呤及嘧啶碱基生物合成，进而阻碍 DNA 的合成。

【剂型规格】 片剂：0.5g/片。

【用法】 0.5～2.0g，po，bid，根据白细胞计数调整剂量。

【适应证】 骨髓增殖性肿瘤包括慢性粒细胞白血病、真性红细胞增多症、原发性血小板增多症、原发性骨髓纤维化，以及高白细胞性急性白血病正式化疗前的临时治疗。

【禁忌证】水痘、带状疱疹、严重感染等。

【不良反应】主要为骨髓抑制，胃肠道反应，偶有中枢神经系统症状及药物热。

拓扑异构酶抑制剂

1. 伊立替康 Irinotecan

【剂型规格】粉针：40mg/支或100mg/支。

【用法】单药（对既往接受过治疗的患者）的推荐剂量为350mg/m^2，静脉滴注30~90分钟，每3周重复；联合用药（对既往未接受过治疗的患者）的推荐剂量为180mg/m^2，每2周重复。

【适应证】适用于晚期转移性大肠癌，也可用于其他肿瘤（如胃癌、非小细胞肺癌、胰腺癌、宫颈癌和卵巢癌等）。

【禁忌证】对本品或本品中的赋型剂过敏、严重骨髓抑制、胆红素超过正常值上限3倍、近期感染、慢性肠炎和（或）肠梗阻、WHO一般状态评分>2、遗传性果糖不耐受、哺乳期妇女及孕妇禁用。

【注意事项】①胆碱能综合征和迟发性腹泻是伊立替康相对特异的不良反应。②胆碱能综合征多在用药当天出现，主要表现为早发性腹泻、痉挛性腹痛、多汗、瞳孔缩小、流泪、唾液分泌增多、视物模糊、头晕、低血压等，给予阿托品0.25mg皮下注射多可缓解，对有急性、严重的胆碱能综合征患者，下次使用本品时，应预防性使用阿托品；③迟发性腹泻为剂量限制性毒性，在用药24小时后出现，中位发生时间为用药后第5天，平均持续4天，大剂量洛哌丁胺有效，一旦出现迟发性腹泻，首剂口服4mg，以后每2小时口服2mg，直至末次水样便后继续用药12小时，一般用药最长时间不超过48小时。洛哌丁胺不应用于预防给药，即使是前一治疗周期曾出现过迟发性腹泻的患者。

【点评】目前认为伊立替康的毒性与其主要的药物代谢酶尿苷二磷酸葡萄糖苷酸转移酶1As（MGT1As）家族有关，

而酶活性的高低又受其基因多态性的影响。TA7/7 纯合变异型患者应用伊立替康化疗发生Ⅲ度以上中性粒细胞减少和腹泻的风险增加，而 TA6/7 杂合子与 TA6/6 野生型并不增加患者发生Ⅲ度以上中性粒细胞减少和腹泻的风险。

2. 拓扑替康：Topotecan

【剂型规格】 粉针：2mg/支。

【用法】 推荐剂量为 $1.2 \sim 1.5 mg/m^2$，静脉滴注 30 分钟，每日 1 次，连用 5 日，3 周 1 周期；肌酐清除率 $40 \sim 60 ml/min$ 时不必调整剂量，肌酐清除率 $20 \sim 39 ml/min$ 时推荐剂量为 $0.6\, mg/m^2$；血浆胆红素为 $26 \sim 171 \mu mol/L$ 时，血浆清除率降低，但一般不需调整剂量。本品与铂类、紫杉类、异环磷酰胺及其他细胞毒药物联合应用，剂量应减少。

【适应证】 适用于小细胞肺癌、卵巢癌。

【禁忌证】 对喜树碱类药物或其任何成分过敏、严重骨髓抑制、重度肾功能不全（肌酐清除率 $<20 ml/min$）、近期感染、哺乳期妇女及孕妇禁用。

【注意事项】 ①拓扑替康较易引起严重的骨髓抑制，用药期间应严密监测。②头痛为本品常见的神经系统毒性反应之一；部分患者尚出现 $3 \sim 4$ 度呼吸困难，应引起重视。③输注本品后不含防腐剂，配制后应立即使用。

3. 足叶乙苷（依托泊苷）：Etoposide，VP-16

【作用特点】 为细胞周期特异性抗肿瘤药物，DNA 拓扑异构酶Ⅱ抑制剂，阻碍 DNA 修复。

【剂型规格】 胶囊：25mg/粒；针剂：40mg/支或100mg/支。

【适应证】 用于急性白血病、恶性淋巴瘤、小细胞肺癌、睾丸肿瘤、遗传性噬血细胞综合征等的治疗。

【禁忌证】 严重骨髓抑制、严重心、肝肾功能不全、近期感染者禁用。

【不良反应】 骨髓抑制、消化道反应、脱发、直立性低血压。

【用法】 ①静滴：$60 \sim 100 mg/m^2 + NS\ 500 \sim 1000 ml$，ivgtt， qd；②口服：$60 \sim 100 mg/m^2$ qd。

【点评】若静脉滴注过快（<30分钟），可有低血压、喉痉挛等过敏反应。浓度每毫升不超过0.25mg，静脉滴注时间不少于30分钟。

4. 替尼泊苷（卫萌）：Teniposide, VM-26

【作用特点】作用机制同依托泊苷，但作用较后者强5~10倍，与依托泊苷有交叉耐药。

【剂型规格】针剂：50mg/支。

【适应证】【禁忌证】【不良反应】同依托泊苷。

【用法】50~100mg+NS 250ml，ivgtt，qd。

（三）影响蛋白合成的药物

影响微管蛋白的药物

1. 紫杉醇：Paclitaxel, PTX

【剂型规格】粉针：30mg/支。

【用法】为了预防发生过敏反应，在紫杉醇治疗前12小时口服地塞米松10mg，治疗前6小时再口服地塞米松10mg，治疗前30~60分钟给予苯海拉明肌注20mg，静注西咪替丁300mg或雷尼替丁50mg。单药剂量为$135 \sim 200 mg/m^2$，在G-CSF支持下，剂量可达$250 mg/m^2$。将紫杉醇用生理盐水或5%葡萄糖稀释，静滴3小时。联合用药剂量为$135 \sim 175 mg/m^2$，3~4周重复。

【适应证】适用于乳腺癌、卵巢癌、肺癌、头颈部肿瘤、胃癌、食管癌、精原细胞瘤、AIDS相关性卡波西肉瘤、复发非霍奇金淋巴瘤等。

【禁忌证】对本品或聚氧乙基代蓖麻油过敏、严重骨髓抑制、近期感染、哺乳期妇女及孕妇禁用。

【注意事项】①体外实验证实，先用紫杉醇后用DDP，毒性作用小，对肿瘤细胞的杀伤作用较大；②体外实验证实紫杉醇具有显著的放射增敏作用，可能是使细胞中止于对放疗敏感的G2和M期；③与24小时相比，3小时给药方案所致白细胞减少较轻；④ 肾功能不全一般不影响紫杉醇的使用。

【点评】过敏反应的发生率为 39%，严重过敏反应发生率 2%，几乎所有的反应都发生在用药后最初 10 分钟内，多表现为支气管痉挛性呼吸困难、荨麻疹、低血压。

2. 紫杉醇脂质体：Paclitaxel liposome

【剂型规格】粉针：30mg/支。

【用法】为了预防发生过敏反应，在紫杉醇治疗前 30 分钟静脉注射地塞米松 5~10mg，肌注苯海拉明 50mg，静注西咪替丁 300mg；常用剂量为 135~200mg/m^2，将紫杉醇脂质体稀释于 5% 葡萄糖，静滴 3 小时。

【适应证】适用于乳腺癌、卵巢癌、肺癌。

【禁忌证】对紫杉醇或聚氧乙基代蓖麻油过敏、严重骨髓抑制、近期感染、哺乳期妇女及孕妇禁用。

【注意事项】本品只能用 5% 葡萄糖溶解和稀释，以免发生脂质体聚集。

【点评】紫杉醇脂质体能相对选择性地杀伤或抑制癌细胞，疗效较普通制剂好，毒性相对降低。

3. 多西紫杉醇：Docetaxel

【剂型规格】粉针：20mg/支。

【用法】单药剂量为 75mg/m^2，每 3 周一次；联合用药多为 60mg/m^2，每 3 周一次。

【适应证】适用于乳腺癌、非小细胞肺癌、卵巢癌、头颈部肿瘤、胃癌、胰腺癌、黑色素瘤等。

【禁忌证】对本品或任何一种赋形剂过敏、严重骨髓抑制、严重肝功能异常、近期感染、哺乳期妇女及孕妇禁用。

【注意事项】①多西紫杉醇也有放疗增敏作用；②为了减轻体液潴留，应口服糖皮质激素，建议为每日 16mg，连用 3 日。

【点评】使用地塞米松进行预处理时，尤其是用于胃癌化疗时，因地塞米松用量大，应警惕消化道溃疡、出血等副反应。

4. 长春新碱：Vincristine，VCR

【作用特点】 细胞周期特异性药，为长春花中提取的有效成分，主要抑制微管蛋白的聚合，使有丝分裂停止于中期。

【剂型规格】 针剂：1mg/支。

【用法】 $1.4mg/m^2$+NS 20ml，iv，每周1次。

【适应证】 急性和慢性淋巴细胞白血病、恶性淋巴瘤、小细胞肺癌等。

【禁忌证】 严重骨髓抑制、周围神经病变等。

【不良反应】 周围神经系统毒性较大，可表现为肢端麻木、四肢疼痛、肌肉震颤、便秘等。骨髓抑制和胃肠道反应较轻。

【点评】 局部刺激作用强，避免外渗。对光敏感，避光注射。

5. 长春地辛（西艾克）：Vindesine，VDS

【作用特点】 与长春新碱相似，但和长春新碱无交叉耐药性。

【剂型规格】 针剂：1mg/支，4mg/支。

【用法】 4mg或$3mg/m^2$+NS 20ml，iv，每周1次。

【适应证】 恶性淋巴瘤、肺癌、乳腺癌、食管癌等。

【禁忌证】 与长春新碱相似。

【不良反应】 神经毒性较长春新碱轻，骨髓抑制较长春新碱强。

6. 长春瑞滨：Vinorelbine

【剂型规格】 注射剂：10mg/支。

【用法】 单药的常用剂量为每周$25\sim30mg/m^2$；联合用药依照所用方案选用剂量和给药时间；药物必须溶于生理盐水（125ml）并于短时间内（15~20分钟）静脉输入，然后输入大量生理盐水冲洗静脉。

【适应证】 适用于非小细胞肺癌、转移性乳腺癌等。

【禁忌证】对本品过敏、严重骨髓抑制、严重肝肾功能异常、近期感染、同时使用减活疫苗或伊曲康唑时、哺乳期妇女及孕妇禁用。

【注意事项】①长春瑞滨为发泡剂，如药物渗入周围组织可引起严重局部刺激，因此必须在确定注射针头插入静脉内时方可开始输入本药，一旦药物外渗应立即停止注药，尽量吸出渗出的药液，渗出部位行封闭治疗和采用热敷措施有助于减轻症状；②神经毒性较长春新碱少见，外周神经毒性一般限于深腱反射消失，感觉异常少见，长期用药可出现下肢无力；自主神经毒性主要表现为小肠麻痹引起的便秘，麻痹性肠梗阻罕见。

【点评】因长春瑞滨外渗极易引起皮肤红肿坏死，建议使用该药时留置深静脉通路。

干扰核蛋白体功能的药物

高三尖杉脂碱：Homoharringtonine

【作用特点】为三尖杉属植物提取的生物酯碱，可使多聚核糖体解聚，干扰核蛋白体功能，对 DNA 的合成亦有抑制作用。

【剂型规格】针剂：1mg/支。

【用法】1~4mg+5%GS 250~500ml，ivgtt，qd。缓慢滴注 3 小时以上。

【适应证】急性髓细胞白血病、骨髓增生异常综合征、慢性粒细胞性白血病、真性红细胞增多症。

【禁忌证】器质性心脏病、严重或频发的心律失常者。

【不良反应】常见为骨髓抑制、心脏毒性包括窦性心动过速、期前收缩、心电图 ST 段/T 波异常。

【点评】静脉滴注过快或长期用药时警惕心脏毒性。

影响氨基酸供应的药物

1. 门冬酰胺酶：Asparaginase，ASP

【作用特点】肿瘤细胞不同于正常细胞，缺乏合成门冬酰胺的功能，本品能水解门冬酰胺，进而影响肿瘤细胞合成蛋白质。

【剂型规格】针剂：5000U/支，10000U/支。

【用法】根据不同方案，剂量变动较大，通常每日500~2000U/m²+NS 500ml，ivgtt，st，也可肌内注射，每10~20日为一疗程。

【适应证】主要用于急性淋巴细胞白血病、恶性淋巴瘤。

【禁忌证】①对本品有过敏史或皮试阳性者。②既往使用门冬酰胺酶时出现过急性血栓症或胰腺炎或严重出血事件者。③现患水痘、广泛带状疱疹等严重感染者。

【不良反应】常见为过敏反应、凝血功能异常（低纤维蛋白原血症）、发热、胃肠道反应、头痛、精神错乱、氮质血症、肝功能损伤、急性胰腺炎、骨髓抑制等。

【点评】可引起过敏反应甚至过敏性休克，用药前必须先做皮试。

2. 培门冬酶（艾阳）：Pegaspargase，Peg-ASP

【作用特点】为聚乙二醇（PEG）与天冬酰胺酶的共价结合物，经聚乙二醇修饰后其抗原性比天冬酰胺酶低，半衰期更长。

【适应证】【禁忌证】与门冬酰胺酶相似。

【不良反应】与门冬酰胺酶相似，但过敏反应发生率明显降低。

【注意事项】①可引起过敏反应，用药前必须先做皮试；②肝肾功能严重损害者禁用，妊娠早期禁用。

【剂型规格】针剂：3750U/支，10000U/支。

【用法】①肌注：2500IU/m² im st。肌注时，单次给药容量应限于2ml，如果>2ml，应多处部位注射。②静脉输液：2500IU/m²+NS/5%G.S 100ml，ivgtt，st，持续滴注1~2小时，每14日1次。肌注时过敏反应等不良反应发生率较低。

【制剂与规格】注射剂：每小瓶5ml，含本品3750IU。

【点评】①本品疗效与天冬酰胺酶类似，对天冬酰胺酶有严重过敏反应者也能耐受本品。②治疗中建议连续检测血药浓度。③治疗期间监测血糖、血淀粉酶、凝血功能、肝肾功能，尤其警惕大出血、急性胰腺炎等。

（四）激素类

抗雌激素

1. 他莫昔芬 Tamoxifen

【**剂型规格**】片剂：10mg/片。

【**用法**】10mg/次，每日 2 次，也可 20mg/次，每天 2 次。

【**适应证**】适用于治疗女性复发转移乳腺癌，用作乳腺癌手术后转移的辅助治疗，预防复发。

【**禁忌证**】对本品过敏、有眼底疾病、哺乳期妇女及孕妇禁用。

【**注意事项**】①本品常见的不良反应为面部潮红、多汗、阴道出血、阴道分泌物增加、食欲不振、恶心、皮疹、瘙痒、头晕及抑郁，一般轻微，可以耐受，主要由他莫昔芬的激素样作用引起。②骨转移患者在开始治疗时易出现高钙血症，应严密监测。③既往有血栓性疾病历史的患者一般禁止使用。④治疗初期骨和肿瘤疼痛可一过性加重，继续治疗可逐渐减轻。⑤肝功能损害者慎用。

【**点评**】本品为非固醇类抗雌激素药物，可阻止雌激素作用的发挥，从而抑制乳腺癌细胞的增殖，为乳腺癌内分泌治疗的经典药物。

2. 托瑞米芬 Toremifene

【**剂型规格**】片剂：60mg/片。

【**用法**】推荐剂量为 60mg 每日 1 次，二线以上治疗 200~240mg/d。

【**适应证**】适用于绝经后妇女雌激素受体阳性或不详的转移性乳腺癌。

【**禁忌证**】对本品或其任何成分过敏、预先患有子宫内膜增生症、严重肝功能异常、哺乳期妇女及孕妇禁用。

【注意事项】①本品常见的不良反应为面部潮红、多汗、阴道出血、阴道分泌物增加、疲劳、恶心、皮疹、瘙痒、头晕及抑郁，一般轻微，可以耐受，主要由托瑞米芬的激素样作用引起。②治疗前应进行妇科检查明确是否已预先患有子宫内膜异常，之后最少每一年进行一次妇科检查，尤其易患子宫内膜癌患者，更应严密监测。③既往有血栓性疾病历史的患者一般禁止使用托瑞米芬治疗。④骨转移患者在开始治疗时易出现高钙血症，应严密监测。⑤肾功能不全不需调整剂量，肝功能损害者慎服。

【点评】本品为选择性雌激素受体调节剂，抑制由雌激素诱导的癌细胞 DNA 的合成和分裂，与他莫昔芬有交叉耐药。

芳香化酶抑制剂

1. 来曲唑：Letrozole

【剂型规格】片剂：2.5mg/片。

【用法】推荐剂量为 2.5mg，每日 1 次，口服。

【适应证】适用于自然或人工绝经后 ER、PR 受体阳性或不明的晚期乳腺癌。绝经后妇女雌激素受体阳性的早期乳腺癌的辅助治疗。

【禁忌证】对本品或其任何成分、辅料过敏、绝经前、哺乳期妇女及孕妇禁用。

【注意事项】①本品常见的不良反应为恶心、头痛、骨痛、潮热、关节痛、体重增加，主要由雌激素生成被阻断而导致。②性别、年龄及肝肾功能与来曲唑无临床相关关系，故老年患者和肝肾功能受损（肌酐清除率≥10ml/min）的患者无须剂量调整。③本品与他莫昔芬或其他芳香化酶抑制剂联合用药，疗效并无提高；不得与其他含雌激素的药物同时使用，以免降低药效。④本品可降低血液循环中的雌激素水平，长期使用可能会导致骨密度降低，对于患有骨质疏松症或具有骨质疏松风险的妇女，在使用本品进行辅助治疗之前，应使用骨密度计量学对骨密度进行评估，之后须定期检查。如有需要，用药期间应进行骨质疏松治疗，并严密监测骨密度变化。

【点评】绝经后妇女雌激素主要来源于肾上腺和卵巢分泌的雄激素的转化，芳香化酶是这种转化过程的限速酶，来曲唑是第三代选择性的甾体类芳香化酶抑制剂，能有效抑制雄激素向雌激素转化，从而产生抗肿瘤作用。

2. 阿那曲唑：Anatrozole

【剂型规格】片剂：1mg/片。

【用法】推荐剂量为 1mg，每日 1 次，口服。

【适应证】适用于自然或人工绝经后妇女的晚期乳腺癌的治疗。对雌激素受体阴性的患者，若其对他莫昔芬呈现阳性的临床反应，可考虑使用本品。绝经后妇女雌激素受体阳性的早期乳腺癌的辅助治疗，推荐疗程为 5 年。

【禁忌证】对本品或其任何成分、辅料过敏、严重肝肾功能损害（肌酐清除率<20ml/min）、绝经前、哺乳期妇女及孕妇禁用。

【注意事项】①本品常见的不良反应为乏力、潮热、关节痛、疲劳、恶心、血栓栓塞性疾病、阴道出血等。②不可与雌激素类药物合用，以免降低药效。③本品可能会导致骨密度降低，如有需要，用药期间应进行骨质疏松治疗，并严密监测骨密度变化。

【点评】阿那曲唑是第三代选择性的芳香化酶抑制剂，与第一代、第二代芳香化酶抑制剂比，阿那曲唑对芳香化酶的抑制作用更强，选择性更高，且对肾上腺皮质激素和醛固酮的合成无影响。

3. 依西美坦：Exemestane

【剂型规格】片剂：60mg/片。

【用法】推荐剂量为 25mg，每日 1 次，口服，宜饭后服用。

【适应证】早期乳腺癌患者的辅助治疗：绝经后妇女雌激素受体阳性的早期浸润性乳腺癌，术后应用 2~3 年他莫昔芬治疗后，更换成依西美坦治疗，完成共 5 年的辅助内分泌治疗。用于经他莫昔芬治疗后病情进展的自然或人工绝经后妇女晚期乳腺癌，连续服用直至肿瘤进展。

【禁忌证】对本品或其任何成分、辅料过敏、绝经前、哺乳期妇女及孕妇禁用。

【注意事项】①本品常见的不良反应为潮热、关节痛、疲劳、恶心，主要由雌激素生成被阻断而导致。②不可与雌激素类药物合用，以免出现干扰作用。③若同时服用 CYP3A4 诱导剂如利福平、苯妥英钠，依西美坦应增至 50mg 每日 1 次。④本品可能会导致骨密度降低，如有需要，用药期间应进行骨质疏松治疗，并严密监测骨密度变化。⑤对肝肾功能不全患者无须剂量调整。

【点评】依西美坦是第三代甾体类芳香化酶灭活剂，与芳香化酶底物位点结合后对芳香化酶产生不可逆性抑制，可阻断雌激素在体内的合成，显著降低血液循环中雌激素的水平，还可通过抑制肿瘤细胞内芳香化酶活性抑制肿瘤细胞的生长。

孕激素

甲地孕酮：Megestrol Acetate Dispersible

【剂型规格】片剂：160mg/片。

【用法】推荐剂量为 160mg，每日 1 次，口服；高剂量为 160mg，每日 2~4 次，口服。

【适应证】主要用于治疗晚期乳腺癌和晚期子宫内膜癌，对肾癌、前列腺癌和卵巢癌也有一定疗效。并可改善晚期肿瘤患者的食欲和恶病质。

【禁忌证】对本品过敏、伴有严重血栓性静脉炎、血栓栓塞性疾病、严重肝功能损害和因骨转移产生的高钙血症患者禁用。

【注意事项】①本品常见的不良反应为体重增加，血栓栓塞现象罕见。②对未控制的糖尿病及高血压患者需小心使用。

雄激素

甲睾酮：Methyltestosterone

【剂型规格】片剂：5mg/片。

【用法】绝经后女性晚期乳腺癌的姑息治疗：口服或舌下含服，一次25mg，一日1~4次，如果治疗有反应，2~4周后，用量可减至一日2次，每次25mg，口服或舌下含服。

【适应证】适用于原发性或继发性男性性功能低减；绝经后女性晚期乳腺癌的姑息治疗。

【禁忌证】对本品过敏、前列腺癌患者及孕妇禁用。

【注意事项】①长期大剂量应用易致胆汁淤积性肝炎，舌下给药可致口腔炎。②服药者可出现雄激素增多的表现，若症状严重，应停药。③心、肝、肾功能不全者、前列腺肥大、高血压患者慎用。

【点评】本品舌下含服的疗效较口服高2倍，故以舌下含服为宜，剂量可减半。

雌激素

己烯雌酚：Diethylstilbestrol

【剂型规格】片剂：60mg/片。

【用法】用于乳腺癌：一日15mg，6周内无改善则停药；用于前列腺癌：开始时一日1~3mg，依据病情递增而后递减，维持量一日1mg，连用2~3个月。

【适应证】①补充体内雌激素不足，如萎缩性阴道炎、女性性腺发育不良、绝经期综合征、老年性外阴干枯症及阴道炎、卵巢切除后、原发性卵巢缺如；②乳腺癌、绝经后及男性晚期乳腺癌、不能进行手术治疗者；③前列腺癌，不能手术治疗的晚期患者；④预防产后泌乳、退（回）乳。

【禁忌证】对本品过敏、高血压、有血栓性静脉炎和肺栓塞性病史、与雌激素有关的肿瘤患者及未确证的阴道不规则流血患者、孕妇禁用。

【注意事项】①本品可有不规则的阴道流血、子宫肥大、尿频、尿痛、恶心，有时可引发血栓、高脂血症、水钠潴留及心功能、肝功能不正常。②长期使用应定期检查血压、肝功能、阴道脱落细胞，每年一次宫颈防癌刮片。

【点评】长期使用己烯雌酚可导致女性第二肿瘤的发生，应慎用。

抗雄激素

氟他胺：Flutamide

【剂型规格】片剂：250mg/片。

【用法】单一用药或与促黄体生成激素释放激素（LHRH）激动剂联合用药的推荐剂量为一日3次，间隔8小时，每次250mg；与LHRH激动剂联合用药时，二者可同时开始使用，或者在开始使用LHRH激动剂前24小时使用本品。治疗局限性前列腺癌的推荐剂量为每日3次，间隔8小时，每次250mg；如果还使用LHRH激动剂，本品应与LHRH激动剂同时用药或提前24小时用药；本品必须在放疗前8周开始使用，且在放疗期间持续使用。

【适应证】适用于以往未经治疗，或对激素控制疗法无效或失效的晚期前列腺癌患者，它可被单独使用（睾丸切除或不切除）或与LHRH激动剂合用；作为治疗局限性B2-C2（T2b-T4）型前列腺癌的一部分，本品也可缩小肿瘤体积和加强对肿瘤的控制以及延长无病生存期。

【禁忌证】对本品过敏者禁用。

【注意事项】①单独治疗时：本品常见的不良反应为男子乳房发育及/或乳房触痛，有时伴溢乳；与LHRH激动剂联合用药时，最常见的不良反应为潮热、性欲减低、腹泻、恶心、呕吐。②氟他胺的蛋白结合力高，因此药物过量时透析无效。

黄体生成素释放激素激动剂/拮抗剂

戈舍瑞林：Goserelin

【剂型规格】缓释植入剂，3.6mg/支。

【用法】3.6mg/次，腹部皮下注射，每28天一次。

【适应证】适用于可用激素治疗的前列腺癌，可用激素治疗的绝经前期及绝经期妇女的乳腺癌。

【禁忌证】 对本品及其任何成分或其他 LHRH 类似物过敏、哺乳期妇女及孕妇禁用。

【注意事项】 ①男性患者副作用包括潮红、性欲下降，少有必须中断治疗，偶见乳房肿胀和触痛、尿道梗阻，给药初期前列腺癌患者可能有骨骼疼痛暂时性加重。女性患者副作用有潮红、多汗及性欲下降，无须中止治疗，治疗初期乳腺癌的患者会有症状的加重，应对症治疗处理。②停药后，对垂体的抑制作用可逆。③对老年及肝肾功能不全患者无须剂量调整。④在治疗初期，有骨转移的乳腺癌患者很少发展为高钙血症。

【点评】 戈舍瑞林是一种促黄体生成素释放激素（LHRH）的类似物，通过负反馈作用抑制垂体功能，引起男性血清睾酮和女性血清雌二醇水平的下降，起到药物性去势的作用。

（五）生物反应调节剂

胸腺素：Thymosin

【剂型规格】 粉针：1.6mg/支。

【用法】 ①本药治疗慢性乙型肝炎的推荐量是 1.6 mg，皮下注射，每周二次，两剂量大约相隔 3~4 日。治疗应连续 6 个月，期间不得中断。假如本药是与干扰素联合使用，应参考 α 干扰素处方资料内的剂量和注意事项，在联合应用的临床经验上，当两药物在同一日使用时，一般上在早上给予本药而在晚上给予干扰素。②作为免疫损害病者的疫苗增强剂，推荐剂量是 1.6 mg 皮下注射，每周二次，每次相隔 3~4 日，疗程应持续 4 周，第一针应在疫苗后马上给予。

【适应证】 适用于慢性乙型肝炎。

【禁忌证】 禁用于那些有对胸腺素 α1 或注射液内其他成分有过敏历史的患者。因为本药治疗是通过增强患者的免疫功能，因此在那些行免疫抑制疗法的患者（例如器官移植受者）是禁用的，除非治疗带来的好处明显地大于危险。

【注意事项】当用来治疗慢性乙肝时，治疗期间定期评估肝功能，包括血清 ALT、白蛋白和胆红素。治疗完毕后应检测 HBeAg、HBsAg、HBV-DNA 和 ALT 酶，且应在治疗完毕后 2、4 和 6 个月检测，因为患者可能在治疗完毕后随访期内出现应答。

【点评】本品目前已广泛用于恶性肿瘤患者，以用来增强患者的免疫功能。

（六）靶向治疗药物

单克隆抗体

1. 利妥昔单抗（美罗华）：Rituximab

【作用特点】一种鼠/人的嵌合型单克隆抗体，与 B 淋巴细胞表面的 CD20 结合，从而引起肿瘤细胞死亡。通过补体依赖性细胞毒和抗体依赖性细胞毒效应引起 B 淋巴细胞溶解。

【剂型规格】针剂：100mg/支，500mg/支。

【用法】$375mg/m^2$，按照 1mg/ml 用 NS 稀释，ivgtt，st，初次滴注，推荐起始滴速为 50mg/h，如无不良反应，每 30 分钟增加 50mg/h，最大速度 200mg/h。以后使用，起始滴速为 100mg/h，每 30 分钟增加 100mg/h，最大速度 400mg/h。用药前地塞米松 5mg iv，异丙嗪 25mg im，泰诺林 650mg po。

【适应证】B 淋巴细胞型非霍奇金淋巴瘤，难治性免疫性血小板减少症，难治性自身免疫性溶血性贫血等。

【禁忌证】已知对该产品或鼠蛋白过敏者。

【不良反应】主要为过敏反应，包括发热、寒战、皮疹，严重者可能出现心律失常、喉头水肿、支气管痉挛，也可见原有心脏病加重。因正常 B 细胞被清除，可一定程度削弱体液免疫，乙肝携带者可见肝炎暴发。

【点评】全球第一个被批准用于临床治疗非霍奇金淋巴瘤的单克隆抗体，成为治疗非霍奇金淋巴瘤的里程碑式药物，全面提高患者总生存率且毒副作用小。随着认识的深入，越来越多的免疫相关疾病可以使用本药治疗，例如获得性血友病、获得性血栓性血小板减少症、Castleman disease 等。

2. 曲妥珠单抗：Trastuzumab

【剂型规格】粉针：440mg/支。

【用法】转移性乳腺癌：建议初次负荷剂量为 4mg/kg，静脉输注 90 分钟以上，维持剂量为 2mg/kg，每周 1 次，如初次负荷剂量可耐受，则此剂量可静脉输注 30 分钟，维持治疗直至疾病进展。乳腺癌辅助化疗：8mg/kg 初始负荷剂量后接着每 3 周 6mg/kg 维持量，静脉滴注约 90 分钟，共使用 52 周。无法切除进展期或转移/复发胃癌患者：8mg/kg 初始负荷剂量后接着每 3 周 6mg/kg 维持量，静脉滴注约 90 分钟。当患者在治疗过程中任何时间发生下列情况，应终止曲妥珠单抗治疗：充血性心衰、左室功能明显降低、严重输注反应、肺毒性及疾病进展。

【适应证】适用于 HER2 过表达的转移性乳腺癌、胃癌及乳腺癌的辅助治疗。

【禁忌证】对本品或其任何组分过敏、哺乳期妇女及孕妇禁用。

【注意事项】①曲妥珠单抗会导致亚临床和临床心衰，表现为慢性心功能衰竭和左心室射血分数（LVEF）降低，在给予本品治疗前及治疗中应定期评估左心室功能，若治疗前已有显著的左心室功能下降，应停止曲妥珠单抗治疗；当 LVEF 较治疗前绝对值下降≥16%或低于正常范围且较治疗前绝对值下降≥10%时，应推迟曲妥珠单抗治疗 4 周，并每 4 周复查 LVEF。若在推迟治疗后 4~8 周内 LVEF 恢复至正常范围或较治疗前绝对值下降≤15%时，可重新开始曲妥珠单抗治疗。当累计推迟超过 8 周或中断治疗 3 次以上时，应终止曲妥珠单抗治疗。②曲妥珠单抗可导致严重的输液反应和肺毒性，多数出现在输注过程中或 24 小时内，对于发生呼吸困难、临床显著的低血压、过敏、血管性水肿、间质性肺炎或急性呼吸窘迫综合征的患者，应立即停止输注。③曲妥珠单抗不能使用 5% 葡萄糖溶液，因其可使蛋白聚集；曲妥珠单抗由配送的稀释液稀释后，配制好的溶液可保存 28 天。

【点评】曲妥珠单抗、蒽环类药物均可导致慢性心功能衰竭和左心室射血分数降低，应禁止二者合用。

3. 西妥昔单抗：Cetuximab

【剂型规格】注射液：100mg/支。

【用法】首次 400mg/m²，以后 250mg/m²，每周一次，1 小时以上滴注，初次给药时建议滴注时间为 120 分钟，直至病变进展或不能耐受，建议用药前给予 H_1 受体拮抗剂，用药后至少观察 1 小时。

【适应证】适用于单用或与伊立替康连用于表皮生长因子受体过表达的转移性结直肠癌；与放疗联合一线治疗局部晚期不能手术的头颈部鳞癌，单药二线治疗铂类药物化疗失败的复发或转移性头颈部鳞癌。

【禁忌证】对本品过敏、哺乳期妇女及孕妇禁用。

【注意事项】①大约 3% 患者可发生严重的输液反应，其中 90% 发生于第一次用药时，以突发性气道梗阻、荨麻疹、低血压为特征。②本品常可引起不同程度的皮肤毒性反应，多数临床研究认为皮疹越重多半疗效越好。

【点评】西妥昔单抗是最早获准上市的特异性针对 EGFR 的 IgG1 单克隆抗体。

4. 尼妥珠单抗：Nimotuzumab

【剂型规格】注射液：50mg/支。

【用法】推荐剂量为 200mg 尼妥珠单抗稀释于 250ml 生理盐水中，60 分钟以上输注，第一次给药时间为放射治疗的第一天，于放疗前完成，以后每周一次，共 8 次，患者同时接受标准的鼻咽癌放射治疗。

【适应证】适用于与放疗联合治疗表皮生长因子受体（EGFR）阳性表达的Ⅲ/Ⅳ期鼻咽癌。

【禁忌证】对本品或其任何成分过敏、哺乳期妇女及孕妇禁用。

【注意事项】①使用本品前，应先确认其肿瘤细胞 EGFR 表达水平，EGFR 中、高表达的患者推荐使用本品。②本品的主要不良反应为发热、血压下降、恶心、头晕、皮疹。③本品冻融后抗体大部分活性将丧失，故严禁冷冻。

【点评】目前尼妥珠单抗正试用于晚期胰腺癌一线治疗。

5. 贝伐单抗：Avastin

【剂型规格】注射液：100mg/支或 400mg/支。

【用法】推荐剂量为 5～10mg/kg，每 2 周 1 次，或 15mg/kg，每 3 周 1 次，静滴，直至疾病进展，必须用生理盐水稀释至 100ml 以上，进行静脉输注；可在化疗药物之前或之后应用，第一次输注时间不少于 90 分钟，以后每次均不能少于 30 分钟。

【适应证】适用于转移性结直肠癌、晚期非小细胞肺癌。

【禁忌证】对本品或其任何成分过敏、严重肝肾功能不全、未控制的严重高血压、哺乳期妇女及孕妇禁用。

【注意事项】①贝伐单抗的副反应包括输液反应、胃肠道穿孔、出血、蛋白尿、充血性心力衰竭等，治疗过程中应注意监测；一旦出现严重出血、肾病综合征、高血压危象应永久停用贝伐单抗。②因会影响伤口愈合，术前、术后 28 天内禁止使用贝伐单抗。③本品不能用葡萄糖溶液稀释。

【点评】贝伐单抗是最早获准上市的抗肿瘤血管生成的单克隆抗体。

小分子靶向治疗

酪氨酸激酶抑制剂

1. 吉非替尼：Gefitinib

【剂型规格】胶囊：250mg/粒。

【用法】推荐剂量为 250mg 每日 1 次，空腹或与食物同服，不需因患者年龄、体重、性别或肾功能状况以及对因肿瘤肝转移引起的中度或重度肝功能不全的患者进行剂量调整。

【适应证】适用于 EGFR 突变型非小细胞肺癌。

【禁忌证】对本品或其任何成分过敏、近期感染、哺乳期妇女及孕妇禁用。

【注意事项】①本品最常见的不良反应为腹泻、皮疹、瘙痒、皮肤干燥和痤疮，一般见于服药后一个月内，通常是可逆性的。②间质性肺病少见，一旦发生，常较严重，当证实有间质性肺病时，应停止使用本品，开始治疗。

【点评】吉非替尼是一种强有力的 EGFR 酪氨酸激酶抑制剂，对癌细胞的增殖、生长、存活的信号转导通路起阻断作用。多数临床研究表明，接受吉非替尼治疗的东方人、女性、非吸烟者、腺癌患者获益最大，服药后皮疹出现越多疗效越好。

2. 厄洛替尼：Erlotinib

【剂型规格】片剂：100mg/片或150mg/片。

【用法】推荐剂量为 150mg 每日 1 次，饭前 1 小时或饭后 2 小时服用，连续服用直至病情进展或出现无法接受的毒副作用才停药。

【适应证】适用于 EGFR 突变型非小细胞肺癌。

【禁忌证】对本品或其任何成分过敏、严重肝肾功能异常、近期感染、哺乳期妇女及孕妇禁用。

【注意事项】①本品最常见的不良反应为皮疹、腹泻，皮疹发生的中位时间是 8 天，腹泻发生的中位时间是 12 天，腹泻通常可用洛哌丁胺处理。②间质性肺病少见，发生的中位时间是 47 天，大多数的病例与联合或既往的化疗、放疗、存在的肺实质病变、转移性肺疾病或肺部感染有关。一旦确诊为间质性肺病，应停止使用本品，开始治疗。③若同时服用细胞色素 P450 系统 CYP3A4 的抑制剂如酮康唑，应考虑降低本品的剂量；若同时应用 CYP3A4 的诱导剂如利福平，应考虑增加本品的剂量。

【点评】厄洛替尼是一种 1 型人表皮生长因子受体/表皮生长因子受体（HER1/EGFR）酪氨酸激酶抑制剂。2013 年

NCCN 推荐—线用于治疗 EGFR 突变型非小细胞肺癌。

3. 伊马替尼：Imatinib

【剂型规格】 胶囊：100mg/粒。

【用法】 慢性粒细胞白血病慢性期 400mg/日，加速期 600mg/日，急变期 800 mg/日。对不能切除和/或转移的恶性胃肠间质瘤（GIST）：推荐剂量为 400mg/日，在治疗后未能获得满意的反应，如果没有严重药物不良反应，剂量可考虑从 400mg/日增加到 600mg/日或 800mg/日，只要有效，应持续服用，直至病情进展；对于 GIST 完全切除术后成人患者辅助治疗的推荐剂量为 400mg/日，辅助治疗的最佳持续时间为 3 年。

【适应证】 适用于治疗费城染色体阳性慢性髓系细胞白血病急变期、加速期或慢性期患者；也适用于费城染色体阳性急性淋巴细胞白血病；不能切除和/或发生转移的恶性胃肠间质瘤的成人患者；FIP1L1-PDGFRα 阳性嗜酸细胞增多症。

【禁忌证】 对本品或其任何成分过敏、严重心功能不全、哺乳期妇女及孕妇禁用。

【注意事项】 ①本品最常见的不良反应为下肢水肿、皮疹和消化不良。②细胞色素 P450 系统 CYP3A4 的抑制剂如酮康唑会降低伊马替尼的代谢，升高伊马替尼的血药浓度；同时应用 CYP3A4 的诱导剂会加速伊马替尼的代谢，所以最好不要和辛伐他汀、对乙酰氨基酚、利福平等联合应用；应定期监测血象、肝功能，根据临床情况酌情调整药物剂量。

【点评】 慢粒治疗中，保持足剂量和足疗程治疗非常重要，不宜长时间中断治疗，应该定期监测血 BCR/ABL 融合基因定量指导药物调整。

4. 舒尼替尼：Sunitinib

【剂型规格】 胶囊：12.5mg/粒、25mg/粒或 50mg/粒。

【用法】 推荐剂量为 50mg，每日 1 次，口服，服药 4 周，停药 2 周，与食物同服或不同服均可；根据药物在个体中的安全性和耐受性情况，以 12.5mg 为梯度单位增加或减少剂量。

【适应证】适用于甲磺酸伊马替尼治疗失败或不能耐受的胃肠间质瘤、不能手术的晚期肾细胞癌。

【禁忌证】对本品或其任何成分过敏、严重心功能不全、哺乳期妇女及孕妇禁用。

【注意事项】①本品最常见的不良反应为全身反应（如乏力/虚弱）、胃肠道反应（如恶心、消化不良、腹泻或口腔黏膜炎）、血液学反应（中性粒细胞减少、血小板减少）以及皮肤反应（如皮炎、皮肤脱色或毛发褪色）。②不良反应的严重程度与高剂量的用药和（或）一般情况差有关。③细胞色素 P450 系统 CYP3A4 的抑制剂如酮康唑会增加舒尼替尼的血浆浓度，如必须合并使用，可考虑降低本品的剂量；同时应用 CYP3A4 的诱导剂如利福平可降低本品的血浆浓度，如必须合并使用，应考虑增加本品的剂量，最大剂量不应超过 87.5mg，每日 1 次，同时密切监测患者的毒性反应。

5. 索拉非尼：Sorafenib

【剂型规格】片剂：200mg/片。

【用法】推荐剂量为每次 0.4g 每日 2 次，空腹或伴低脂、中脂饮食服用，持续治疗直至患者不能临床获益或出现不可耐受的毒性反应。若出现不良反应，索拉非尼的用量减为每日一次或隔日一次，每次 0.4g。

【适应证】适用于晚期肝细胞癌、肾细胞癌、黑色素瘤等。

【禁忌证】对本品或其任何成分过敏、未控制的严重高血压、哺乳期妇女及孕妇禁用。

【注意事项】本品最常见的不良反应包括腹泻、皮疹、脂肪酶、淀粉酶升高、脱发、手足综合征、高血压、瘙痒、恶心和食欲不振，其中皮肤毒性是最常见的不良反应，但严重的皮肤毒性很少出现。

【点评】目前已有临床试验正在评价索拉非尼单药或与

血液及肿瘤疾病

化疗联合治疗其他肿瘤的疗效，包括非小细胞肺癌、卵巢癌、甲状腺癌、前列腺癌等。

6. 克唑替尼：Crizotinib

【剂型规格】胶囊：200mg/片或250mg/片。

【用法】推荐剂量为250mg每日2次，与食物同服或不同服，整粒胶囊吞服，不可嚼碎服用，不可溶解服用，不可打开胶囊，不可与葡萄汁柚子汁一起服用。

【适应证】适用于间变性淋巴瘤激酶（ALK）阳性的局部晚期和转移性非小细胞肺癌。

【禁忌证】对本品或其任何成分过敏、近期感染、严重肝功能异常、哺乳期妇女及孕妇禁用。

【注意事项】本品最常见的不良反应为肝功能异常、视觉效应、神经病变、疲乏、水肿、食欲减退、恶心、呕吐、味觉减退、皮疹等，可根据不良反应严重程度酌情调整药物剂量。

【点评】2013年NCCN推荐一线用于治疗ALK阳性非小细胞肺癌。

7. 依维莫司：Everolimus

【剂型规格】片剂：5mg/片或10mg/片。

【用法】晚期肾细胞癌：推荐剂量为10mg每日1次，空腹或与食物同服；中度肝功能损害者，减量服用本品，5mg每日1次；如需同时服用中度CYP3A4抑制剂或P糖蛋白抑制剂（如红霉素、氟康唑、维拉帕米），减量服用本品，2.5mg每日1次，如果能耐受，剂量可增至每次口服5mg；如需同时服用CYP3A4强诱导剂（如利福平、苯妥英钠），增量服用本品，每次增加5mg，最大使用剂量可达20mg每日1次。室管膜下巨细胞星形细胞瘤：初始剂量随患者体表面积（BSA）不同而不同，BSA $0.5m^2 \sim 1.2m^2$，初始剂量 2.5mg每日1次，BSA $1.3m^2 \sim 2.1m^2$，5mg每日1次，BSA$\geq$ $2.2m^2$，7.5mg每日1次，随后滴定剂量使血药谷浓度达到 $5 \sim 10ng/ml$，如需同时服用中度CYP3A4抑制剂或P糖蛋白抑制剂，减量50%服用本品，随后的剂量根据血药浓度监测结果来调整；如需同时服用CYP3A4强诱导剂，加倍增量服用本品，随后的剂量根据血药浓度监测结果来调整。

【适应证】适用于舒尼替尼或索拉非尼治疗失败的晚期肾细胞癌；需治疗但无法根治性手术切除的伴结节性硬化的室管膜下巨细胞星形细胞瘤。

【禁忌证】对本品、其他西罗莫司衍生物或任何辅料过敏、近期感染、哺乳期妇女及孕妇禁用。

【注意事项】①本品最常见的不良反应为咽炎、口腔溃疡、感染、无力、疲乏、鼻窦炎、咳嗽、中耳炎。②非感染型肺炎发生率低，一旦发生，应减低剂量或停用本品直至症状缓解，可考虑使用皮质甾体激素。③可能出现血清肌酐、血糖、血脂升高及骨髓抑制，注意监测。

【点评】依维莫司是一种口服的西罗莫司（mTOR）抑制剂，是CYP3A4的一种底物，也是多药流出泵PgP的一种底物和中度抑制剂，因此禁止与强CYP3A4抑制剂如酮康唑同时使用。

新生血管生成抑制剂

重组人血管内皮抑制素：rh-Endostatin

【剂型规格】注射液：15mg/支。

【用法】推荐剂量为7.5mg/kg，连续给药14天，休息一周，再继续下一周期治疗；临用时将本品加用250~500ml生理盐水中，匀速静脉点滴，输注时间3~4小时。

【适应证】适用于Ⅲ/Ⅳ期非小细胞肺癌。

【禁忌证】对本品或其任何成分过敏、心、肾功能不全、哺乳期妇女及孕妇禁用。

【注意事项】本品可引起心脏不良反应，主要表现为用药后第2~7天内发生心肌缺血，建议在临床应用过程中定期检测心电图，对有心脏不良反应的患者使用心电监护，对有严重心脏病史未控制者应在临床医生指导下慎重使用。

【点评】目前重组人血管内皮抑制素正试用于晚期结直

肠癌、神经内分泌肿瘤等疾病。

蛋白酶体抑制剂

硼替佐米（万珂）：Bortezomib

【作用特点】属于蛋白酶体抑制剂，可抑制哺乳动物细胞 26s 蛋白酶体，从而抑制泛蛋白酶体的水解，使细胞内环境不稳定，导致细胞死亡。本品可能对男性或女性的生育能力有潜在影响。

【剂型规格】粉剂：3.5mg/支。

【用法】$1.3mg/m^2$，按照 1mg/ml 加 NS 稀释，iv 推注，然后 NS 100ml 冲管用；每周 1 次或者 2 次。

【适应证】多发性骨髓瘤，套细胞淋巴瘤等。

【禁忌证】对本品过敏者禁用。

【不良反应】恶心、腹泻、食欲下降、便秘、血小板减少、周围神经病变、疱疹病毒再活化等。

【点评】全球第一个合成的蛋白酶体抑制剂，是多发性骨髓瘤的一线用药，对蛋白酶体的抑制作用是可逆的，药物安全性较高。目前研究发现，一周 1 次用药可能降低不良反应发生率，皮下注射同样可以减少周围神经病变发生率。

其他

1. 全反式维甲酸（维 A 酸，迪维胶囊）：Tretinoin, ARTA

【作用特点】本品为细胞诱导分化药，可抑制白血病细胞的增殖，诱导白血病细胞分化成熟。

【适应证】治疗 PML/RARα 基因阳性急性早幼粒细胞白血病（APL）的一线诱导药物和维持治疗药物；还可用于治疗 MDS、各种皮肤病。

【不良反应】常见唇炎、黏膜干燥、结膜炎、甲沟炎、脱发、高血脂，肝功能受损等。在诱导分化治疗急性早幼粒细胞白血病时，应特别注意其引起的白细胞增高、维 A 酸综合征、高组胺综合征、治疗相关性颅高压综合征等副作用，并及时予以处理。

【禁忌证】孕妇禁用。

【剂型规格】胶囊剂：20mg×20 粒。

【用法】20mg，po，bid～tid。

2. 三氧化二砷（亚砷酸）：Arsenious Acid

【作用特点】本品能够引起 NB$_4$ 人急性早幼粒细胞白血病细胞的形态学变化、DNA 断裂和凋亡，也可以引起早幼粒细胞白血病/维 A 酸受体融和蛋白（PML/RARα）的损伤和退化。

【适应证】适用于 APL、原发性肝癌晚期的治疗。

【禁忌证】禁用于非白血病所致的严重肝、肾功能损害者，孕妇及长期接触砷或有砷中毒者。

【不良反应】主要为胃肠道反应、皮肤干燥、红斑或色素沉着、肝功能改变等。最严重的为诱导分化综合征，应及时处理。

【剂型规格】注射液：10mg/支。

【用法】10mg＋5% GS 500ml，ivgtt，qd，滴注时间>4h，4～6 周为一疗程。

二、肿瘤化疗辅助治疗药物

（一）止吐药

1. 昂丹司琼：Ondansetron

【剂型规格】注射剂：4mg/支；片剂，4mg/片。

【用法】本品可通过静脉、肌内注射给药，剂量和途径可视化疗及放疗所致的恶心、呕吐严重程度而定。对于高度催吐的化疗药引起的呕吐：化疗前 15 分钟、化疗后 4 小时、8 小时各静脉注射昂丹司琼 8mg，停止化疗后每 8～12 小时口服昂丹司琼 8mg，连用 5 天；对于催吐程度不太强的化疗药引起的呕吐：化疗前 15 分钟静脉注射昂丹司琼 8mg，以后每 8～12 小时口服昂丹司琼 8mg，连用 5 天。对于放射治疗引起的呕吐：首剂须于放疗前 1～2 小时口服片剂 8mg，以后每 8 小时口服 8mg，疗程视放疗的疗程而定。对于预防手术后的恶心呕吐：在麻醉时同时静脉输注 4mg。儿童：化疗前静脉注射 5mg/m²，12 小时后再口服给药；化疗后应持续口服给药，连服 5 天。老年患者：65 岁以上患者的用药疗效及对药物的耐受性与普通成年患者一样，无须调整剂量、用药次数或用药途径。

【适应证】 止吐药，用于①细胞毒性药物化疗和放射治疗引起的恶心呕吐；②预防和治疗手术后的恶心呕吐。

【禁忌证】 对本品过敏、胃肠梗阻者、孕妇及哺乳期妇女禁用。

【注意事项】 ①部分患者可有头痛、腹部不适、便秘、口干、皮疹、过敏反应等，多症状轻微，无须特殊处理。偶见运动失调、胸痛、癫痫发作、心律不齐等。②肾功能不全者，无须调整剂量、用药次数和用药途径。③中重度肝功能不全者，体内廓清本品的能力显著下降，血清半衰期也显著延长，用药剂量每日不应超过 8mg。④腹部手术后不宜使用本品，以免掩盖回肠或胃扩张症状。

【点评】 对于中重度化疗，可合用地塞米松以提高止吐效果。

2. 格雷司琼：Granisetron

【剂型规格】 注射剂，3mg/支；片剂，1mg/片。

【用法】 本品仅用于静脉给药，剂量视化疗及放疗所致的恶心、呕吐严重程度而定。通常为 3mg，于治疗前 30 分钟静脉注射，必要时可增加给药 1~2 次，但每日最高剂量不应超过 9mg。

【适应证】 止吐药，用于①细胞毒性药物化疗和放射治疗引起的恶心呕吐；②预防和治疗手术后的恶心呕吐。

【禁忌证】 对本品过敏、胃肠梗阻者、孕妇及哺乳期妇女禁用。

【注意事项】 ①部分患者可有头痛、腹部不适、便秘、口干、皮疹、过敏反应等，多症状轻微，无须特殊处理。偶见运动失调、胸痛、癫痫发作、心律不齐等。②肝肾功能不全者，无须调整剂量。

【点评】对于中重度化疗，可合用地塞米松以提高止吐效果；本品半衰期长，大多数患者只需给药一次，对恶心、呕吐的预防作用便可超过24小时。

（二）细胞保护剂

氨磷汀：Amifostine

【剂型规格】粉针，400mg/支。

【用法】①对于化疗患者，本品起始剂量为按体表面积一次 $500\sim600\text{mg/m}^2$，溶于 0.9%氯化钠 50ml 中，在化疗前30分钟静脉滴注15分钟。②对于放疗患者，本品起始剂量为按体表面积一次 $200\sim300\text{mg/m}^2$，溶于 0.9%氯化钠 50ml 中，在放疗前15分钟静脉滴注15分钟。

【适应证】本品为正常细胞保护剂，主要用于各种癌症的辅助治疗。在对肺癌、卵巢癌、乳腺癌、鼻咽癌、骨肿瘤、消化道肿瘤、血液系统肿瘤等多种癌症患者进行化疗前应用本品，可明显减轻化疗药物所产生的肾脏、骨髓、心脏、耳及神经系统的毒性，而不降低化疗药物的药效。放疗前应用本品可显著减少口腔干燥和黏膜炎的发生。

【禁忌证】对本品或甘露醇过敏、严重心功能不全、低血压、低血钙患者禁用。

【注意事项】①本品主要不良反应为低血压，建议患者在输注过程中卧床、定期监测血压，如果血压明显下降或出现相关症状，应立即停止输注；低血压一般发生在输注将近结束时，停药同时维持补液，患者的血压大多会自行恢复。②其他不良反应包括恶心、呕吐、头晕、热感、轻度嗜睡、口中有金属味，治疗前可应用地塞米松 $5\sim10\text{mg}$ 及 5-HT$_3$ 受体拮抗剂；偶有过敏反应及一过性低钙血症。③本品只用在放、化疗前，即刻使用才显示出有效的保护作用。

【点评】氨磷汀为广谱细胞保护剂，临床前研究显示，氨磷汀几乎可以选择性地保护所有正常组织（除中枢神经系统以外），而对肿瘤组织无保护作用，这种选择性保护作用主要因为正常组织可摄取更高浓度的自由巯基。

（三）抑制骨破坏药

1. 帕米膦酸：Pamidronate

【剂型规格】注射剂，15mg/支。

【用法】①恶性高钙血症：应严格按照血钙浓度，酌情用药：血钙<3.0mmol/L，本品用量为 15～30mg；血钙 3.0～3.5mmol/L，本品用量为 30～60mg；血钙 3.5～4.0mmol/L，本品用量为 60～90mg；血钙>4.0mmol/L，本品用量为 90mg。在注射帕米膦酸之前，患者体内必须输入充足的液体。②治疗骨转移性疼痛：临用前稀释于不含钙离子的生理盐水或5%葡萄糖溶液中，静脉缓慢滴注 4 小时以上，浓度不得超过15mg/125ml，滴速不得大于 15～30mg/2h。

【适应证】恶性肿瘤并发的高钙血症和溶骨性癌转移引起的骨痛。

【禁忌证】对本品或其任何成分及双膦酸盐制剂过敏、哺乳期妇女及孕妇禁用。

【注意事项】①本品的副作用通常轻微、短暂，少数患者可出现轻度恶心、胸痛、胸闷、头晕乏力及轻微肝肾功能改变等，偶见发热反应。②本品不可用含钙液体稀释。③本品不可与其他双膦酸盐药物同时使用。④使用过程中，应密切监测血清钙、磷等电解质水平。

【点评】帕米膦酸为第二代双膦酸盐药物。

2. 唑来膦酸：Zoledronic Acid

【剂型规格】粉剂，4mg/支。

【用法】①恶性高钙血症：唑来膦酸最大推荐剂量为4mg，静脉滴注 15 分钟以上；在注射唑来膦酸之前，患者体内必须输入充足的液体，如果血清钙没有恢复到正常，可考虑重复应用，但两次治疗之间应相隔 7 天。②多发性骨髓瘤和实体肿瘤骨转移：推荐剂量为 4mg，静脉滴注 15 分钟以上，3～4 周一次，治疗期间可适当补充钙剂及维生素 D。

【适应证】恶性高钙血症，多发性骨髓瘤和实体肿瘤骨转移。

【禁忌证】对本品或其任何成分、辅料过敏、严重肾功能损害、哺乳期妇女及孕妇禁用。

【注意事项】①本品的副作用通常轻微、短暂，静脉注射可能会引起发热，偶有流感样症状，如发热、寒战、骨痛、关节痛、肌肉痛，偶有恶心、呕吐等胃肠道反应，多数情况下无须特殊处理，症状在 24~48 小时后即可消失。②有极少数本身有下颌骨和齿龈病变的患者在长期应用唑来膦酸后出现颌骨坏死。③鉴于临床上发现的肾功能损害、并且有可能导致肾功能衰竭的风险，单剂量使用唑来膦酸不能超过 4mg，并且注射时间不能少于 15 分钟。

【点评】唑来膦酸为第三代双膦酸盐药物，尚可用于绝经后妇女骨质疏松。

（四）尿路保护剂

美司钠：Mesna

【剂型规格】注射剂，200mg/支。

【用法】本品的常用量为环磷酰胺、异环磷酰胺、曲磷胺剂量的 20%。静脉注射或静脉滴注，给药时间为用药后 0（与细胞毒药物同时）、4、8 小时，共 3 次。对儿童投药次数应较频繁（例如 6 次）及较短的间隔时段（例如 3 小时）为宜。使用环磷酰胺作连续性静脉滴注时，在治疗的 0 小时段，一次大剂量静脉注射本品，然后再将本品加入环磷酰胺输注液中同时给药（本品剂量可高达环磷酰胺剂量的 100%）。在输注液用完后约 6~12 小时内连续使用本品（剂量可高达环磷酰胺剂量的 50%）以保护泌尿道。

【适应证】预防环磷酰胺、异环磷酰胺、曲磷胺等药物的泌尿道毒性。

【禁忌证】对本品过敏禁用。

【注意事项】①少见静脉刺激及过敏反应（如皮肤黏膜反应）。本品单一剂量按体重超过 600mg/kg 时，可出现恶心、呕吐、痉挛性腹痛及腹泻等；②本品的保护作用只限于泌尿系统，所有其他对使用环磷酰胺治疗时所采取的预防及治疗措施均不受本品影响。

【点评】本品为含有半胱氨酸的化合物，能与重复活化的环磷酰胺或异环磷酰胺的毒性代谢产物相结合，形成非毒性产物自尿中迅速排出体外，因本品排泄速度较环磷酰胺、异环磷酰胺及其代谢产物快，故应重复用药。

（五）增敏、解毒剂

亚叶酸钙（同奥）：Calcium Folinate

【作用特点】亚叶酸是四氢叶酸（叶酸的活性形式）的衍生物。

【剂型规格】针剂，50mg/支；100mg/支。

【用法】①甲氨蝶呤的解救疗法：MTX 停药后 20h 测血药浓度（C_{MTX}），若 $C_{MTX} \geq 5\mu mol/L$：$C_{MTX} \times$ 体重（kg）ivgtt st，若 $1 \leq C_{MTX} < 5\mu mol/L$：（$C_{MTX} \times 15$）$mg/m^2$/次，im，q6h；若 $C_{MTX} < 1\mu mol/L$：$15mg/m^2$/次，im，q6h；此后每 12h 测血药浓度，根据浓度调整用药剂量，直至 $C_{MTX} < 0.1\mu mol/L$。②治疗贫血：1mg，im，qd。③与氟尿嘧啶联用治疗结肠、直肠癌：$20 \sim 500mg/m^2 +$ NS 或 5% GS 100ml，ivgtt qd，在使用 5-Fu 之前 2 小时给药。

【适应证】①主要用于叶酸拮抗剂（如甲氨蝶呤）的解毒剂。②口服叶酸疗效不佳时的巨幼细胞性贫血。③与氟尿嘧啶合用增效，治疗结肠、直肠癌。

【禁忌证】不单独用于恶性贫血、维生素 B_{12} 缺乏引起的巨幼红细胞性贫血。

【不良反应】偶见皮疹、荨麻疹或哮喘等过敏反应。

（六）镇痛药

1. 曲马多：Tramadol

【剂型规格】注射剂，100mg/支；片剂，100mg/片。

【用法】可口服、肌肉、皮下、静脉注射，剂量根据疼痛程度调整，一般情况下每日本品总量 400mg，但在治疗癌性疼痛和重度术后疼痛时，可使用更高的日剂量。

【适应证】适用于中、重度疼痛。

【禁忌证】对本品或其任何成分过敏，酒精、镇静剂、镇痛剂或阿片类药物、精神药物急性中毒者禁用。也不宜用于正在接受单胺氧化酶抑制剂治疗或在过去 14 天内已服用过上述药物的患者禁用。本品不能用于经治疗未能充分控制的癫痫患者，不能用于戒毒治疗。

【注意事项】①本品最常见的不良反应为恶心和眩晕。②严重肝肾功能不全者不应使用本品。肝肾功能受损者，本品作用持续时间可能延长，应延长给药间隔时间。③对阿片类药物过敏或依赖、有头部损伤、休克、不明原因的神志模糊、呼吸中枢及呼吸功能异常、颅内压增高的患者，应用本品应特别小心。④当使用超过推荐日剂量上限（400mg）时，有产生惊厥的危险。

【点评】本品为 WHO 镇痛二阶梯药物，长期应用本品可能引起耐药及心身依赖。

2. 泰勒宁：Oxycodone & Acetaminophen

【剂型规格】复方制剂，其组分为羟考酮 5mg、对乙酰氨基酚 325mg。

【用法】口服，剂量根据疼痛程度和给药后反应调整，成人常规剂量为每 6 小时服用 1 片，对于重度疼痛或对阿片类镇痛药产生耐受性的患者，必要时可超过推荐剂量给药。

【适应证】适用于中重度急、慢性疼痛。

【禁忌证】对本品或其任何成分过敏，在任何禁用阿片样药物的情况下禁用羟考酮，包括患有严重呼吸抑制（在没有监测装置或缺少复苏设备情况下）、急性或严重支气管性哮喘、高碳酸血症，疑似或已知患有麻痹性肠梗阻者，严重肝肾功能损伤、孕妇或哺乳期妇女禁用。

【注意事项】①本品最常见的不良反应为便秘、恶心、呕吐、头晕等；最严重的不良反应为呼吸抑制，衰弱患者更易出现，应注意监测。②严重肝肾功能不全者不应使用本品。肝肾功能受损者，本品作用持续时间可能延长，应延长给药间隔时间。③对阿片类药物过敏或依赖、有头部损伤、休克、不明原因的神志模糊、呼吸中枢及呼吸功能异常、颅内压增高的患者，应用本品应特别小心。④羟考酮可以引起总胆管括约肌的痉挛，在给予胆道疾病包括急性胰腺炎患者时应谨慎；羟考酮可以引起血清淀粉酶水平的升高。

【点评】 长期应用本品可能引起耐药及心身依赖，若使用本品超过几个星期而不再需要治疗时应平稳递减剂量，以防止身体依赖的患者出现戒断症状。

3. 羟考酮缓释片：Oxycodone Hydrochloride Controlled-Release Tablets

【剂型规格】 片剂，5mg/片、10mg/片、20mg/片 或 40mg/片。

【用法】 口服，每12小时服用1次，用药剂量根据疼痛程度和既往镇痛药用药史、给药后反应调整。除难以控制的不良反应影响外，应滴定给药至患者疼痛缓解。每次剂量调整的幅度是在上一次用药剂量的基础上增长 25%~50%。对所有患者而言，恰当的给药剂量能12小时控制疼痛，且患者能很好地耐受。首次服用阿片类药物或用弱阿片类药物不能控制的中重度疼痛患者，初始用药剂量一般为5mg，每12小时服用一次；已接受口服吗啡治疗的患者，改用本品的每日用药剂量换算比例：口服本品 10mg 相当于口服吗啡 20mg。

【适应证】 适用于缓解持续的中度到重度疼痛。

【禁忌证】 对本品过敏，缺氧性呼吸抑制、颅脑损伤、疑似或已知患有麻痹性肠梗阻、急腹症、胃排空延迟、慢性阻塞性呼吸道疾病、肺源性心脏病、慢性支气管哮喘、高碳酸血症、中重度肝功能障碍、重度肾功能障碍（肌酐清除率<10ml/min）、慢性便秘、同时服用单胺氧化酶抑制剂、停用单胺氧化酶抑制剂<2周、手术前或手术后24小时内、孕妇或哺乳期妇女禁用。

【注意事项】 ①本品必须整片吞服，不得掰开、咀嚼或研磨。②最常见的不良反应为便秘、恶心、呕吐、尿潴留和眩晕；最严重的不良反应为呼吸抑制，衰弱患者更易出现，应注意监测。③对阿片类药物过敏或依赖、有头部损伤、休克、不明原因的神志模糊、呼吸中枢及呼吸功能异常、颅内压增高的患者，应用本品应特别小心。④羟考酮可以引起总胆管括约肌的痉挛，在给予胆道疾病包括急性胰腺炎患者时应谨慎；羟考酮可以引起血清淀粉酶水平的升高。

【点评】　本品与非甾体抗炎药合用可增强镇痛效果，且本品用量无极量，但长期应用本品可能引起耐药及心身依赖，若使用本品超过几个星期而不再需要治疗时应平稳递减剂量，以防止身体依赖的患者出现戒断症状。

4. 吗啡缓释片：Morphine Sulfate Sustained-Release Tablets

【剂型规格】　片剂，10mg/片或30mg/片。

【用法】　口服，每12小时服用1次，用药剂量根据疼痛程度和既往镇痛药用药史、给药后反应调整。除难以控制的不良反应影响外，应滴定给药至患者疼痛缓解。每次剂量调整的幅度是在上一次用药剂量的基础上增长25%～50%。对所有患者而言，恰当的给药剂量是能12小时控制疼痛，且患者能很好的耐受。首次服用阿片类药物或用弱阿片类药物不能控制其疼痛的重度疼痛的患者，初始用药剂量一般为10mg或20mg，每12小时服用一次。

【适应证】　主要适用于重度癌痛患者镇痛。

【禁忌证】　已知对吗啡过敏，呼吸抑制、颅内压增高和颅脑损伤、疑似或已知患有麻痹性肠梗阻、急腹症、胃排空延迟、肺源性心脏病代偿失调、慢性支气管哮喘、高碳酸血症、重度肝功能障碍、慢性便秘、甲状腺功能减退、皮质功能不全、前列腺肥大、排尿困难、休克尚未纠正、孕妇或哺乳期妇女禁用。

【注意事项】　①本品必须整片吞服，不得掰开、咀嚼或研磨。②最常见的不良反应为便秘、恶心、呕吐、尿潴留和眩晕；最严重的不良反应为呼吸抑制，衰弱患者更易出现，应注意监测。③对阿片类药物过敏或依赖、有头部损伤、休克、不明原因的神志模糊、呼吸中枢及呼吸功能异常、颅内压增高、癫痫的患者，应用本品应特别小心。④本品连用3~5天即产生耐药性，1周以上可成瘾，但对于中重度癌痛患者，如果治疗适当，少见依赖及成瘾现象。⑤吗啡能促使胆管括约肌收缩，可以引起血清淀粉酶、脂肪酶水平升高，在给予胆道疾病包括急性胰腺炎患者时应谨慎。⑥对血清碱性磷酸酶、丙氨酸氨基转移酶、门冬氨酸氨基转移酶、胆红素、乳酸脱氢酶等测定有一定影响，服药期间测定有出现假阳性可能。⑦中毒解救：距口服4~6小时内应立即洗胃以排出胃中药物。采用人工呼吸、给氧、对症治疗、补充液体促进排泄。静脉注射拮抗剂纳洛酮 0.005~0.01mg/kg，成人0.4mg；亦可用烯丙吗啡作为拮抗药。

【点评】本品与非甾体抗炎药合用可增强镇痛效果，且本品用量无极量，但长期应用本品可能引起耐药及心身依赖，若使用本品超过几个星期而不再需要治疗时应平稳递减剂量，以防止身体依赖的患者出现戒断症状。

5. 芬太尼透皮贴：Fentanyl Transdermal System

【剂型规格】 贴 剂，2.1μg/片（12μg/h）、4.2μg/片（25μg/h）或8.4μg/片（50μg/h）。

【用法】 用药剂量根据疼痛程度和既往镇痛药用药史、给药后反应决定，并应在给药后定期进行剂量评估。建议本品用于阿片耐受患者。未使用过阿片类药物的患者：建议使用低剂量的阿片类药物进行剂量调整直至达到与规格为25μg/h的本品等效，随后转换为规格为25μg/h的本品，如有需要，再进行剂量调整，调整幅度为12μg/h或25μg/h。阿片类药物耐受的患者：从口服或非肠道给阿片类药物转变为使用本品，应遵循以下步骤：先计算前24小时镇痛药用量，再转换为等效的吗啡剂量，据此再折算出本品的剂量，如有需要再进行本品的剂量调整。在首次使用本品至镇痛作用开始起效期间，应逐渐停止先前使用的镇痛药。

　　本品应在躯干或上臂未受刺激及未受照射的平整皮肤表面贴用。如有毛发，应在使用前剪除（勿用剃须刀剃除）。在使用本品前可用清水清洗贴用部位，不能使用肥皂，油剂，洗剂或其他可能会刺激皮肤或改变皮肤性状的用品。在使用本贴剂前皮肤应完全干燥。本品应在打开密封袋后立即使用。在使用时需用手掌用力按压 30 秒，以确保贴剂与皮肤完全接触，尤其应注意其边缘部分。本品可以持续贴用 72 小时。在更换贴剂时，应更换粘贴部位。几天后才可在相同的部位重复贴用。

　　【适应证】用于治疗中重度慢性疼痛以及那些只能依靠阿片样镇痛治疗的难消除的疼痛。

　　【禁忌证】禁用于已知对芬太尼或对本贴剂中黏附剂敏感的患者，不应用于急性痛和手术后疼痛的治疗，暂禁用于 40 岁以下非癌性慢性疼痛患者（艾滋病、截瘫患者疼痛治疗不受年龄及疼痛病史的限制）。

　　【注意事项】①本品应 72 小时更换一次，期间若镇痛效果不够，可使用短效镇痛药，口服吗啡 45mg/日 ≈ 本品 12μg/h。在本品剂量超过 300μg/小时时，一些患者可能需要额外的或改变阿片类药物的用药方法。②最常见的不良反应为便秘、恶心、呕吐、尿潴留；最严重的不良反应为呼吸抑制，衰弱患者更易出现，应注意监测。③应慎用于下列情况：意识损害、昏迷、缓慢性心律失常、颅脑和大脑外伤以及颅内压升高和病因不详的腹痛综合征、甲状腺功能减退、肾上腺皮质功能减退、前列腺癌、呼吸抑制、急性酒精中毒。④随皮温升高，血清芬太尼的浓度随之提高，因此发热患者使用本品时应监测其药物副作用，必要时调整本品剂量，并应避免将本品的贴用部位直接与热源接触。⑤本品与 CYP3A4 抑制剂如酮康唑、克拉霉素等合用时，可能会使芬太尼血药浓度升高，从而增加或延长芬太尼的疗效和不良反应，因此不建议本品与 CYP3A4 抑制剂合用。⑥因为血清芬太尼浓度在停止使用本贴剂 17（13～22）小时后降低大约

50%，所以出现严重不良反应的患者应在停止使用本品后继续观察24小时。⑦中毒解救：包括去除芬太尼贴剂，对患者进行躯体刺激或言语刺激，随之可使用特异性阿片类药物拮抗剂如纳洛酮，如条件允许，应建立并维持人工气道，并保持体温、保证液体摄入。⑧部分患者镇痛效果不能维持72小时，不建议短于48小时换贴。

【点评】本品胃肠道分布浓度低，便秘较其他强效镇痛剂少；无肝脏首过效应，生物利用度较高，且代谢产物无活性，较少影响肝功能。

（七）中成药

1. 榄香烯：Elemene

【剂型规格】注射剂，20mg/支。

【用法】静脉滴注：一次0.4g～0.6g，一日1次，2～3周为一疗程。亦可用于胸腹腔注射，但因疼痛明显；口服吸收率不高，故临床应用少。

【适应证】临床上对恶性胸腹腔积液、呼吸道和消化道肿瘤等有一定疗效。

【禁忌证】对本品或其任何成分过敏、高热、胸腹水合并感染者禁用。

【注意事项】①部分患者可有静脉炎、发热、局部疼痛、过敏反应、轻度消化道反应。②与放疗或其他化疗药物及生物反应调节剂联合应用有协同作用，合用加温疗法有协同作用。③慎用于血小板减少症，或有进行性出血倾向者。

【点评】本品主要生物学活性为降低肿瘤细胞有丝分裂能力，诱发肿瘤细胞凋亡，抑制肿瘤细胞的生长；还能直接作用于细胞膜，使肿瘤细胞破裂，可以改变和增强肿瘤细胞的免疫原性，诱发和促进机体对肿瘤细胞的免疫反应。

2. 香菇多糖：Lentinan

【剂型规格】粉针，1mg/支。

【用法】一次1mg，一日1次，一周两次或遵医嘱。用2ml注射用水溶解后加入250ml生理盐水或5%葡萄糖注射液中静脉滴注，或用5%葡萄糖注射液5~10ml完全溶解后静脉注射。

【适应证】用于恶性肿瘤的辅助治疗。

【禁忌证】对本品或其任何成分过敏禁用。

【注意事项】本品不良反应较少，部分患者可有头晕、胸闷、面部潮红等反应，仍应注意过敏反应的可能。

编写　韩　潇　王　湘

审阅　段明辉　应红艳

第九章 神经系统疾病用药

第一节 抗癫痫药

癫痫是一组由不同病因所引起，脑部神经元高度同步化，且常具有自限性的异常放电所致，以发作性、短暂性、重复性和通常为刻板性的中枢神经系统功能失常为特征的综合征。神经元的异常放电及其扩布是癫痫发作的关键机制，而神经递质或调质异常以及离子通道功能和脑结构异常是其根本原因。药物治疗是癫痫治疗的主要手段，其治疗目标是完全或最大程度控制癫痫发作，且不良反应最小。抗癫痫药的作用机制多为减少神经元动作电位的异常持续发放或减少兴奋性氨基酸递质或受体的活性，具体可分为钠离子通道阻滞剂（如卡马西平、苯妥英钠）、钙离子通道阻滞剂（如乙琥胺）、γ-氨基丁酸（GABA）活性增强剂（如巴比妥及苯二氮䓬类）以及兴奋性氨基酸（如谷氨酸）抑制剂（如托吡酯）。

【抗癫痫药简易分类】

（1）一线抗癫痫药：苯巴比妥、苯妥英钠、氯硝西泮、卡马西平、丙戊酸等。

（2）新型抗癫痫药：托吡酯、加巴喷丁、拉莫三嗪、奥卡西平、左乙拉西坦等。

（3）癫痫连续状态用药：地西泮、咪达唑仑、丙戊酸、丙泊酚等。

【抗癫痫药治疗原则】

（1）根据发作类型选药，单药治疗，若无效则换用另一种单药，换药期间应有 5~7 天过渡期。

（2）从小剂量开始，逐渐加量，至症状控制且不良反应最小的最佳剂量。

（3）部分难治性癫痫可合理多药联合，选用协同作用的药物，避免联用相同作用机制或增强不良反应的药物。

（4）单次或极不频繁的发作需权衡利弊后个体化用药。

（5）长期规律用药，避免突然停药、减量或自行换药。

（6）完全控制发作2~3年，可考虑缓慢停药，不同癫痫综合征用药时间不同。

（7）用药过程中需定期监测血象、肝肾功能，长期随诊患者，合理应用血药浓度监测指导用药。

（8）结合病因治疗和手术治疗，去除诱因，综合患者社会及经济情况制定个体化用药方案。

【不同癫痫发作类型的药物选择】

（1）部分性发作和部分性继发全身性发作：卡马西平、苯妥英钠、丙戊酸钠、苯巴比妥、奥卡西平、加巴喷丁、托吡酯等。

（2）全身强直阵挛发作：丙戊酸钠、苯妥英钠、卡马西平、左乙拉西坦、托吡酯等。

（3）典型失神发作：乙琥胺（无药）、丙戊酸钠、托吡酯等。

（4）不典型失神发作：丙戊酸钠、氯硝西泮等。

（5）肌阵挛、失张力发作：丙戊酸钠、拉莫三嗪、氯硝西泮、托吡酯等。

（6）婴儿痉挛症：促肾上腺皮质激素、强的松、氯硝西泮等。

【癫痫连续状态的阶梯药物治疗】

（1）第一阶梯：地西泮静推（0.15mg/kg，<5mg/min）；咪达唑仑静脉泵入（负荷：0.2mg/kg，维持：0.05mg/（kg·h））。

（2）第二阶梯：丙戊酸钠静脉泵入（负荷：10~25mg/kg，<200mg/min；维持：1mg/（kg·h））。

（3）第三阶梯（需要呼吸支持）：①异丙酚静脉泵入（负荷：1mg/kg，每3~5分钟重复1~2mg/kg，最大量10mg/kg；维持：1~10mg/(kg·h)。②咪达唑仑静脉泵入（负荷：0.2mg/kg，维持：0.1~2mg/(kg·h)）。③苯巴比妥静脉泵入［负荷：20mg/kg，维持：10 mg/(kg·h)］。

【点评】地西泮静推一定要注意慢速！否则容易引起呼吸抑制！

1. 苯妥英钠（大仑丁）：Sodium Phenytoin

【作用特点】减少细胞膜钠离子内流而稳定神经细胞膜，限制放电扩散。

【剂型规格】片剂：100mg/片×100片；针剂：100mg/支。

【用法】口服：成人250~300mg/d，分2~3次饭后服用，宜50~100mg bid 起始逐渐加量，极量500mg/d；小儿按每日5mg/kg 给药，极量250mg/d；静注：100~250mg＋5%GS20~40ml，6~10分钟推完（<50mg/min），必要时30分钟后再给100~150mg，极量500mg/d。

【适应证】全身强直阵挛发作、部分性发作和癫痫连续状态；也可用于治疗三叉神经痛、肌强直症等。

【禁忌证】阿斯综合征、二~三度房室传导阻滞等缓慢性心律失常。

【不良反应】精神行为改变、共济失调、眼球震颤、齿龈肿胀、多毛等。过量中毒表现有共济失调、视物模糊、复视、嗜睡、幻觉等。

【点评】广谱、实惠的经典抗癫痫药，血药浓度个体化显著，是造成中毒较常见的抗癫痫药物之一，警惕中毒症状，及时检测血药浓度。

2. 卡马西平（得理多）：Carbamazepine

【作用特点】阻滞钠通道，使膜电位稳定性增加，减少神经元的高频持续性发放。

【剂型规格】片剂：100mg/片×100片，（得理多）200mg/片×30片。

神经系统疾病

【用法】口服：成人 100mg bid 起始，7～10 天后无不良反应加至 200mg bid，此后根据疗效调整，极量 2g/d；小儿每日 10～20mg/kg，从小剂量起始，极量 1g/d。

【适应证】癫痫部分性发作、全身强直阵挛发作、三叉神经痛、某些神经病理性疼痛等。

【禁忌证】房室传导阻滞、血清铁严重异常、骨髓抑制、严重肝功能不全。

【不良反应】过敏（皮疹、Stevens-Johnson）、头晕、嗜睡、眼震、低钠血症、骨髓抑制、心律失常、骨质疏松等。

【点评】①抗癫痫谱较窄，可使失神及肌阵挛发作加重；②三叉神经痛的首选用药，亦可用于某些离子通道疾病如运动诱发肌张力障碍；③引起药物性皮疹最常见的药物之一，严重者危及生命，处方时需要特别提醒患者注意过敏反应，如有发生及时停药及就医；④血白细胞降低以及肝脏功能损害出现较多，应用早期及时定期检查非常重要。

3. 丙戊酸钠（德巴金）：Sodium Valproate

【作用特点】可能有多种作用机制，可以增加突触 GABA 的浓度，加强突触后膜 GABA 的抑制作用，也可能影响钠通道，减少神经元放电。

【剂型规格】片剂：200mg/片×100 片，（德巴金）500mg/片×30 片；针剂：400mg/瓶（4ml）；口服液：12g/300ml。

【用法】口服：成人 200mg bid 起，一周后增至维持量 600～1800mg/d；小儿 10～15mg/(kg·d) 起始加量；成人静脉初始 400～800mg（3～5 分钟）静脉推注，后以 1～2mg/(kg·h) 静滴或泵入，根据症状调整剂量。

【适应证】各种癫痫，尤其是失神发作、全身强直阵挛发作及肌阵挛发作。静脉制剂用于癫痫连续状态。

【禁忌证】肝炎及严重肝功能不全。

【不良反应】胃肠道不适、肝功能受损、血小板减少、体重增加、多囊卵巢综合征等。

【点评】①广谱抗癫痫药，德巴金可 500mg bid 起量快速达到有效治疗剂量，也是癫痫连续状态第二阶梯推荐用药，以及用于神经外科手术癫痫的预防；②本药抑制线粒体功能，对于线粒体脑病伴发的癫痫尽量不要选用；③丙戊酸钠同时是情感稳定剂，精神科疾病也会选用。

4. 奥卡西平（曲莱）：Oxcarbazepine

【作用特点】作用机制与卡马西平相同。

【剂型规格】片剂：300mg/片×50 片。

【用法】口服：成人 300mg qd 起始，渐加量至有效剂量，一般 900~3000mg/d；小儿 30~40mg/(kg·d)。

【适应证】成人及 5 岁以上小儿部分性发作、全身强直阵挛发作。

【禁忌证】过敏及房室传导阻滞。

【不良反应】基本同卡马西平，但发生率明显减少，低钠血症出现率高于卡马西平。

【点评】本药为卡马西平的"升级版"，以副作用减少为其最大特点，其 300mg 相当于卡马西平 200mg 的药效。

5. 托吡酯（妥泰）：Topiramate

【作用特点】多重抗癫痫机制，包括钙通道、钠通道阻滞、增强 GABA 活性及降低谷氨酸活性。

【剂型规格】片剂：25mg/片×60 片，100mg/片×60 片。

【用法】口服：25mg qd 起用，每周增加 25~50mg 至 200~400mg/d，分两次服用。

【适应证】广谱抗癫痫药，用于难治性癫痫（部分性发作及部分性发作继发全身发作）的加用治疗。

【禁忌证】肾结石或肾结石家族史者慎用。

【不良反应】头晕、嗜睡、注意力下降、找词困难、认知障碍、体重下降、肾结石等。

【点评】主要通过肾脏排泄，特别适于肝功能受损的癫痫治疗，但加量和减量均较慢，应用中需要特别关注对认知功能和语言的影响。

6. 拉莫三嗪（利必通）：Lamotrigine

【作用特点】电压门控钠离子通道阻滞剂，并可减少谷氨酸释放。

【剂型规格】片剂：50mg/片×30 片。

【用法】口服：单药治疗 25mg qd 起始，每两周剂量加倍，至 50~100mg bid；仅与丙戊酸合用时，剂量应减少；与其他肝酶诱导剂合用，剂量应增加。

【适应证】广谱抗癫痫药，加用或单药治疗部分性发作及全面性发作，亦可用于 Lennox-Gastaut 综合征。不推荐 12 岁以下单药治疗。

【禁忌证】过敏。

【不良反应】头晕等非特异症状、皮疹等。

【点评】缓慢加量及减量是其突出特点，突然减量可出现反弹发作，应提高警惕；此外，其与丙戊酸的协同作用在临床上常被应用。

7. 左乙拉西坦（开浦兰）：Levetiracetam

【作用特点】具体机制不清，可能与钙通道阻滞、GABA 活性调节等均相关。

【剂型规格】片剂：500mg/片×30 片。

【用法】口服：成人 500mg bid 起量，可根据疗效每两周增加一次，最大 1500mg bid；儿童 10mg/kg bid 起，最大 30mg/kg bid。

【适应证】4 岁以上儿童及成人部分性癫痫的加用治疗，也可用于全面性发作。

【禁忌证】过敏。

【不良反应】嗜睡、头晕、精神心理异常等。

【点评】副作用较少的广谱抗癫痫药，起效快，初始量即达到有效抗癫痫浓度，系统性疾病合并癫痫或急诊用药时可优先考虑。

8. 加巴喷丁（迭力）：Gabapentin

【作用特点】可能增加 GABA 合成，并可拮抗谷氨酸受体。

【剂型规格】 胶囊：300mg/粒×24 粒。

【用法】 口服：成人 300mg qd 起始，每日增加一片，有效剂量 300～600mg tid。

【适应证】 部分性发作及继发全身发作的加用治疗。

【禁忌证】 过敏，胰腺炎，肾功能不全慎用。

【不良反应】 嗜睡、头晕、疲劳、共济失调等。

【点评】 抗癫痫治疗谱较窄，临床更常用于神经病理性疼痛如带状疱疹后神经痛的治疗，以及痛性痉挛、周围神经病异常感觉的对症治疗等。

第二节 抗帕金森病药

帕金森病是中脑黑质及纹状体的神经递质多巴胺减少所致的神经系统退行性疾病，病理上属于路易体病的大类（路易体疾病谱中的一种）。其主要临床表现为静止性震颤、肌强直、运动减少和姿势步态异常四联征，但还可伴有自主神经异常、性格情绪异常等其他症状。药物治疗是帕金森病治疗的主要方法，及时合理地药物治疗可以减轻症状、改善患者生活质量，晚期药物效果不佳者部分可行深部电极植入手术。大部分抗帕金森病药均以增强脑内多巴胺功能或调节多巴胺-乙酰胆碱平衡为治疗靶点。一般来说，原发性帕金森病对药物治疗效果好，继发性帕金森综合征、帕金森叠加综合征等则效果欠佳。

【帕金森病药物治疗原则】

（1）结合药物、康复、理疗、生活方式调整等的综合治疗。

（2）病情至影响日常生活和工作时才开始症状性治疗用药。

（3）小剂量起始，缓慢加量，剂量滴定，个体化用药。

（4）"细水长流，不求全效"。

（5）长期规律服药，不可突然停药，出现副作用时宜缓慢减量或替换其他药物。

【抗帕金森病药分类】

（1）多巴胺类药物：如左旋多巴、左旋多巴/苄丝肼、左旋多巴/卡比多巴。

（2）多巴胺受体激动剂：如吡贝地尔、普拉克索、溴隐亭。

（3）多巴胺释放促进剂：如金刚烷胺。

（4）抗胆碱能药物：如苯海索。

（5）单胺氧化酶抑制剂：如司来吉兰。

（6）儿茶酚胺-氧位-甲基转移酶抑制剂：如恩他卡朋、托卡朋。

1. 左旋多巴/苄丝肼（美多芭）：Levodopa/Benserazide

【作用特点】左旋多巴可通过血脑屏障在脑内转化为多巴胺，补充脑内缺乏的多巴胺而起缓解症状作用；苄丝肼为外周脱羧酶抑制剂，减少外周多巴胺的副作用并减少左旋多巴用量。

【剂型规格】片剂：250mg/片×40 片（左旋多巴 200mg+苄丝肼 50mg）。

【用法】口服：62.5mg bid 或 tid 起量，根据症状每周逐渐加量半片或 1/4 片至症状控制及患者可耐受，一般用量 2~4 片/天。

【适应证】帕金森病及帕金森综合征。

【禁忌证】精神病、青光眼、严重心律失常、心衰、消化道溃疡等。

【不良反应】消化道症状、直立性低血压、心律失常、神经系统不良反应（如异动症、剂末现象、开关现象、幻觉等）。

【点评】①本药对于大部分帕金森病的症状控制有效，应尽量推迟本药的起用时间以及达到极量的时间；②避免与高蛋白食物同服（避免与食物同服，餐前或餐后 1 小时服用），避免与降压药、单胺氧化酶抑制剂、维生素 B_6 等同服；③切忌突然停药，避免撤药后恶性综合征；④可用于多巴反应性肌张力障碍等疾病治疗。

2. 左旋多巴/卡比多巴（息宁）：Levodopa/Carbidopa

【作用特点】 同美多芭，卡比多巴作用机制同苄丝肼。

【剂型规格】 片剂：250mg/片×30 片（左旋多巴 200mg+卡比多巴 50mg）。

【用法】 口服：125mg bid 起用，每 3~7 天增加半片到 1 片至症状控制，最大量可至 1g/天。

【适应证】 同美多芭。

【禁忌证】 同美多芭。

【不良反应】 同美多芭。

【点评】 本药为控释片，4~6h 平稳释放，血药浓度更平稳，不可嚼碎服用。

3. 吡贝地尔（泰舒达）：Piribedil

【作用特点】 本药为非麦角类选择性 D_2/D_3 多巴胺受体激动剂，产生多巴胺能效应。

【剂型规格】 片剂：50mg/片×15 片。

【用法】 口服：50mg qd 起量，每周增加一片，有效剂量 50mg tid。

【适应证】 单药或与左旋多巴联用治疗帕金森病，尤其是震颤明显者；对外周循环障碍有效。

【禁忌证】 心衰、心梗或血流动力学紊乱。

【不良反应】 消化道症状、嗜睡、直立性低血压、精神症状等。

【点评】 本类药物可有效减少运动并发症的发生，指南推荐年轻患者病程初期应首选。

4. 普拉克索（森福罗）：Pramipexole

【作用特点】 本药为非麦角类选择性 D_2/D_3 多巴胺受体激动剂。

【剂型规格】片剂：1mg/片×30 片。

【用法】口服：初始 0.125mg tid，每周剂量加倍至第三周达 0.5mg tid 维持，可每周再加量，最大剂量 4.5mg/d。

【适应证】单药或与左旋多巴联用治疗帕金森病。

【禁忌证】过敏，肾功能减退需减量。

【不良反应】消化道症状、嗜睡等。

【点评】①帕金森病早期控制症状或晚期作为左旋多巴疗效减弱后的添加治疗；②临床试验证明本药对不宁腿综合征有效；③如果临床考虑路易体痴呆，不推荐使用此药。

5. 金刚烷胺：Amantadine

【作用特点】抑制病毒复制及穿入细胞；促进纹状体多巴胺能神经元末梢释放多巴胺。

【剂型规格】片剂：100mg/片×100 片。

【用法】口服：治疗帕金森病 100mg 早午饭后各一次，最大 400mg/d；抗流感病毒 200mg qd。

【适应证】预防和治疗流感；帕金森病及帕金森综合征的治疗。

【禁忌证】癫痫、精神病、肾功能不全、心衰、肢端水肿等。

【不良反应】精神情绪异常、直立性低血压、尿潴留、踝部水肿、头晕、睡眠障碍等。

【点评】对少动、强直、震颤均有改善作用，起效快，经济实惠，但疗效弱于左旋多巴；长期用药效果会减退。部分帕金森患者应用可引起网状青斑。

6. 苯海索（安坦）：Trihexyphenidyl

【作用特点】中枢性抗胆碱作用。

【剂型规格】片剂：2mg/片×100 片。

【用法】口服：1~2mg bid 起始，每 2~5 天增加 1~2mg，至 10mg/d。

【适应证】帕金森病及帕金森综合征、药物性锥体外系症状及痉挛性斜颈等肌张力障碍。

【禁忌证】青光眼、前列腺肥大。

【不良反应】便秘、尿潴留、瞳孔散大、视物模糊等。

【点评】本药主要适用于有震颤的患者，包括其他引起震颤的锥体外系疾病如肝豆状核变性等，无震颤的患者一般不用，尤其老年患者慎用。

7. 司来吉兰（咪多吡）：Selegiline

【作用特点】选择性抑制单胺氧化酶 B，促进多巴胺合成、释放，减少再摄取。

【剂型规格】片剂：5mg/片×100 片。

【用法】口服：5mg qd 起用，可增加至 10mg qd 或 5mg bid（早中午服用）。

【适应证】早期帕金森病或与左旋多巴合用治疗运动波动。

【禁忌证】胃溃疡、不稳定高血压、精神病、合用 SSRI 药物等。

【不良反应】睡眠障碍、口干、转氨酶增高等，合用增加左旋多巴的副作用。

【点评】本药与维生素 E 2000 IU 合用可作为早期 PD 的治疗方案，又称 DATATOP 方案，可延缓多巴胺类药物的应用。

8. 恩他卡朋（珂丹）：Entacapone

【作用特点】周围性儿茶酚胺-氧位-甲基转移酶抑制剂，延长左旋多巴排出时间。

【剂型规格】片剂：200mg/片×30 片。

【用法】口服：100~200mg/次，与左旋多巴同服。

【适应证】与左旋多巴合用，治疗运动波动及剂末现象等。

【禁忌证】肝功能不全、嗜铬细胞瘤、横纹肌溶解等。

【不良反应】消化道症状、口干、头痛、肝功能受损等。

【点评】本药单用无效；国外已有恩托卡朋-左旋多巴-卡比多巴复合制剂（Stalevo）可能预防或延迟运动并发症的

发生。

第三节　抗痴呆药

　　痴呆是一组以认知功能减退为临床特点的综合征，按照病因学大致分成变性病和非变性病两类，前者包括阿尔茨海默病、路易体痴呆、额颞叶痴呆等，后者包括血管性痴呆、感染性痴呆、代谢中毒性痴呆等。本节主要介绍变性病性痴呆，尤其是阿尔茨海默病（AD）的治疗药物。AD病因不清，缺乏有效药物，目前FDA批准应用的药物主要包括胆碱酯酶抑制剂和非竞争性NMDA受体拮抗两类；此外，危险因素的控制、精神症状的治疗以及饮食营养支持、积极的护理及康复等均是不可缺少的辅助治疗方法。

常用药物

　　1. 多奈哌齐（安理申）：Donepezil

　　【作用特点】脑内特异性可逆性胆碱酯酶抑制剂，提高突触间乙酰胆碱的浓度。

　　【剂型规格】片剂：5mg/片×28片。

　　【用法】口服：5mg qn 起始，根据临床评估1个月后可加至10mg qn。

　　【适应证】轻中度AD。

　　【禁忌证】过敏、癫痫、哮喘、COPD、乳糖不耐受等。

　　【不良反应】消化道反应、失眠、头晕等。

　　【点评】①本药为最早诞生的胆碱酯酶抑制剂类抗痴呆药物，临床应用广泛，但药效的个体化差异明显，临床应用时需要定期评估疗效和不良反应，及时调整剂量或停药；②应用初期偶有烦躁倾向，一般无须停药，可逐渐适应；③剂量增加时消化道反应更加明显。

　　2. 美金刚（易倍申）：Memantine

　　【作用特点】金刚烷胺衍生物，非竞争性脑内NMDA受体拮抗剂，抑制谷氨酸水平增高导致的神经元损伤。

【剂型规格】 片剂：10mg/片×28 片。

【用法】 口服：5mg qd 起始，每周增加 5mg，至 10mg bid 维持。

【适应证】 中重度或重度 AD。

【禁忌证】 癫痫、肾功能不全，避免与金刚烷胺、氯胺酮等合用。

【不良反应】 头晕、头痛、幻觉等。

【点评】 本药有平行对照双盲的研究证据支持能够改善重度痴呆患者生活质量并减轻照料人员的负担，且与胆碱酯酶抑制剂无相互作用。

3. 卡巴拉汀（艾斯能）：Rivastigmine

【作用特点】 脑内特异性胆碱酯酶抑制剂，促进胆碱能神经传递。

【剂型规格】 胶囊：3mg/粒×28 粒，4.5mg/粒×28 粒。

【用法】 口服：1.5mg bid 起始，若耐受好，可在 2~4 周后加到 3mg bid，最大 6mg bid。

【适应证】 轻中度 AD。

【禁忌证】 病窦及严重心律失常、癫痫、哮喘、活动性消化性溃疡、前列腺肥大等。

【不良反应】 消化道症状、头晕、头痛等。

【点评】 指南推荐轻中度 AD 应用本药可延缓认知功能减退、改善精神症状及日常生活能力。

4. 石杉碱甲（双益平）：Huperzine A

【作用特点】 抑制脑内胆碱酯酶，提高乙酰胆碱浓度，提高记忆力。

【剂型规格】 片剂：0.05mg/片×40 片。

【用法】 口服：一般 0.1~0.2mg bid，从小剂量起始加量。

【适应证】 良性记忆障碍及痴呆

【禁忌证】 癫痫、肾功能不全、机械性肠梗阻、心绞痛等。

【不良反应】过量可有头晕等症状。

【点评】本药是从植物千层塔中提取的成分，国内研究提示其能够提高记忆障碍及轻中度痴呆患者的记忆力。

第四节　镇静催眠药

失眠是临床上最常见的症状之一，很多慢性躯体疾病如糖尿病、帕金森病、痴呆等均可以伴有失眠。其主要的发病机制是睡眠结构及进程的紊乱。药物促眠是失眠的主要治疗手段，包括诱导快速入睡、延长总睡眠时间以及延长快速眼动睡眠时间等多种机制。镇静催眠药是促眠的主要药物，其他比如抗抑郁药、抗组胺药、抗精神病药、中成药等也被广泛用于促眠。本节重点介绍镇静催眠药。

【镇静催眠药分类及特点】

（1）第一代：如巴比妥类、水合氯醛等，抑制脑干上行激活系统，降低皮层兴奋性，长期应用产生耐受性和成瘾性。

（2）第二代：苯二氮䓬类，如咪达唑仑、阿普唑仑、艾司唑仑、地西泮、劳拉西泮、硝西泮等，激活抑制性神经递质 GABA 受体而产生镇静、抗焦虑作用，但改变睡眠的正常结构，具有成瘾的潜质。

（3）第三代：如唑吡坦、佐匹克隆等，选择性作用于 ω1 受体，不改变正常睡眠结构，不易产生依赖性，副作用相对少。

【镇静催眠药使用原则】

（1）个体化用药，滴定选择最低的有效剂量。

（2）尽量选择短效、快速起效药物，减少蓄积和宿醉作用。

（3）短期按需用药，避免长期应用同一种药物。

（4）避免突然停药，换药或停药时应逐渐减量。

（5）根据失眠的不同形式选药，如入睡困难者选用快速诱导睡眠药物（咪达唑仑、佐匹克隆、唑吡坦等）；早醒者选用长效药物（地西泮、氯硝西泮等）；夜间多醒者选用延长慢波睡眠的药物（如艾司唑仑、硝西泮等）。

（6）可适当合用抗焦虑及抗抑郁药物有效改善症状。

（7）注意药物的副作用，避免加重原有疾病，如老年人及肝肾功能异常者应减量或慎用，慢性肺病患者尽量少用苯二氮䓬类药物等等。

（8）强调药物外的综合治疗，如病因治疗、物理治疗、健康教育等。

1. 苯巴比妥（鲁米那）：Phenobarbital

【作用特点】长效巴比妥类的代表，增强氯离子内流，降低神经元兴奋性，阻断脑干上行激活系统；小剂量镇静，中剂量催眠，大剂量抗惊厥。

【剂型规格】片剂：30mg/片×100片；针剂：100mg 1ml/安瓿。

【用法】成人口服催眠：30~90mg qn；镇静：15~30mg bid 或 tid；抗癫痫 30~60mg tid。成人针剂肌注镇静催眠100mg/次，抗癫痫 100~200mg/次，必要时重复，一般不超过 500mg/d。

【适应证】失眠、焦虑、癫痫、运动障碍、麻醉前给药等。

【禁忌证】严重肺功能不全、肝肾功能不全、呼吸中枢抑制、哮喘、贫血、卟啉病等。

【不良反应】乏力、倦怠、肝功能异常、共济失调、呼吸抑制等。

【点评】切忌突然停药，否则出现戒断症状；本药为肝酶诱导剂，加速多种药物的代谢，需充分考虑合并用药的因素。

2. 水合氯醛：Chloral hydrate

【作用特点】抑制脑干上行激活系统，起效快，用药

15~30分钟起效。

【剂型规格】 溶液：10% 30ml/瓶。

【用法】 成人促眠：睡前5~15ml口服或灌肠；小儿50mg/kg，一次最大限量1g。

【适应证】 失眠尤其是入睡困难、焦虑、癫痫等。

【禁忌证】 严重肝肾功能不全、严重心功能不全、卟啉病等。

【不良反应】 胃肠道刺激、嗜睡、精神行为异常等。

【点评】 由于其强烈的刺激性气味，目前临床一般仅用于术前或检查前镇静促眠，如睡眠脑电图等。

3. 地西泮（安定）：Diazepam

【作用特点】 长效苯二氮䓬类，抑制GABA神经元活动，产生抗焦虑、抗惊厥、镇静催眠、肌松的作用。

【剂型规格】 片剂：2.5mg/片×20片；针剂：10mg 2ml/安瓿。

【用法】 口服：成人抗焦虑2.5~10mg bid-qid；催眠5~10mg qn；针剂：镇静催眠10mg 静注每隔3~4小时加用5~10mg，总量40~50mg/d；癫痫连续状态10mg 静注，每隔10~15分钟重复至30mg。

【适应证】 焦虑、失眠、惊厥、癫痫连续状态等。

【禁忌证】 婴幼儿、青光眼、重症肌无力等。

【不良反应】 嗜睡、头晕、共济失调等。

【点评】 ①本药广泛应用于镇静催眠及癫痫连续状态的治疗，应特别注意其呼吸抑制的风险，老年人应减量，静注时避免速度过快；②本药肌内注射吸收慢，而且吸收不规则，尽量避免选择；③特定疾病如路易体痴呆患者对本药敏感性增加，需减量使用；④临床首选于治疗僵人综合征。

4. 氯硝西泮（氯硝安定）：Clonazepam

【作用特点】 长效苯二氮䓬类，抗惊厥作用较强。

【剂型规格】 片剂：2mg/片×100片。

【用法】 口服：成人0.5mg bid起始，每3天加量0.5~

1mg，直至 4~8mg/d 的有效剂量；催眠一般 1~2mg qn。

【适应证】失眠、癫痫（失神发作、肌阵挛发作、婴儿痉挛症、Lennox-Gastaut 综合征等）。

【禁忌证】肝功能不全、呼吸道疾病、青光眼等。

【不良反应】嗜睡、头晕、眼震、共济失调、呼吸抑制等。

【点评】本药临床上还可用于缓解肌张力障碍和治疗某些锥体外系疾病，尤其是合并焦虑情绪障碍时；用量个体差异大，应个体化给药。

5. 劳拉西泮（罗拉）：Lorazepam

【作用特点】长效苯二氮䓬类，抗焦虑作用强。

【剂型规格】片剂：0.5mg/片×20 片。

【用法】口服：成人抗焦虑 0.5~1mg tid；催眠 2~4mg qn。

【适应证】失眠、焦虑、癫痫连续状态等。

【禁忌证】青光眼、重症肌无力、肝肾功能障碍等。

【不良反应】嗜睡、头晕、共济失调、肝肾功能损害等。

【点评】抗焦虑作用强，特别适用于焦虑合并失眠的患者；针剂在国外推荐用于治疗癫痫连续状态。

6. 阿普唑仑（佳静安定）：Alprazolam

【作用特点】中效苯二氮䓬类，抗焦虑作用较强。

【剂型规格】片剂：0.4mg/片×20 片。

【用法】口服：成人催眠 0.4~0.8mg qn；抗焦虑 0.4mg bid 起始，逐渐加量，一般 0.8~1.6mg/d。

【适应证】焦虑、失眠、惊恐发作等。

【禁忌证】过敏、青光眼等。

【不良反应】头晕、嗜睡等。

【点评】常用于焦虑合并失眠的患者。

7. 艾司唑仑（舒乐安定）：Estazolam

【作用特点】中效苯二氮䓬类，有镇静催眠、抗焦虑等作用。

【剂型规格】片剂：1mg/片×20片。

【用法】口服：催眠1~2mg qn；镇静1~2mg tid。

【适应证】失眠、焦虑等。

【禁忌证】重症肌无力、心肺疾病、肝肾功能不全等。

【不良反应】乏力、嗜睡等。

【点评】临床主要用于失眠的对症治疗。

8. 咪达唑仑（力月西）：Midazolam

【作用特点】短效苯二氮䓬类，具有镇静催眠、抗惊厥等作用，起效快，持续时间短，无蓄积。

【剂型规格】针剂：5mg 5ml/安瓿。

【用法】成人镇静：静推或肌注5~10mg；抗惊厥：5~10mg静推；癫痫持续状态：持续静脉泵入50mg/50ml，2~3ml/h起泵。

【适应证】镇静催眠、麻醉辅助用药、癫痫等。

【禁忌证】重症肌无力、呼吸功能不全、颅脑损伤、精神分裂症等。

【不良反应】嗜睡、呼吸抑制等。

【点评】由于本药起效快持续时间短的特性，临床常用于临时镇静、终止癫痫发作或癫痫持续状态的治疗。

9. 佐匹克隆（三辰）：Zopiclone

【作用特点】环吡咯酮类，作用于苯二氮䓬受体亚型，具有镇静催眠和抗焦虑作用。

【剂型规格】片剂：7.5mg/片×12片。

【用法】口服：7.5mg qn，老年人酌减。

【适应证】失眠。

【禁忌证】呼吸功能不全、肌无力等。

【不良反应】嗜睡、头晕、口苦等。

【点评】本药为新一代催眠药物，起效快，延长睡眠时间，不影响正常睡眠结构，不减少快速眼动睡眠，无宿醉反应，宜优先选择用于一般失眠患者。

10. 唑吡坦（思诺思）：Zolpidem

【作用特点】咪唑吡啶类，激动苯二氮䓬受体 ω1 亚型产生镇静催眠作用。

【剂型规格】片剂：10mg/片×20 片。

【用法】口服：5~10mg qn。

【适应证】失眠。

【禁忌证】肌无力、呼吸功能不全、肝功能不全等。

【不良反应】嗜睡、恶心、头昏等。

【点评】本药可显著缩短入睡时间，延长深睡眠时间，改善睡眠质量，一般用于时差所致或暂时失眠以及慢性失眠的短期治疗，不宜长期应用，且应在临睡前服药。

11. 谷维素：Oryzanol

【作用特点】主要能调节自主神经功能紊乱。

【剂型规格】片剂：10mg/片×100 片。

【用法】口服：10~30mg tid。

【适应证】失眠、神经官能症、更年期综合征等。

【禁忌证】不明确。

【不良反应】消化道症状、体重增加等。

【点评】作为失眠伴有神经官能症患者的添加治疗效果较佳。

12. 乌灵胶囊

【作用特点】中成药，补肾健脑，安神养心。

【剂型规格】胶囊：0.33g/粒×36 粒。

【用法】口服：3 粒 tid。

【适应证】失眠。

【禁忌证】不明确。

【不良反应】不明确。

【点评】主治失眠的 OTC 中成药，用于轻症患者。

第五节　抗抑郁及精神病药

一、抗抑郁药

抑郁症是以心境低落为主要特征的情感障碍疾病，药物治疗是其重要的治疗方法；其发病机制与中枢神经系统 NE 与 5-HT 递质水平降低有关，因此大部分抗抑郁药物均作用于突触，减少递质的降解或再摄取，从而提高浓度，达到治疗的目的。抗抑郁药应用的基本原则包括足量、足疗程治疗，缓慢加量和减量，避免突然停药，尽量单药治疗，个体化用药，尽量以产生最小副作用的剂量达到症状的缓解。

【抗抑郁药分类及特点】

（1）单胺氧化酶抑制剂：减少单胺递质的降解，如苯乙肼、异丙肼，副作用大，目前临床较少用。

（2）三环类抗抑郁药：抑制递质的再摄取，如阿米替林、多塞平、氯米帕明等，全身副作用相对较大，目前应用已减少。

（3）四环类抗抑郁药：如马普替林，选择性抑制 NE 再摄取。

（4）选择性 5-HT 再摄取抑制剂（SSRI）：选择性抑制突触前膜的 5-HT 再摄取，提高突触间隙 5-HT 浓度，代表有"五朵金花"；由于其高度选择性，使得抗胆碱能和心血管副作用明显减少，安全剂量范围明显增加，此外这类药物服用简单，无须逐渐加量及血药浓度监测，一般 2~4 周起效，目前成为最常用的药物。

（5）双通道再摄取抑制剂（SNRI）：选择性抑制 5-HT 和 NE 或 DA 的再摄取，如文拉法辛。

（6）去甲肾上腺素能和特异性 5-HT 受体拮抗剂（NAS-SA）：如米氮平。

常用药物

1. 阿米替林：Amitriptyline

【作用特点】经典三环类代表，抑制 5-HT 和 NE 再摄取，产生抗抑郁和较强的镇静、抗胆碱作用。

【剂型规格】片剂：25mg×100 片。

【用法】口服：25mg bid 起始，逐渐加量至 50～100mg tid，长期维持量 50～150mg/d。

【适应证】各种抑郁症。

【禁忌证】严重心脏病、癫痫、青光眼、前列腺肥大、甲亢等。

【不良反应】口干、便秘、排尿困难、视物模糊等抗胆碱能反应。

【点评】本药还推荐用于偏头痛、神经病理性疼痛等的预防和治疗。

2. 氯米帕明（安拿芬尼）：Clomipramine

【作用特点】同阿米替林，但耐受性更好，抗抑郁作用更强，具有镇静作用。

【剂型规格】片剂：25mg×30 片。

【用法】口服：25mg tid 起始，1～2 周内逐渐加量到 150～250mg/d，维持量 50～100mg/d。

【适应证】各种抑郁症及强迫症。

【禁忌证】同阿米替林。

【不良反应】同阿米替林。

【点评】本药可用于夜间促眠，还可用于发作性睡病伴猝倒的治疗。

3. 氟西汀（百忧解）：Fluoxetine

【作用特点】SSRI"五朵金花"之一，半衰期 24～72h。

【剂型规格】片剂：20mg×28 片。

【用法】口服：20mg qd，最大 80mg/d。

【适应证】各种类型的抑郁症及强迫症、贪食症、厌食症。

【禁忌证】避免与 MAOI 合用，癫痫病史慎用，肝肾功能不全需减量。

【不良反应】消化道症状、神经质、失眠、性功能障碍等。

【点评】半衰期最长，适用于维持治疗及预防复发，但副作用相对较大。

4. **帕罗西汀（赛乐特）：Paroxetine**

【作用特点】SSRI"五朵金花"之一，半衰期 24h。

【剂型规格】片剂：20mg×10 片。

【用法】口服：20mg qd，最大 40mg/d。

【适应证】抑郁症、强迫症、惊恐障碍、社交焦虑障碍等。

【禁忌证】基本同氟西汀。

【不良反应】基本同氟西汀。

【点评】具有较强镇静和抗焦虑作用，适用于伴随焦虑和失眠的患者，可用于各种主要的焦虑障碍。

5. **氟伏沙明（兰释）：Fluvoxamine**

【作用特点】SSRI"五朵金花"之一，半衰期 15h。

【剂型规格】片剂：50mg×30 片。

【用法】口服：50mg qn，有效剂量 150~300mg/天。

【适应证】抑郁症、强迫症。

【禁忌证】基本同氟西汀。

【不良反应】基本同氟西汀。

【点评】本药长期应用会产生依赖性。

6. **舍曲林（左洛复）：Sertraline**

【作用特点】SSRI"五朵金花"之一，半衰期 25h。

【剂型规格】片剂：50mg×14 片。

【用法】口服：50mg qd，最大 200mg/d。

【适应证】抑郁症，包括伴随焦虑、躁狂史者，强迫症。

【禁忌证】基本同氟西汀。

【不良反应】 基本同氟西汀。

【点评】 具有对多种焦虑障碍有效，且改善抑郁症认知功能，不降低警觉性操作等特点。

7. 西酞普兰（喜普妙）：Citalopram

【作用特点】 SSRI "五朵金花" 之一，半衰期33h。

【剂型规格】 片剂：20mg×14片。

【用法】 口服：20mg qd，最大60mg/d。

【适应证】 抑郁症。

【禁忌证】 基本同氟西汀。

【不良反应】 基本同氟西汀。

【点评】 选择性最高，副作用最小，适合老年人使用，但治疗谱也最窄。

8. 艾司西酞普兰（来士普）：Escitalopram

【作用特点】 能与5-HT受体蛋白的异构体结合，双位点同时阻断5-HT再摄取。

【剂型规格】 片剂：5mg×14片。

【用法】 口服：10mg qd，最大20mg/d。

【适应证】 抑郁症、惊恐障碍。

【禁忌证】 基本同氟西汀。

【不良反应】 基本同氟西汀。

【点评】 药效是西酞普兰的100倍，且起效更快，适用于重度抑郁症。

9. 氟哌噻吨/美利曲辛（黛力新）：Flupentixol/Melitracen

【作用特点】 氟哌噻吨小剂量作用于突触前膜多巴胺自身调节受体，促进多巴胺合成和释放，大剂量时拮抗突触后膜多巴胺受体，拮抗多巴胺能活性；美利曲辛抑制突触前膜对5-HT和多巴胺的再摄取。二者合用具有抗抑郁、抗焦虑的作用，且副作用相互拮抗。

【剂型规格】 片剂：CO（相当于0.5mg氟哌噻吨和10mg美利曲辛）×20片。

【用法】口服：2 片 qd，维持量 1 片 qd。

【适应证】焦虑症、抑郁症、神经官能症、慢性头痛如偏头痛。

【禁忌证】严重心脏病、青光眼、过度兴奋等。

【不良反应】口干等抗胆碱能作用。

【点评】治疗谱广且副作用小是其特点，但作用强度相对弱，长期应用依赖较多，可能产生锥体外系副作用，尽量避免长期用药。

10. 文拉法辛（怡诺思）：Venlafaxine

【作用特点】5-HT 和 NE 双重再摄取抑制剂。

【剂型规格】缓释胶囊：75mg×14 粒。

【用法】口服：75mg qd，2 周后可增加至 150mg qd。

【适应证】各种抑郁症及广泛性焦虑症。

【禁忌证】避免与 MAOI 合用，癫痫、躁狂病史慎用，肝肾功能不全需减量。

【不良反应】恶心、嗜睡、头晕等。

【点评】①抗抑郁作用强，且副作用相对小，适用于老年抑郁症及难治性抑郁症；②同时可用于神经病理性疼痛、偏头痛等的治疗，对于合并疼痛的抑郁患者宜优先选择。

11. 曲唑酮（美时玉）：Trazodone

【作用特点】5-HT 再摄取抑制剂，并能阻断 α 肾上腺素能受体，具有较强镇静作用。

【剂型规格】片剂：50mg×20 片。

【用法】口服：50~100mg qn，每 3~4 天增加 50mg，最大 400mg/d，分次服用。

【适应证】抑郁症及伴有抑郁症状的焦虑症、失眠等。

【禁忌证】严重心脏病、意识障碍、癫痫等。

【不良反应】嗜睡、头晕、直立性低血压等。

【点评】本药多用于焦虑抑郁伴有的睡眠障碍，睡前服用可减少其嗜睡的副作用，也可以减少直立性低血压。

12. 米氮平（瑞美隆）：Mirtazapine

【作用特点】NE 和 5-HT 能受体拮抗剂，同时具备抗组胺 H_1 受体作用。

【剂型规格】片剂：30mg×10 片。

【用法】口服：15mg qn 起始，一般 15~60mg qn。

【适应证】各种抑郁症、失眠等。

【禁忌证】避免与 MAOI 合用、严重肝肾功能不全、骨髓抑制等。

【不良反应】嗜睡、头晕、体重增加等。

【点评】副作用较小的抗抑郁药，其抗组胺副作用所致的镇静催眠和体重增加被用于治疗失眠及体重过低；此外，一定注意初期应用小剂量开始，减少嗜睡和头晕等副作用导致的停药，必要时可以 10mg 起用。

13. 度洛西汀（欣百达）：Duloxetine

【作用特点】5-HT 和 NE 双重再摄取抑制剂。

【剂型规格】胶囊：60mg×14 粒，30mg×7 粒。

【用法】口服：60mg qd 或 30mg bid。

【适应证】严重抑郁症、广泛性焦虑症、应激性尿失禁等。

【禁忌证】避免与 MAOI 合用、严重肝肾功能不全、青光眼等。

【不良反应】消化道症状、嗜睡、尿急等。

【点评】难治性抑郁症治疗较好的药物。

二、抗精神病药

抗精神病药是指抑制精神活动，治疗和控制精神分裂及器质性疾病所致精神症状的药物，通常具备较强的镇静作用，缓解幻觉妄想、激越、攻击等阳性症状，还可预防复发。

【抗精神病药分类】

（1）吩噻嗪类：最早合成，目前仍广泛应用，如氯丙嗪、异丙嗪、奋乃静等。

（2）硫杂蒽类：如氟哌噻吨、氯普噻吨等。

（3）丁酰苯类：如氟哌啶醇、氟哌利多等。

（4）苯甲酰胺类：如甲氧氯普胺、舒必利等。

（5）生物碱类：疗效弱，副作用多，已基本不用，如利舍平。

（6）非典型抗精神病药：药效强，锥体外系副作用明显减少，如氯氮平、奥氮平、利培酮、喹硫平等。

【抗精神病药使用原则】

（1）小剂量起用，缓慢加量，选择最低有效剂量。

（2）维持量长时间应用，预防复发。

（3）急性期可应用静脉制剂快速控制症状。

（4）尽量单一药物足量足疗程治疗，避免频繁换药、停药。

（5）适当合并用药，密切监测副作用，长期随诊。

常用药物

1. 氯丙嗪（冬眠灵）：Chlorpromazine

【作用特点】 可阻断多巴胺、5-HT、M 型胆碱能及 α 肾上腺素受体，产生控制阳性症状、镇静、镇吐、降温等作用。

【剂型规格】 针剂：25mg 2ml/安瓿；片剂 25mg×100 片。

【用法】 抗精神病：口服 25～50mg bid/tid，每隔 2～3 天加量，最大量 600mg/d；肌注 25～50mg bid。止吐：12.5～25mg bid/tid。

【适应证】 精神分裂症、躁狂症、人工冬眠、止吐等。

【禁忌证】 帕金森综合征、基底节病变、癫痫、青光眼、骨髓移植、肝功能不全及意识障碍等。

【不良反应】 直立性低血压、锥体外系作用、口干、粒细胞减少、黄疸等。

【点评】 ①本药可用于临时控制器质性疾病的精神症状

及谵妄状态等；②静推治疗易导致心血管副作用，尽量避免；③长期使用可导致迟发性运动障碍；④氯丙嗪 50mg+异丙嗪 50mg+哌替啶 100mg+5%GS 250ml 静滴用于人工冬眠。

2. 氟哌啶醇：Haloperidol

【作用特点】阻断多巴胺受体，较氯丙嗪强 20~40 倍，镇静及自主神经作用弱，不影响体温及血压。

【剂型规格】针剂：5mg 1ml/安瓿；片剂：2mg×100 片。

【用法】口服 2~4mg bid/tid，渐加量至 20~40mg/d；肌注 5~10mg bid/tid。抽动秽语综合征：1~2mg bid/tid po。

【适应证】精神分裂症、躁狂症、攻击行为、抽动秽语综合征等。

【禁忌证】帕金森综合征、基底节病变、骨髓移植、青光眼、重症肌无力、意识障碍等。

【不良反应】锥体外系作用、消化道症状、口干等。

【点评】本药能快速、有效地控制躁动、攻击行为、幻觉妄想等阳性症状，特别适于急性期治疗，也可用于慢性精神分裂症及吩噻嗪类治疗失败的患者，需要密切注意其引起的迟发性运动障碍。

3. 利培酮（维思通）：Risperidone

【作用特点】拮抗多巴胺 D_2 受体及 5-HT_2 受体，有效控制阴性症状且锥体外系不良反应明显减轻。

【剂型规格】片剂：1mg×20 片；口服液：30mg 30ml/瓶。

【用法】0.5~1mg bid 起始，每周加量达到 4~6mg/d，老年人酌减。

【适应证】精神分裂症的阳性（幻觉、妄想、攻击等）和阴性（淡漠、迟钝等）症状及情感症状（焦虑、抑郁等）。

【禁忌证】帕金森综合征、严重心血管疾病、癫痫等。

【不良反应】内分泌作用（与催乳素增高相关）、头晕、乏力、锥体外系作用等。

【点评】新型抗精神病药，副作用小，口服液可混入食物及饮料，特别适于不配合治疗的患者，但需要密切注意其对认知功能的影响。

4. 奥氮平（再普乐）：Olanzapine

【作用特点】拮抗多巴胺及 5-HT 和胆碱能受体。

【剂型规格】片剂：5mg×28 片。

【用法】口服：常 5mg qn 起始，逐渐增量至 10～15mg/d，老年人减半。

【适应证】精神分裂症的阳性、阴性及情感症状，急性期和维持治疗；器质性精神障碍。

【禁忌证】青光眼、严重心血管病、癫痫、前列腺肥大、严重肝肾功能受损等。

【不良反应】头晕、嗜睡、体重增加等。

【点评】①本药可有效控制器质性脑病合并的精神症状，以及谵妄状态等，1.25～2.5mg qn 起用即有显著疗效；②痴呆的患者需慎用此药！FDA 已明确提示此药会增加 AD 患者的死亡率！③老年人应用时注意直立性低血压的副作用更突出。

5. 喹硫平（思瑞康）：Quetiapine

【作用特点】与 5-HT、多巴胺、组胺、肾上腺素能等多种受体亲和，拮抗起作用。

【剂型规格】片剂：200mg×20 片。

【用法】口服：25mg bid 起用，逐渐增量至 150～750mg/d。

【适应证】精神分裂症。

【禁忌证】严重心血管病、癫痫等。

【不良反应】头晕、消化道症状、直立性低血压等。

【点评】①本药控制阴性症状效果较好，且小剂量（25～50mg qn）可用于治疗焦虑、兴奋所致的失眠；②可用于神经系统变性病合并精神障碍。

第六节　脑血管病用药

脑血管病是神经系统最常见的疾病之一，包括出血性脑血管病、缺血性脑血管病、静脉窦血栓形成等。出血性脑血管病如脑出血、蛛网膜下腔出血等治疗以对症支持、控制血压、脱水降颅压等为主，一般情况脑出血不建议止血治疗，除某些特殊情况如出凝血异常所致的脑出血等；而蛛网膜下腔出血可在 72h 之内应用抗纤溶止血药物，如氨基己酸、氨甲苯酸等，其具体用法详见血液系统药物相应章节。对于非心源性栓塞急性缺血性脑卒中或 TIA 患者，应给予抗血小板药物（如阿司匹林、氯吡格雷等）和他汀类药物（如辛伐他汀、阿托伐他汀、瑞舒伐他汀等）治疗，这也是二级预防的药物。不推荐常规应用双重抗血小板药物。对于符合急性缺血性脑卒中溶栓适应证的患者，需要根据指南进行溶栓治疗，常用的有 r-tPA 和尿激酶。房颤脑栓塞患者的二级预防以及静脉窦血栓形成应予以抗凝治疗，包括肝素、低分子肝素、华法林等。由于上述药物在缺血性心血管病中应用广泛，且用法基本相同，本节不再详述，仅特别强调某些药物在脑卒中治疗中的特殊要求或剂量，详见心血管系统相应章节；此外，一些近年来新开发的抗血小板或抗凝药物（如阿加曲班、利伐沙班、磺达肝癸等）已应用于临床，详见血液系统药物相应章节。

常用药物

1. 重组组织型纤溶酶原激活剂（爱通立）：r-tPA

【作用特点】激活纤溶酶原，溶解形成的血栓。

【剂型规格】粉针剂：20mg、50mg/支，配注射用水。

【用法】0.9mg/kg，最大 90mg；10% 在 1～2 分钟内推注，剩余 90% 在 1 小时内静滴或泵入。

【适应证】急性心肌梗死、肺栓塞、脑梗死的溶栓治疗。

【禁忌证】 出血倾向、活动性出血、10 天内大手术或创伤、严重肝功能不全、难以控制的高血压等。

【不良反应】 皮下或脏器出血。

【点评】 ①本药为急性脑梗死溶栓治疗的推荐，静脉溶栓适应证：年龄 18～80 岁；发病 4.5h 之内；神经系统症状体征持续存在超过 1h，且 NIHSS 评分 7～22 分；CT 除外脑出血或大面积脑梗死；知情同意。②溶栓后 24h 内应密切监测神经系统症状和体征，生命体征，24h 后复查头 CT 若无出血可应用抗血小板治疗。

2. **尿激酶：Urokinase**

【作用特点】 激活纤溶酶原，溶解血栓。

【剂型规格】 粉针剂：10000IU、0.25MU、0.5MU/支。

【用法】 急性脑梗死静脉溶栓：100 万～150 万 U 溶于盐水，10% 在 1～2 分钟内推注，剩余 90% 在 1 小时内静滴或泵入。

【适应证】 急性脑梗死、颅内静脉窦血栓及其他器官血栓性疾病的溶栓治疗。

【禁忌证】 出血倾向、活动性出血、肝肾功能障碍、严重高血压、细菌性心内膜炎、糖尿病眼底病变等。

【不良反应】 出血、消化道症状等。

【点评】 本药适于起病 6h 以内的脑梗死溶栓治疗。

3. **阿司匹林（拜阿司匹林）：Aspirin**

【作用特点】 抑制环氧化酶活性，抑制血小板聚集。

【剂型规格】 片剂：100mg×30 片。

【用法】 口服：急性脑梗死治疗 200mg 或 300mg qd；二级预防 100mg qd。

【适应证】 缺血性脑血管病、心血管病的治疗和预防。

【禁忌证】 血小板减少、消化性溃疡、出血倾向、阿司匹林哮喘等。

【不良反应】 消化道症状、过敏、牙龈出血等。

【点评】 对于脑梗死患者二级预防及急性期治疗，本药是不可替代的，具有充分的循证医学证据，没有禁忌证者均应尽早并长期规律使用（特殊情况如房颤脑栓塞、梗死合并严重出血转化、溶栓治疗者等例外）。

4. 氯吡格雷（波立维）：Clopidogrel

【作用特点】结合 ADP 受体，抑制血小板 ADP 介导的血小板聚集。

【剂型规格】片剂：75mg×28 片。

【用法】口服：75mg qd。

【适应证】脑梗死、心肌梗死及外周动脉血栓疾病的治疗和预防。

【禁忌证】出血倾向、肝功能不全等。

【不良反应】消化道症状、出血、过敏等。

【点评】本药作用强于阿司匹林，尤其适于卒中复发中高危患者（Essen 评分 ≥3 分）的二级预防治疗；急性期除阿司匹林禁忌的患者一般不推荐应用。

第七节　改善脑循环及头晕头痛用药

大部分改善脑微循环及头晕的对症治疗药物作用机制如下：调节血管舒缩功能、增加脑血流量、改善脑代谢功能、抗血小板聚集、清除自由基、保护神经元以及活血化瘀等。此类药物可作为辅助治疗药物应用于急慢性脑血管病、代谢性脑病等。此外，本节还介绍可作用于前庭对症治疗周围性眩晕的药物以及原发性偏头痛的治疗及预防药物。

【原发性偏头痛治疗药物】

（1）急性发作期：麦角胺制剂、NSAIDS、曲普坦类、阿片类镇痛药、镇静和止吐药。

（2）慢性期预防发作：β 受体阻滞剂（如普萘洛尔）、抗抑郁药（如阿米替林、文拉法辛）、钙离子通道阻滞剂（如氟桂利嗪）、抗癫痫药（如丙戊酸钠、托吡酯、加巴喷丁）、肉毒毒素 A、镁剂、一些植物药等。

常用药物

1. 丁苯酞（恩必普）：Butylphthalide

【作用特点】阻断缺血性脑卒中多个脑损伤机制，缩小梗死面积，改善神经功能。

【剂型规格】软胶囊：100mg×24 粒。

【用法】口服：200mg tid。

【适应证】缺血性脑卒中。

【禁忌证】过敏、出血倾向等。

【不良反应】肝功受损、消化道症状等。

【点评】本药用于急性缺血性脑卒中治疗可改善神经功能，具有一定的循证证据。

2. 胞磷胆碱（思考林）：Citicoline

【作用特点】核苷衍生物，促进脑代谢和功能恢复，具有促醒功能。

【剂型规格】胶囊：100mg×12 粒；针剂：250mg 2ml/安瓿。

【用法】200mg tid po；500mg+250ml 5%GS iv qd。

【适应证】脑外伤、颅脑手术或脑血管意外所致的意识障碍及神经系统症状。

【禁忌证】颅内出血。

【不良反应】恶心、呕吐等。

【点评】本药临床多用于重症意识障碍患者的促醒治疗以及改善缺血性卒中神经功能。

3. 二氢麦角碱（依舒佳林）：Ergoloid

【作用特点】阻断 α 受体，缓解血管痉挛，增加脑血流量；作用于 DA 和 5-HT 受体，改善神经传递。

【剂型规格】片剂：2.5mg×25 片。

【用法】口服：2.5mg bid。

【适应证】急慢性脑血管病辅助治疗；老年性脑循环障碍；头晕等。

【禁忌证】低血压、精神病、严重心脏病、肾功能不全等。

【不良反应】消化道症状、直立性低血压等。

【点评】治疗老年人头晕较常用的药物，注意避免合用降压药和吩噻嗪类药物。

4. 依达拉奉（必存）：Edaravone

【作用特点】清除自由基，抑制细胞膜过氧化，减少神经细胞坏死。

【剂型规格】针剂：10mg 5ml/安瓿。

【用法】30mg+100ml 0.9%NS iv bid。

【适应证】急性脑梗死。

【禁忌证】严重肝肾功能不全、高龄。

【不良反应】肝肾功能受损。

【点评】急性脑梗死作为添加治疗，疗程1~2周。

5. 茴拉西坦（三乐喜）：Aniracetam

【作用特点】对抗缺氧引起的记忆减退。

【剂型规格】片剂：100mg×30片。

【用法】口服：200mg tid。

【适应证】老年人和脑血管病后记忆减退，头晕等。

【禁忌证】严重肝肾功能障碍。

【不良反应】口干、嗜睡等。

【点评】本药副作用少，可作为老年人改善脑功能用药。

6. 尼莫地平（尼膜同）：Nimodipine

【作用特点】二氢吡啶类钙离子通道拮抗剂，抗血管收缩和痉挛，尤其对脑血管作用突出。

【剂型规格】片剂：30mg×20片；注射液：10mg 50ml/瓶。

【用法】口服30~60mg tid~qid；持续静脉泵入注射液2~8ml/h。

【适应证】缺血型脑血管病、蛛网膜下腔出血等。

【禁忌证】严重低血压、脑水肿及颅高压等。

【不良反应】头晕、血压下降等。

【点评】①本药是蛛网膜下腔出血急性期预防血管痉挛的首选药物，多采用持续静脉泵入的方式给药，根据血压水平及患者症状调整剂量，根据出血吸收情况2~3周后可换成口服；②还可用于血管内介入治疗前后预防血管痉挛。

7. **前列地尔（凯时）：Alprostadil**

【作用特点】靶向性抑制血小板聚集、扩张血管。

【剂型规格】针剂：$10\mu g$ 2ml/安瓿。

【用法】5~$10\mu g$ 入壶 qd。

【适应证】慢性动脉闭塞性疾病、心脑血管微循环障碍。

【禁忌证】严重心功能不全、青光眼、胃溃疡、间质性肺炎等。

【不良反应】注射部位发红、血压下降等。

【点评】本药可用于缺血型脑血管病急性期辅助治疗，还可有效缓解前庭性眩晕症。

8. **银杏叶提取物（金纳多）：Ginkgo leaf preparation**

【作用特点】扩张冠脉和脑血管，增加血流量，改善微循环。

【剂型规格】针剂：17.5mg 5ml/安瓿；片剂：40mg×20片。

【用法】70mg+0.9%NS250ml ivgtt qd，40mg tid po。

【适应证】心脑、眼、耳、周围血管的循环障碍性疾病，如脑梗死、耳鸣、眩晕、突聋等。

【禁忌证】过敏等。

【不良反应】消化道不适等。

【点评】本药可用于缺血型脑血管病急慢性期的辅助治疗。

9. **艾地苯醌（金博瑞）：Idebenone**

【作用特点】激活线粒体活性，改善能量代谢。

【剂型规格】片剂：30mg×12片。

【用法】口服：30mg tid。

【适应证】慢性脑血管病等所致的脑功能损害、线粒体疾病等。

【禁忌证】过敏。

【不良反应】过敏、消化道症状、肝功受损等。

【点评】本药用于线粒体脑肌病的辅助治疗，改善局部代谢更有依据，也可用于脑血管病。

10. 倍他司汀（敏使朗）：Betahistine

【作用特点】组胺类药，扩张血管，改善脑和内耳的血流量。

【剂型规格】片剂：6mg×30 片。

【用法】口服：6~12mg tid。

【适应证】梅尼埃（旧称美尼尔）综合征、脑血管病等引起的头晕、眩晕。

【禁忌证】消化性溃疡、哮喘、嗜铬细胞瘤等。

【不良反应】消化道症状等。

【点评】本药主要用于前庭性眩晕及中枢性眩晕的对症止晕，可控制急性期症状，并可短期连续用药预防复发。

11. 地芬尼多（眩晕停）：Difenidol

【作用特点】调节前庭系统功能，改善供血。

【剂型规格】片剂：25mg×30 片。

【用法】口服：25~50mg tid。

【适应证】多种原因所致眩晕症。

【禁忌证】青光眼、消化道梗阻、心动过速等。

【不良反应】胃肠道不适、心悸等。

【点评】眩晕症的急性症状控制很有效。

12. 氟桂利嗪（西比灵）：Flunarizine

【作用特点】钙通道阻滞剂，缓解血管痉挛。

【剂型规格】胶囊：5mg×20 粒。

【用法】口服：5~10mg qn 或 5mg bid。

【适应证】中枢及周围性眩晕、耳鸣、偏头痛等。

【禁忌证】抑郁症、脑出血、急性脑梗死、锥体外系病变等。

【不良反应】嗜睡、消化道症状等。

【点评】本药为指南推荐的偏头痛一线预防用药，但需要注意长期应用易引起帕金森样症状。

13. 麦角胺咖啡因：Ergotamine and Caffeine

【作用特点】作用于 5-HT、多巴胺、肾上腺素等多种受体，产生收缩血管的作用。

【剂型规格】片剂：CO（麦角胺 1mg+咖啡因 100mg）×20 片。

【用法】1~2 片 po st，半小时不见效可再服 1~2 片，不超过 6 片/天。

【适应证】偏头痛急性期。

【禁忌证】活动性溃疡、高血压、冠心病、甲亢、闭塞性血栓性脉管炎、肝肾功能受损等。

【不良反应】消化道症状、手足麻木疼痛等。

【点评】本药仅能缓解急性偏头痛症状，且副作用较多，目前已较少应用，但其价廉是主要优势。

14. 佐米曲普坦（佐米格，卡曲）：Zolmitriptan

【作用特点】二代曲普坦类药，选择性 5-HT$_{1B/1D}$ 受体激动剂，收缩脑血管，抑制硬脑膜神经源性炎症，抑制三叉神经脊束核神经元兴奋性等。

【剂型规格】片剂：2.5mg×2 片。

【用法】口服：发作早期或先兆期服用 1 片，24 小时内未缓解间隔 2 小时以上再服 1~2 片，24 小时不超过 6 片。

【适应证】偏头痛急性期，不用于预防发作。

【禁忌证】未控制的高血压等。

【不良反应】头晕、恶心、口干等。

【点评】本药为国际上推荐的偏头痛急性期治疗药物，副作用小，但价格偏贵。

15. 脑安胶囊

【作用特点】含川芎、红花等，活血化瘀。

【剂型规格】胶囊：0.4g×20 粒。

【用法】口服：0.8g bid。

【适应证】脑梗死。

【禁忌证】脑出血。

【不良反应】头晕等。

第八节　脱水降颅压药

颅内内容物体积增大或颅腔变小导致颅内压力的增高称颅高压，其主要发病机制包括正常颅压调节机制的破坏、脑脊液循环障碍、脑水肿以及脑血流量增加等。颅高压严重可致脑疝危及生命，其治疗除去除病因外还包括对症降颅压治疗，临床应用较多者主要指渗透性脱水剂，提高血浆渗透压，减轻脑水肿，为首选治疗，包括甘露醇、甘油果糖等。此外，还有利尿剂、糖皮质激素、白蛋白等药物均可减轻脑水肿，但非一线选择，详见相关章节。另一方面，抑制脑脊液生成的药物如乙酰唑胺也用于降低颅压。

常用药物

1. 甘露醇：Mannitol

【作用特点】体内不代谢和重吸收，渗透性利尿，减轻组织水肿。

【剂型规格】注射液：20% 250ml/瓶。

【用法】125 ~ 250ml ivgtt q12h ~ q6h，20 分钟内快速滴注。

【适应证】颅高压、青光眼、利尿、口服通便或肠道准备等。

【禁忌证】心功能不全、肺水肿、肾功能不全、低血容量、高钾血症等。

【不良反应】肾功能损害、水电解质紊乱、一过性头痛等。

【点评】①本药是目前最常用的脱水药，静滴 10 分钟后开始利尿，2 小时达峰，用于各种原因所致的颅高压；②脑出血超急性期应用可能引起出血量增加，应充分权衡利弊；③国外认为甘露醇只能为颅高压的手术治疗争取时间，而不能彻底治疗颅高压；④特别注意其对肾脏功能的影响。

2. **甘油果糖**：Glycerol and Fructose

【作用特点】提高血浆渗透压，减轻脑水肿，降低颅压。

【剂型规格】注射液：250ml/瓶。

【用法】250ml ivgtt q12h，1~1.5h 内滴入。

【适应证】各种原因所致的颅高压

【禁忌证】心功能不全、肾功能不全、尿崩、糖尿病、果糖不耐受等。

【不良反应】肾功能损害。

【点评】本药进入脑组织及脑脊液较慢，清除也较慢，可形成较持续的渗透脱水作用，多用于轻度颅高压或与甘露醇交替应用维持脱水效用。

3. **甘油合剂**

【作用特点】口服提高血浆渗透压产生脱水作用。

【剂型规格】口服溶液：50% 500ml/瓶。

【用法】50ml tid po。

【适应证】各种原因所致的慢性颅高压

【禁忌证】肾功能不全、心功能不全。

【不良反应】肾功能损害、消化道症状。

【点评】慢性期颅高压的长期维持治疗。

4. **乙酰唑胺（醋氮酰胺）**：Acetazolamide

【作用特点】抑制碳酸酐酶活性，减少脑脊液分泌，利尿、减少房水生成等。

【剂型规格】片剂：0.25g×50 片。

【用法】口服：0.25g bid 或 tid。

【适应证】颅高压、脑积水、青光眼、心源性水肿等。

【禁忌证】肝肾功能不全、肾上腺皮质功能不全、严重低钾血症、代谢性酸中毒、肾结石等。

【不良反应】头晕、疲乏、低血钾、粒细胞减少、肾绞痛等。

【点评】由于副作用较多，本药在神经系统仅用于部分良性颅高压及脑积水的辅助治疗。

第九节　神经肌肉疾病用药

本节重点介绍神经肌肉疾病用药，包括前角细胞病变、周围神经病、神经肌接头病变及肌肉病的治疗药物。其中周围神经病治疗药物主要介绍营养神经作用的维生素以及治疗神经病理性疼痛的药物；重症肌无力的治疗包括胆碱酯酶抑制剂及免疫调节药物，后者详见免疫系统用药；肌肉病则主要介绍作用于肌肉代谢环节的辅助用药。

【神经病理性疼痛的药物治疗】

（1）抗癫痫药：卡马西平、奥卡西平、加巴喷丁、普瑞巴林等。

（2）抗抑郁药：阿米替林、文拉法辛、度洛西汀等。

（3）阿片类镇痛剂：曲马朵、芬太尼等。

（4）B族维生素：弥可保，腺苷钴胺等。

（5）局部用药：利多卡因、辣椒素等。

常用药物

1. 新斯的明：Neostigmine

【作用特点】胆碱酯酶抑制剂，提高神经肌接头乙酰胆碱水平，也能直接激动 N_2 受体。

【剂型规格】针剂：1mg 2ml/安瓿。

【用法】0.25~1mg im qd 或 tid。

【适应证】重症肌无力、术后肠胀气、尿潴留等。

【禁忌证】哮喘、肠梗阻、尿路梗阻、癫痫、心绞痛、室速等。

【不良反应】恶心、呕吐、腹泻、流涎、流泪等。

【点评】①本药可用于临时改善重症肌无力症状，过量应用阿托品拮抗。②新斯的明实验：新斯的明 1.5mg+阿托品 0.5mg im，观察 2 小时内眼裂、眼球运动、肢体运动等情况。

2. 溴吡斯的明：Pyridostigmine Bromide

【作用特点】同新斯的明。

【剂型规格】片剂：60mg×60 片。

【用法】口服：60mg tid 或 qid。

【适应证】重症肌无力、术后肠胀气、尿潴留等。

【禁忌证】心绞痛、哮喘、肠梗阻、尿路梗阻等。

【不良反应】恶心、呕吐、腹泻等。

【点评】本药为重症肌无力改善症状的首选药物，大部分眼肌型患者用本药即可有效缓解症状。

3. 利鲁唑（力如太）：Riluzole

【作用特点】拮抗谷氨酸受体，抑制谷氨酸释放，减少兴奋性氨基酸毒性导致的细胞死亡。

【剂型规格】片剂：50mg×56 片。

【用法】口服：50mg bid。

【适应证】肌萎缩侧索硬化。

【禁忌证】肝肾功能不全。

【不良反应】恶心、呕吐、嗜睡等。

【点评】本药为唯一证实能延缓 ALS 病程的药物，主要体现在延缓呼吸肌受累的发生和应用呼吸机的时间，平均推迟 3 个月左右，有条件的患者建议服用。

4. 甲钴胺（弥可保）：Mecobalamin（参见血液及肿瘤系统疾病用药）

5. 腺苷钴胺：Cobamamide

【作用特点】维生素 B_{12} 的另一种活性辅酶形式，促进细胞增殖和神经再生。

【剂型规格】粉针剂：0.5mg/瓶。

【用法】0.5~1.5mg im qd。

【适应证】周围神经病、巨幼细胞贫血、妊娠贫血、白细胞减少等。

【禁忌证】过敏。

【不良反应】不明确。

【点评】本药与甲钴胺均为维生素 B_{12} 的活性辅酶形式，但后者的神经亲和性更好。

6. 牛痘疫苗接种家兔炎症皮肤提取物（神经妥乐平）：Neurotropin

【作用特点】NMDA 受体拮抗剂，修复和营养神经，改善神经症状。

【剂型规格】针剂：3.6IU 3ml/安瓿；片剂：4U×30 片。

【用法】3.6IU im qd；4~8U bid po。

【适应证】颈腰痛、周围神经痛及异常感觉等。

【禁忌证】过敏。

【不良反应】过敏、消化道症状等。

【点评】本药具有不同于其他神经痛治疗药物的特性，可作为其他药物效果不佳时的选择。

7. 普瑞巴林（乐瑞卡）：Pregabalin

【作用特点】结合电压门控钙通道，减少兴奋性氨基酸释放，降低神经元过度兴奋。

【剂型规格】胶囊：75mg×8 粒。

【用法】口服：75mg bid，一周后可加至 150mg bid。

【适应证】疱疹后神经痛及其他神经病理性疼痛等。

【禁忌证】过敏、严重心功能不全等。

【不良反应】头晕、嗜睡、水肿、思维异常等。

【点评】本药作用于易通过血脑屏障，作用靶点广泛，是较新型的神经病理性疼痛治疗药物，对于偏头痛的治疗也有作用。

8. 维生素 B_1：Vitamin B_1

【作用特点】硫胺，以焦磷酸硫胺辅羧酶的形式存在体内，参与糖代谢。

【剂型规格】 针剂：100mg 2ml/安瓿；片剂：10mg×100 片。

【用法】 口服：10mg tid；50~100mg im qd。

【适应证】 脚气病，Wernicke 脑病，中枢及周围神经疾病的辅助治疗。

【禁忌证】 过敏。

【不良反应】 过敏。

【点评】 维生素 B_1 缺乏与 Wernicke 脑病发病相关，常见于大量饮酒、肠外营养补充不足的患者，治疗尽量宜肌注尽早改善症状，同时合用其他 B 族维生素，但有时可以引起头痛。

9. **维生素 B_2：Vitamin B_2**

【作用特点】 核黄素，黄酶类辅基的成分，参与氧化还原反应及能量代谢。

【剂型规格】 片剂：5mg×100 片。

【用法】 口服：5~10mg tid。

【适应证】 缺乏所致的口角炎、舌炎、结膜炎等。

【禁忌证】 不能与甲氧氯普胺同服。

【不良反应】 无。

【点评】 本药参与能量代谢，常用于代谢性肌病如线粒体肌病、脂质沉积病的辅助治疗。

10. **维生素 B_6：Vitamin B_6**

【作用特点】 盐酸吡多醇，作为辅酶参与体内氨基酸、脂肪代谢。

【剂型规格】 针剂：50mg 1ml/安瓿；片剂：10mg×100 片。

【用法】 口服：10~20mg tid；静滴 50~200mg qd。

【适应证】 缺乏所致的铁粒幼细胞贫血、脂溢性皮炎、神经病变，妊娠剧吐等。

【禁忌证】 过敏。

【不良反应】新生儿依赖综合征、感觉性周围神经病（长期大量应用）等。

【点评】本药主要用于周围神经疾病的辅助治疗，还用于高同型半胱氨酸血症的治疗，避免长期大量应用导致神经损伤。

11. 左旋肉碱（东维力）：L-carnitine

【作用特点】补充机体缺乏的左卡尼汀，促进脂肪代谢。

【剂型规格】口服液：1g 10ml×6 支。

【用法】口服：1g qd 或 tid。

【适应证】脂肪代谢性肌病、线粒体肌病、心肌缺血受损等。

【禁忌证】过敏、糖尿病等。

【不良反应】消化道症状。

【点评】本药对脂质沉积性肌病和线粒体脑肌病的治疗有帮助，尤其是肉碱缺乏者均应使用。

12. 辅酶 Q10（能气朗）：Coenzyme Q10

【作用特点】参与呼吸链电子传递，促进氧化磷酸化。

【剂型规格】片剂：10mg×30 片。

【用法】口服：10mg tid。

【适应证】心功能不全、肝炎等的辅助治疗。

【禁忌证】过敏。

【不良反应】消化道症状。

【点评】本药能通过旁路传递电子，并减少氧自由基的产生，是线粒体代谢疾病的基础治疗之一，治疗剂量应加大为 50~160mg/d。

13. 三磷酸腺苷二钠：Adenosine disodium triphosphate

【作用特点】ATP，直接供能，参与新陈代谢。

【剂型规格】针剂：20mg 2ml/安瓿。

【用法】静滴 20mg qd 或 bid。

【适应证】细胞损伤后能量供应不足的情况，如心功能不全、卒中、心肌病、肝炎等。

【禁忌证】过敏、急性心梗、脑出血等。

【不良反应】头晕、胸闷等。

【点评】本药直接供应 ATP，神经科临床多用于线粒体疾病急性期的治疗，严重患者每日 80~120mg。

第十节　中枢兴奋剂、肌松药及其他

本节主要介绍中枢神经系统兴奋剂以及中枢性肌松药，以及其他几种特殊神经系统疾病的用药。

常用药物

1. 尼克刹米（可拉明）：Nikethamide

【作用特点】兴奋延髓呼吸中枢，提高中枢对二氧化碳的敏感性，使呼吸加深加快。

【剂型规格】针剂：375mg 1.5ml/安瓿。

【用法】静注 250~500mg/次，1~2 小时可重复给药，极量 1.25g。

【适应证】各种原因所致的呼吸抑制和抢救。

【禁忌证】惊厥、癫痫等。

【不良反应】大剂量出现血压增高、出汗、震颤、肌肉强直等。

【点评】本药多为呼吸衰竭抢救使用，尤其是中枢性呼吸抑制者。还可辅助用于呃逆及高胆红素血症的治疗。

2. 洛贝林（山梗菜碱）：Lobeline

【作用特点】兴奋颈动脉窦及主动脉体化学感受器，反射性兴奋呼吸中枢。

【剂型规格】针剂：3mg 1ml/安瓿。

【用法】静注 3~6mg/次，极量 20mg/d。

【适应证】各种原因所致的中枢性呼吸抑制。

【禁忌证】惊厥。

【不良反应】大剂量出现心动过速、传导阻滞或惊厥。

【点评】 本药多联合尼克刹米用于呼吸衰竭的抢救治疗。

3. 哌甲酯（利他林）：Methylphenidate

【作用特点】 刺激脑干网状上行激活系统，起到兴奋作用。

【剂型规格】 片剂：10mg×20 片。

【用法】 口服：5~10mg bid 或 tid，最大量 30mg bid。

【适应证】 发作性睡病、多动症及镇静药过量。

【禁忌证】 癫痫、高血压、青光眼、躁狂等。

【不良反应】 失眠、厌食、头痛等。

【点评】 本药为用于治疗发作性睡病，但长期应用有耐受性，需周期性停药，突然停药可产生戒断症状。

4. 乙哌立松（妙纳）：Eperisone

【作用特点】 缓解骨骼肌紧张，拮抗钙离子而扩张血管平滑肌。

【剂型规格】 片剂：50mg×20 片。

【用法】 口服：50mg tid。

【适应证】 骨关节疾病所致的局部肌紧张、各种原因所致的痉挛性肌紧张等。

【禁忌证】 肝功能不全等。

【不良反应】 肝肾功能不全、血象异常等。

【点评】 本药广泛应用于中枢或局部原因所致的肌紧张，缓解肌肉紧张、疼痛以及由此引起的头痛、头晕等症状，对于紧张性头痛的症状缓解也非常有效。

5. 巴氯芬（力奥来素）：Baclofen

【作用特点】 GABA 受体激动剂，减少突触前兴奋性氨基酸的释放，降低肌肉张力，缓解痉挛。

【剂型规格】 片剂：10mg×30 片。

【用法】 口服：5mg bid 或 tid 起始，每隔 3 天加量，至 30~120mg/d。

【适应证】 各种原因引起的痉挛性肌紧张、多发性硬化所致痉挛等。

神经系统疾病

【禁忌证】癫痫、括约肌张力高、肾功能不全、呼吸功能低下等。

【不良反应】头晕、恶心、呕吐、乏力等。

【点评】本药可有效降低锥体束受损所致的痉挛性状态，但加量减量宜慢，防止加量过快所致的无力加重，国外应用鞘内持续泵入注射本药可缓解重症患者的症状。

6. 米多君（管通）：Midodrine

【作用特点】选择性激动外周 α1 受体，升高血压。

【剂型规格】片剂：2.5mg×20 片。

【用法】口服：2.5mg bid 或 tid。

【适应证】下肢静脉充血、失血等所致的低血压，直立性低血压。

【禁忌证】高血压、肾上腺髓质瘤、肾功能不全、青光眼、甲亢、机械性尿路梗阻等。

【不良反应】心律不齐、寒战、皮疹等。

【点评】本药在神经科用于神经系统变性病如多系统萎缩或自主神经功能不全所致的顽固性直立性低血压、晕厥的对症治疗，但平卧位高血压常是临床患者不耐受的主要原因，需充分权衡利弊后使用。

7. 人免疫球蛋白（pH4）：IVIG

【作用特点】补充人体所需的免疫球蛋白和抗体，中和吸附致病性抗体。

【剂型规格】针剂：2.5g 50ml/瓶。

【用法】0.4g/（kg·d）×5d ivgtt 为一疗程，可 3~4 周后重复应用。

【适应证】原发性免疫球蛋白缺乏、预防病毒和细菌感染、自身免疫疾病。

【禁忌证】过敏、严重代谢紊乱等。

【不良反应】过敏、皮疹、血源性感染等。

【点评】本药在神经系统用于多种自身免疫相关疾病的治疗，包括急性炎性脱髓鞘性多神经根神经病（GBS）、重症肌无力、自身免疫性脑炎、炎性脱髓鞘疾病、多灶性运动神经病（MMN）等，其中 GBS、MMN 等均为首选药物。

8. A 型肉毒毒素（保妥适）：Botulinum Toxin Type A

【作用特点】作用于胆碱能神经末梢，抑制突触间乙酰胆碱的释放，产生肌松作用。

【剂型规格】针剂：100U/支。

【用法】根据不同的肌肉选择不同剂量注射。

【适应证】局限性肌张力障碍、面肌痉挛、多种原因所致的痉挛状态、偏头痛、美容等。

【禁忌证】过敏、凝血功能异常等。

【不良反应】肌肉无力、局部感染、出血等。

【点评】本药为强力、不可逆、致死性的神经毒素，临床应用应由经验丰富的医生进行，合理选择注射部位及剂量，避免过量及中毒，注射后应严密观察患者的肌力情况。

9. 重组人干扰素 β-1b（倍泰龙）：Betaferon

【作用特点】调节多种炎性介质的释放，减少异常 T 细胞的激活及免疫介导的损伤。

【剂型规格】针剂：0.3mg/支。

【用法】0.25mg 溶解为 1ml 溶液，iH qod，从小剂量起始。

【适应证】多发性硬化。

【禁忌证】过敏、严重抑郁、肝功能不全、癫痫等。

【不良反应】流感样症状、局部注射部位反应等。

【点评】本药可显著减少复发-缓解以及继发进展型多发性硬化患者复发的频率，减轻发作时的严重程度，延缓致残的时间，建议有条件的患者均应用，但价格昂贵；本药不能用于急性发作期的治疗。

10. 青霉胺：Penicillamine

【作用特点】巯基氨基酸可络合金属离子，起解毒作用，同时也有免疫抑制作用。

【剂型规格】片剂：125mg×100 片。

【用法】口服：125mg tid 起始，治疗期可加量至 1～1.5g/d，维持期一般 125～250mg tid。

【适应证】Wilson 病、其他重金属中毒、类风湿关节炎等。

【禁忌证】严重骨髓移植、肾功能不全、青霉素过敏等。

【不良反应】消化道症状、白细胞及血小板减少、血尿蛋白尿、视神经炎等。

【点评】本病是 Wilson 病治疗的主要药物，大部分患者长期规律服药可有效降低体内的铜负荷，改善疾病的进展和预后；合用维生素 B_6 可减少视神经炎发生。

编写　毛晨晖

审阅　高　晶

第十章　内分泌系统及代谢疾病用药

第一节　糖尿病用药

糖尿病治疗方案包括五大要素，即糖尿病治疗的五架马车：患者教育、饮食控制、运动、自我血糖监测及降糖药物治疗。对于降糖药物治疗，1型糖尿病需终身依赖胰岛素治疗，2型糖尿病治疗则根据患者的具体情况及不同病程阶段个体化选择不同用药。根据2010年中国2型糖尿病防治指南，2型糖尿病的治疗主要遵循以下原则：①生活方式干预贯穿治疗始终。②一线药物治疗，首先二甲双胍，不宜使用二甲双胍者可予胰岛素促泌剂（磺脲类或格列奈类）或α-糖苷酶抑制剂。③二线治疗，二甲双胍+胰岛素促泌剂或二甲双胍+α糖苷酶抑制剂；不宜使用二甲双胍者，给予其他空腹降糖药物联合用药；备选药物为二肽基肽酶-4（DPP-4）抑制剂或噻唑烷二酮类。④三线治疗，二种降糖药物+胰岛素：基础或预混胰岛素；三种降糖药联合治疗；GLP-1受体激动剂。⑤四线治疗，胰岛素强化治疗，即基础胰岛素+餐时胰岛素或每日3次预混胰岛素类似物。

一、口服降糖药物

【口服降糖药物分类】

1. 胰岛素增敏剂

（1）双胍类：目前临床上使用的主要是盐酸二甲双胍。

（2）噻唑烷二酮类：我国上市的主要有罗格列酮和吡格列酮。

2. 胰岛素促泌剂

（1）磺脲类：我国上市主要为格列苯脲、格列本脲、格列齐特、格列吡嗪和格列喹酮。

（2）非磺脲类（格列奈类）：我国上市的有瑞格列奈、那格列奈、米格列奈。

3. 延缓肠道碳水化合物吸收：国内上市的有阿卡波糖、伏格列波糖和米格列醇。

4. DPP-4抑制剂：目前国内上市的有西格列汀、沙格列汀和维格列汀。

（一）二甲双胍

二甲双胍（Metformin）是目前2型糖尿病首选用药。其主要作用机制包括通过减少肝脏葡萄糖的输出和改善外周胰岛素抵抗而降低血糖。

【适应证】用于饮食和运动不能获得良好控制的2型糖尿病，特别是伴肥胖的患者。对于1型或2型糖尿病，与胰岛素合用可增加胰岛素的降糖作用，减少胰岛素用量。

【点评】2型糖尿病首选药，如无禁忌，可贯穿治疗始终。

【二甲双胍的临床应用要点】

1. 可使HbA1c下降1%~2%并可使体重下降。

2. 在UKPDS试验中显示，二甲双胍可减少肥胖2型糖尿病患者心血管事件和死亡。

3. 单独使用不导致低血糖，与胰岛素或促胰岛素分泌剂联合使用可增加低血糖风险。

4. 主要副作用为胃肠道反应。罕见的严重副作用是诱发乳酸酸中毒。

5. 禁用于肾功能不全 [血肌酐水平男性 $\geq 133\mu mol/L$，女性 $\geq 124\mu mol/L$ 或肾小球滤过率 $<60ml/(min \cdot 1.73m^2)$]、肝功能不全、严重感染、缺氧或接受大手术的患者。

6. 在做造影检查使用碘化造影剂时，应暂时停用二甲双胍。

7. 年龄限制：10岁以上儿童可使用。65岁以上老年患者慎用。

8. 减少肠道维生素 B_{12} 的吸收，但引起维生素 B_{12} 缺乏者少见。对于维生素 B_{12}、叶酸缺乏未纠正者慎用。

9. 线粒体糖尿病患者慎用。

【常用药物】

盐酸二甲双胍（格华止，国产盐酸二甲双胍片）：Metformin Hydrochloride

【剂型规格】片剂：国产二甲双胍 250mg×48 片/瓶；格华止：500mg，850mg×20 片/盒。

【用法】从小剂量餐中或餐后起始应用，以减轻胃肠道反应，起始剂量 0.25g tid，最高日剂量 2g。

（二）噻唑烷二酮类

噻唑烷二酮类（thiazolidinediketones，TZD）药物主要通过增加靶组织对胰岛素作用的敏感性而降低血糖。目前在我国上市的噻唑烷二酮类药物主要有罗格列酮和吡格列酮。

【适应证】主要用于 2 型糖尿病的治疗，尤其存在明显胰岛素抵抗者；可单独或与其他类口服降糖药、胰岛素联合应用。

【点评】改善胰岛素敏感性用药，能够增加血糖平稳性，但因安全性问题使其应用受到限制。

【噻唑烷二酮类的临床应用要点】

1. 可使 HbA1c 下降 1%～1.5%。

2. 单独使用时不导致低血糖，但与胰岛素或促胰岛素分泌剂联合使用时可增加低血糖风险。

3. 常见副作用包括体重增加和水肿，且在与胰岛素联合使用时表现更加明显。

4. 现无 18 岁以下患者使用数据，故不推荐用于儿童。

5. 噻唑烷二酮类药物的应用可能增加骨折和心衰的发生风险。在有心衰（NYHA 分级 2 级以上）的患者、有活动性肝病或转氨酶增高超过正常上限 2.5 倍的患者、有严重骨质疏松和骨折病史的患者中应禁用本类药物。

6. 罗格列酮的安全性问题尚存在争议，其使用在我国受到了较严格的限制。对于未使用过罗格列酮及其复方制剂的糖尿病患者，只能在无法使用其他降糖药或使用其他降糖药无法达到血糖控制目标的情况下，才可考虑使用罗格列酮及其复方制剂。对于使用罗格列酮及其复方制剂的患者，应评估心血管疾病风险，在权衡用药利弊后，方可继续用药。

7. 近期发现，服用吡格列酮的糖尿病患者膀胱癌风险增加，且使用期超过一年者膀胱癌风险进一步增加，服用吡格列酮一年以上者得膀胱癌的风险明显增加，故①现有或既往有膀胱癌病史或存在不明原因的肉眼血尿患者禁用本品。②治疗开始前应向患者或其家属充分交代膀胱癌风险。服用过程中定期行尿液检查，若有异常，及时停药并采取适当措施。

【常用药物】

盐酸吡格列酮（艾可拓，国产盐酸吡格列酮片）：Piogli-tazone Hydrochloride

【作用特点】特异性 PPAR-γ 激动剂。除改善胰岛素敏感性外，还能够降低 TG，升高 HDL。

【剂型规格】片剂：盐酸吡格列酮片 30mg×14 片/盒；艾可拓：15mg×7 片/盒。

【用法】口服：每日服用一次，服药与进食无关。初始剂量 15mg 每日一次，最大剂量 45mg 每日一次，单药治疗效果不佳者可联合用药。

马来酸罗格列酮（文迪雅）：Rosiglitazone Maleate

【作用机制】特异性 PPAR-γ 激动剂。

【剂型规格】片剂：4mg×7 片。

【用法】口服：4mg，每日一次，最大剂量 8mg 每日一次。

（三）磺脲类口服降糖药

磺脲类（sulphanylureas，SUs）口服降糖药是临床上最常用的一类胰岛素促泌剂，主要通过特异性结合于胰岛β细胞膜上的磺脲类受体（SUR），使钾通道关闭，细胞内的 K^+ 外流受阻，因而胞内 K^+ 升高，细胞膜发生去极化，从而触发 L 型电压依赖的 Ca^{2+} 通道开放，细胞外 Ca^{2+} 内流增加使胞质内 Ca^{2+} 浓度升高，刺激胰岛素分泌颗粒向胞外分泌。

【SUs 的分类及代表药物】

第一代 SUs：包括甲苯磺丁脲、氯磺丙脲、妥拉磺脲、醋磺己脲。与第二代 SUs 比较，对磺脲类受体（SUR）的亲和力低，脂溶性差，细胞膜的通透性差，需口服较大剂量（数百~数千毫克）才能达到与第二代磺脲类药物相同的降糖效果，且发生低血糖反应及其他不良反应的概率高，故目前临床已较少应用。

第二代 SUs：1966 年以格列苯脲为代表的第二代磺脲类药物先后被发现并广泛使用至今，包括格列苯脲、格列吡嗪、格列齐特、格列喹酮、格列苯脲。

【适应证】用于饮食和运动不能获得良好控制的 2 型糖尿病。

【SUs 的临床应用要点】

1. 各种磺脲类药物降糖作用的强度有所不同，但经调整剂量后，每片磺脲类药物的降糖效果基本相当。

2. 降糖作用的发挥有赖于残存胰岛β细胞功能。

3. 降糖效力：HbA1c 降低 1.0%~2.0%。

4. 磺脲类药物失效：①原发性失效：应用足量 1 个月后未见明显降糖效应，与饮食控制欠佳、胰岛β细胞功能严重受损、糖脂毒性等有关；②继发性失效：每日应用足量药物空腹血糖仍>10mmol/L，HbA1c>9.5%，与胰岛β细胞功能逐渐衰竭、胰岛素抵抗、药物吸收障碍等有关，需联合其他口服降糖药物或胰岛素。

5. 国内常用的第二代磺脲类药物中格列苯脲、格列苯脲、格列吡嗪控释剂、格列齐特、格列齐特缓释片为中长效制剂，降糖作用较强；格列喹酮、格列吡嗪普通剂型属短效制剂，作用时间较短。

6. 大部分磺脲类药物均经肝脏代谢后从肾脏排泄，仅格列喹酮主要经胆道排出，大约 5% 经肾排泄，故适用于轻、中度肾功能不全的患者。

7. 主要不良反应：①低血糖：特别警惕在老年人、肝肾功能不全患者中出现；②体重增加；③过敏：有磺胺过敏史的患者应避免应用 SUs。

【常用药物】

1. 格列齐特（达美康）：Glicalzide

【作用特点】 作用时间较短，低血糖发生率相对较少，且程度较轻。胰外作用：结构中有独特的氨基氮杂双环辛烷结构，具有清除自由基的能力，从而减少氧化应激反应，具有减少血小板反应、刺激血管内皮前列环素合成、增加纤溶作用及改善血管内皮功能的作用。

【剂型规格】 普通片：80mg×60 片/盒；缓释片剂：30mg×30 片/盒。

【用法】 口服：①普通片剂：起始剂量 40~80mg 每日一片；以后根据血糖监测结果每周调整剂量，标准剂量：每日 2 片，分两次服用，最大剂量全天不超过 320mg。②缓释片剂：起始剂量 30mg/日，早餐时即刻服用。以后根据血糖监测结果，每 2 周至 1 个月增加剂量：30mg→60mg→120mg，最大剂量每日 120 mg。

【注意事项】 ①缓释片服药时用水整片吞服，不要嚼碎。②妊娠期和哺乳期妇女、严重肝肾功能损害者禁用。③禁与咪康唑（全身给药）合用。不推荐与保泰松（全身给药）、酒精合用。不宜与达那唑合用。

2. 格列吡嗪（美吡哒、瑞易宁）：Glipizide

【作用特点】 胃肠道吸收快。胰外作用：增加胰岛素敏感性和减少肝脏葡萄糖生成。

【剂型规格】 美吡哒：5mg×30 片/盒；**瑞易宁控释片：**

5mg×14 片/盒。

【用法】①美吡哒：起始剂量 2.5～5mg 每日一片；以后根据血糖监测结果调整剂量，推荐剂量：一日 2.5～20mg 口服，若全天剂量超过 15mg，分 2～3 次餐前口服，日最大剂量 30mg。②瑞易宁控释片：起始剂量 5mg/日，早餐时服用。以后根据血糖监测结果增加剂量，最大剂量每日 20 mg。

【注意事项】①格列吡嗪控释片中含有某些不变形的物质，已患有严重胃肠狭窄的患者应慎用。②控释片包裹于不吸收外壳内，故可能于粪便中偶然发现药片空壳，属正常现象。

3. 格列喹酮 （糖适平） Gliquidone

【作用特点】血浆半衰期 1.5 小时，作用可出现 2～3 小时。大多数代谢产物经胆道系统从肾脏排泄，仅 5% 经由尿中排出。轻度肾功能异常者可使用，但合并严重肾功能不全时亦不能使用。

【剂型规格】片剂：30mg×60 片/瓶。

【用法】口服：起始剂量 15mg/d。以后根据血糖监测结果调整药物剂量，一般日剂量 15～120mg，最大日剂量 180mg，日剂量小于 30mg 可于早晨前一次服用，超过 30mg 应分为三次，分别于餐前服用。

4. 格列美脲 （亚莫利） Glimepiride

【作用特点】与 SUR 结合及解离速度均快于格列苯脲，较少引起严重低血糖，且有外周改善胰岛素敏感性作用。

【剂型规格】片剂：2mg×15 片/盒。

【用法】口服：首次 1mg/d。早餐时即刻或随餐 1 次顿服。以后根据血糖监测结果，每 1～2 周按下列步骤增加剂量：1mg→2mg→3mg→4mg→6mg，最大剂量 6mg。

【注意事项】①服药时用水整片吞服，不要嚼碎。②妊娠期和哺乳期妇女、严重肝肾功能损害者禁用。③轻度肾功能减退者可用小剂量（每日 1mg）。

（四）非磺脲类胰岛素促泌剂（格列奈类）

格列奈类药物属快速作用的非磺脲类胰岛素促分泌剂，其作用机制与磺脲类相似，不同之处主要表现在胰岛 β 细胞上结合点不同，与胰岛 β 细胞膜依赖 ATP 的钾离子通道上的 36 kD 蛋白特异性结合，使钾通道关闭，β 细胞去极化，钙通道开放，钙离子内流，促使胰岛素分泌。主要通过刺激胰岛素的早期分泌而降低餐后血糖。目前我国上市的药物有瑞格列奈、那格列奈及米格列奈。

【适应证】经饮食控制、降低体重及运动锻炼不能有效控制血糖的 2 型糖尿病患者。

【格列奈类的临床应用要点】

1. 可使 HbA1c 下降 0.3%~1.5%。

2. 此类药物需在餐前即刻服用。

3. 不良反应主要为低血糖和体重增加，但低血糖的风险和程度较磺脲类药物轻。

【常用药物】

1. 瑞格列奈（诺和龙）：Repaglinide

【作用特点】是餐时血糖调节剂，主要通过抑制胰腺 β 细胞 ATP 敏感的钾通道起作用，特异性地恢复胰岛素早期分泌时相，降低餐时血糖高峰。该药可被迅速吸收，1 小时达峰值，且消除快，血浆半衰期大约为 1 小时。在肝脏代谢成非活性物质，主要通过胆汁排泄。

【剂型规格】片剂：1mg×30 片/盒。

【用法】0.5~1mg，三餐前 15~**30min** 服用，日最大剂量为 16mg。

【注意事项】吉非贝齐可增加瑞格列奈的作用时间和降糖作用，故不推荐同时使用。

2. 那格列奈（唐力）：Nateglinide

【作用特点】是一种苯丙氨酸衍生物，是口服降糖药中唯一天然氨基酸来源的药物。

【点评】化学结构与磺脲类不同，故对磺脲类药物过敏者可以采用那格列奈治疗。

【剂型规格】片剂：120mg×12片/盒。

【用法】60~120mg，三餐前15~30min服用；日最大剂量540mg。

（五）α-糖苷酶抑制剂

α-糖苷酶抑制剂（alpha glucosidase inhibitor，AGI）通过抑制碳水化合物在小肠上部的吸收而降低餐后血糖，适用于以碳水化合物为主要食物成分和餐后血糖升高者。国内上市的有阿卡波糖、伏格列波糖和米格列醇。

【适应证】改善糖尿病患者餐后高血糖。

【α-糖苷酶抑制剂的临床应用要点】

1. 可使HbA1c下降0.5%~0.8%。

2. 常用药物阿卡波糖和伏格列波糖所抑制的酶谱不同：阿卡波糖主要竞争性抑制小肠上皮刷状缘葡萄糖淀粉酶、蔗糖酶及胰腺α-淀粉酶，阻止1,4-糖苷键水解，延缓淀粉和蔗糖的消化吸收。伏格列波糖主要抑制麦芽糖酶和蔗糖酶，在碳水化合物消化的最后一步，抑制双糖降解为单糖，对淀粉酶抑制作用较小。

3. 常见不良反应为胃肠道反应，如腹胀、排气，从小剂量开始、逐步加量可减少不良反应。有明显消化和吸收障碍的慢性胃肠功能紊乱者、Roemheld综合征、严重的疝、肠梗阻和肠溃疡等由于肠胀气而可能恶化的疾病患者禁用。

4. 主要由严重肾功能损害时禁用。

5. 单独使用通常不发生低血糖，合用者如出现低血糖，需应用葡萄糖或蜂蜜等单糖，用蔗糖或淀粉类食物纠正低血糖的效果差。

【常用药物】

1. 阿卡波糖（拜唐苹，卡博平）：Acarbose

【作用特点】需餐前整片吞服或与前几口一起嚼服，若服药与进餐时间间隔过长，则药效差。

【点评】本药为目前唯一被SFDA批准可用于糖耐量低

减患者的口服降糖药。

【剂型规格】 片剂：50mg×30 片/盒。

【用法】 每日 3 次，每次 50mg，与三餐第一口饭一起嚼服，最大日剂量 300mg。

2. 伏格列波糖（倍欣）：Voglibose

【剂型规格】 片剂：0.2mg×30 片/盒。

【用法】 0.2mg 餐前服用（服药后即刻进餐），日最大剂量 0.9mg。

（六）二肽基肽酶-4（DPP-4）抑制剂

DPP-4 抑制剂通过抑制 DPP-4 而减少肠促胰素 GLP-1、GIP 在体内的失活，延长其生理作用，增加葡萄糖依赖的胰岛素分泌，同时抑制胰高血糖素释放和肝脏葡萄糖输出。目前我国上市的 DPP-4 抑制剂有西格列汀、沙格列汀和维格列汀。

【适应证】 可单独用于 2 型糖尿病，也可与二甲双胍、噻唑烷二酮类或磺脲类合用。

【DPP-4 抑制剂的临床应用要点】

1. 可使 HbA1c 下降 0.5% ~ 1.0%。

2. 单独使用不增加低血糖风险，也不增加体重。

3. 动物实验表明 DPP-4 抑制剂可增加胰岛 β 细胞数量，减少胰岛 α 细胞数量，同时改善 2 种细胞的功能障碍。

4. DPP-4 抑制剂胰腺外作用包括改善胰岛素敏感性及对血脂的调控，降低空腹状态下脂肪分解，减少脂毒性。

5. 目前我国上市的三种药物其代谢途径不同，导致其在肝、肾功能不全的患者中的应用范围有所差异：三种 DPP-4 抑制剂均被美国和欧盟批准用于轻度患者（Ccr≥50ml/min）。中度患者（30 ≤ Ccr<50ml/min）中，西格列汀在欧盟不推荐使用，美国半量使用；维格列汀都不推荐使用；沙格列汀在欧盟不推荐使用，美国半量使用。

重度/ESRD 患者（Ccr<30ml/min）中，西格列汀在欧盟不推荐使用，美国 1/4 剂量使用；维格列汀都不推荐使用；沙格列汀在欧盟不推荐使用，在美国半量使用。肝功能不全的患者中，轻度/中度的患者，西格列汀同时被欧盟和美国批准使用，维格列汀都不批准使用，沙格列汀同时被批准使用，但中度患者慎用；在重度患者中，三者都没被批准使用。

6. 目前在 FDA 及欧盟对于 DPP4 抑制剂与其他口服降糖药物（包括其他类型口服降糖药物及胰岛素）联合应用的适应证已经获批，但目前在我国适应证尚不广泛，西格列汀为单药治疗，维格列汀和沙格列汀可联合二甲双胍治疗。

【常用药物】

1. 磷酸西格列汀（捷诺维）：Sitagliptin Phosphate

【适应证】 单药治疗，用于改善 2 型糖尿病患者的血糖控制。

【剂型规格】 片剂：100mg×14 片/盒。

【用法】 每日 1 次，每次 100mg，可与或不与食物同服。

【注意事项】 主要以原型从尿中排泄，轻度肾功能不全者不需调整剂量，中度肾功能不全患者剂量调整为 50mg 每日一次，重度肾功能不全为 25mg 每日一次。

【点评】 第一个上市的 DPP-4 抑制剂。

2. 维格列汀（佳维乐）：Vildagliptin

【适应证】 适用于 2 型糖尿病；当二甲双胍作为单药治疗用至最大耐受剂量仍不能有效控制血糖时，本品可与二甲双胍联合使用。

【剂型规格】 50mg×14 片/盒。

【用法】 每日 50mg 早、晚各一次。

【注意事项】 轻度肾功能不全者不需调整剂量，中重度肾功能不全患者不推荐使用。肝功能不全者，ALT 或 AST 大于正常上限 3 倍不能使用。

3. 沙格列汀（安立泽）：Saxaliptin

【适应证】用于 2 型糖尿病。单药治疗；联合治疗：当单独使用盐酸二甲双胍血糖控制不佳时，可与盐酸二甲双胍联合使用。

【剂型规格】2.5mg×14 片/盒。

【用法】推荐剂量 5mg 每日一次口服。

【注意事项】通过肝和肾排泄。轻度肾功能不全者不需调整剂量，中重度肾功能不全患者不推荐使用。轻度肝功能不全者无须调整剂量，中度肝功能受损者应用需谨慎，重度肝功能不全者不推荐使用。

二、胰高糖素样多肽-1（GLP-1）受体激动剂

GLP-1 受体激动剂通过激动 GLP-1 受体而发挥降低血糖作用。GLP-1 受体激动剂以葡萄糖浓度依赖的方式增加胰岛素分泌、抑制胰高血糖素分泌并能延缓胃排空、和通过中枢性的抑制食欲而减少进食量。目前国内上市的 GLP-1 受体激动剂为艾塞那肽和利拉鲁肽，均需皮下注射。

【GLP-1 受体激动剂的临床应用要点】

1. 在包括中国 2 型糖尿病患者在内的临床试验显示 GLP-1 受体激动剂可以使 HbA1c 降低 0.5%~1.0%。

2. GLP-1 受体激动剂可以单独使用或与其他口服降糖药物联合使用。GLP-1 受体激动剂有显著的体重降低作用，单独使用无明显导致低血糖发生的风险。

3. 常见胃肠道不良反应，如恶心，程度多为轻到中度，主要见于起始治疗时，随治疗时间延长逐渐减少。

4. 有胰腺炎病史者禁用此类药物。

5. 2013 年 3 月 FDA 发布警告：提示应用肠促胰素类似物的 2 型糖尿病患者可能存在胰腺炎和胰腺导管不典型增生的风险增加，但还需进一步完善相关试验数据以明确。

【常用药物】

1. 艾塞那肽（百泌达）：Exenatide

【适应证】用于改善 2 型糖尿病的血糖控制，适用于单

用二甲双胍、磺脲类药物及二甲双胍合用磺脲类药物血糖仍控制欠佳者。

【剂型规格】 注射笔：5μg×60 次／支；10μg×60 次／支。

【用法】 起始剂量每次 5μg，每日 2 次，在早餐前和晚餐前 60min 内皮下注射。在治疗后 1 个月剂量可增加至每次 10μg，每日 2 次。

【注意事项】 主要经肾小球滤过清除，随后经蛋白水解降解，故严重肾损害患者及终末肾病不建议应用。长期应用艾塞那肽的患者体内可发现抗艾塞那肽抗体，高滴度抗体的出现会明显降低其疗效。

【点评】 艾塞那肽是 2005 年被批准应用于 2 型糖尿病的第一个 GLP-1 受体激动剂，是希拉巨蜥唾液蛋白的人工合成物，与人 GLP-1 有 53% 同源性。其分子结构较天然 GLP-1 耐受 DPP-4 的降解作用，半衰期可以达到约 2.4h，血糖调节机理与人 GLP-1 相似。

2. **利拉鲁肽（诺和力）：Liraglutide**

【适应证】 适用于单用二甲双胍或磺脲类药物最大可耐受剂量治疗后血糖仍控制不佳的患者，与二甲双胍或磺脲类药物联合应用。

【剂型规格】 注射笔：0.6mg×30 次／支；1.2mg×30 次／支；1.8mg×30 次／支。

【用法】 起始剂量 0.6mg 每日 1 次皮下注射，间隔至少 1 周后，剂量可增加至 1.2mg 每日一次，至少 1 周后，可增加至 1.8mg 每日一次。

【注意事项】 不得用于甲状腺髓样癌既往史或家族史、MEN 2 型患者；充血性心衰、炎症性肠病、糖尿病性胃轻瘫及甲状腺疾病患者慎用。

【点评】 第二个被批准应用的 GLP-1 受体激动剂，与人 GLP-1 有 97% 的同源性，其 34 位点由赖氨酸取代精氨酸并增加了一个 16 碳棕榈酰脂肪酸侧链。这个脂肪酸结构使利拉鲁肽能够与血浆白蛋白发生可逆性结合，因此其可部分抵抗

DPP-4 的降解作用，从而延长作用时间。同时利拉鲁肽分子在注射装置里发生自我聚合形成七聚体，从而延缓了吸收速度。故半衰期约 13h，持续时间为 24h，故每日只需注射 1 次，无注射时间限制。

三、胰岛素及胰岛素类似物

胰岛素是 1 型糖尿病患者维持生命和控制血糖所必需的药物。2 型糖尿病患者虽然病程初期常不需要胰岛素治疗，但在病程晚期也需要使用胰岛素来控制血糖水平。

【胰岛素分类】

（一）按种类：

1. 动物胰岛素：从猪胰腺得到，较易引起过敏反应和胰岛素抵抗。

2. 人胰岛素：通过重组 DNA 技术或对猪胰岛素进行化学修饰制成，与人胰岛素化学结构相同。①比动物胰岛素起效快，作用持续时间较短；②罕见过敏反应和胰岛素抵抗；③对于孕妇、准备怀孕的妇女对动物胰岛素过敏或有免疫抵抗、刚开始胰岛素治疗和预期只间断使用胰岛素的患者，首选人胰岛素。

3. 胰岛素类似物：对胰岛素分子的氨基酸序列进行修饰。包括：①速效制剂，即门冬胰岛素和赖脯胰岛素，起效更快，作用时间更短，因而更好地模拟生理性胰岛素分泌情况，更有效降低餐后血糖；②长效制剂：甘精胰岛素和地特胰岛素。

（二）按起效时间：分为速效、短效、中效、长效及预混胰岛素，具体如下表所示：

常用胰岛素制剂

药物	起效时间	高峰时间	作用时间	使用方法
		速效胰岛素		
赖脯胰岛素	约15min	0.5~1.5h	3~4h	餐前15min ih
门冬胰岛素	10~20min	0.5~1.5h	3~4h	餐前5~10min ih
		短效胰岛素		
普通胰岛素	皮下0.5~1h 静脉：10~30min	皮下2~3h 静脉10~30min	皮下：3~6h 静脉：0.5~1h	餐前30min ih； 也可 iv 或 im
中性可溶性胰岛素	0.5~1h	1~3h	8h	
		中效胰岛素		
低精蛋白锌胰岛素	2~4h	6~10h	10~16h	早餐/晚餐前 0.5~1h ih， 1~2次/日
珠蛋白锌胰岛素	2~4h	6~10h	10~16h	

内分泌系统及代谢

续 表

药物	起效时间	高峰时间	作用时间	使用方法
长效胰岛素及类似物				
地特胰岛素	3~4h	6~8h	24h	每天同一时间 ih
甘精胰岛素	1~2h	无峰值	24h	
精蛋白锌胰岛素	4~6h	10~16h	18~20h	早餐或晚餐前 1h ih qd
预混胰岛素				
普通胰岛素 30% 和精蛋白锌胰岛素 70%	30min	2~8h	24h	餐前 30min ih
普通胰岛素 50% 和精蛋白锌胰岛素 50%	30min	2~8h	24h	

续 表

药物	起效时间	高峰时间	作用时间	使用方法
门冬胰岛素 30% 和精蛋白门冬胰岛素 70%	10~20min	1~4h	18~24h	紧邻餐前 1h
赖脯胰岛素 25% 和精蛋白锌赖脯胰岛素 75%	10~30min	2~12h	18~24h	
赖脯胰岛素 25% 和精蛋白锌赖脯胰岛素 75%	10~30min	类似于中效胰岛素		

【常见不良反应】

1. 低血糖，最常见，一般由于体力活动增加、进食减少、降糖药物剂量过大引起。

2. 过敏反应：可表现为暂时性注射局部的水肿、瘙痒；也有少数患者有全身过敏反应。

3. 注射部位皮下脂肪萎缩或增生：须经常更换注射部位。

【胰岛素治疗方案】

1. 起始治疗

1 型糖尿病患者在发病时就需要胰岛素治疗，而且需终生胰岛素替代治疗。

2 型糖尿病患者在生活方式和口服降糖药联合治疗的基础上，如果血糖仍然未达到控制目标，即可开始口服药物和胰岛素的联合治疗。一般经过较大剂量多种口服药物联合治疗后 HbA1c 仍大于 7.0%时，就可以考虑启动胰岛素治疗。

对新发病并与 1 型糖尿病鉴别困难的消瘦的糖尿病患者，应该把胰岛素作为一线治疗药物。

根据患者的具体情况，可选用基础胰岛素或预混胰岛素起始胰岛素治疗。

起始治疗中基础胰岛素的使用：

包括中效人胰岛素和长效胰岛素类似物。

当仅使用基础胰岛素治疗时，不必停用胰岛素促泌剂。

使用方法：继续口服降糖药物治疗，联合中效或长效胰岛素睡前注射。起始剂量为 0.2U/kg。根据患者空腹血糖水平调整胰岛素用量，通常每 3~5 天调整一次，根据血糖的水平每次调整 1~4 个单位直至空腹血糖达标。

如三个月后空腹血糖控制理想但 HbA1c 不达标，应考虑调整胰岛素治疗方案。

起始治疗中预混胰岛素的使用：

包括预混人胰岛素和预混胰岛素类似物。

根据患者的血糖水平，可选择每日一到二次的注射方案。当使用每日两次注射方案时，应停用胰岛素促泌剂。

使用方法：

每日一次预混胰岛素：起始的胰岛素剂量一般为 0.2 U/(kg·d)，晚餐前注射。根据患者空腹血糖水平调整胰岛素用量，通常每 3~5 天调整一次，根据血糖的水平每次调整 1~4 个单位直至空腹血糖达标。

每日两次预混胰岛素：起始的胰岛素剂量一般为 0.4~0.6 U/(kg·d)，按 1:1 的比例分配到早餐前和晚餐前。根据空腹血糖，早餐后血糖和晚餐前后血糖分别调整早餐和晚餐前的胰岛素用量，每 3~5 天调整一次，根据血糖水平每次调整的剂量为 1~4 单位，直到血糖达标。

1 型糖尿病在蜜月期阶段，可以短期使用预混胰岛素 2~3 次/天注射。

2. 胰岛素的强化治疗

多次皮下注射：

在上述胰岛素起始治疗的基础上，经过充分的剂量调整，如患者的血糖水平仍未达标或出现反复的低血糖，需进一步优化治疗方案。可以采用餐时+基础胰岛素或每日三次预混胰岛素类似物进行胰岛素强化治疗。

使用方法：

餐时+基础胰岛素：根据睡前和三餐前血糖的水平分别调整睡前和三餐前的胰岛素用量，每 3~5 天调整一次，根据血糖水平每次调整的剂量为 1~4 单位，直到血糖达标。

每日三次预混胰岛素类似物：根据睡前和三餐前血糖水平进行胰岛素剂量调整，每 3~5 天调整一次，直到血糖达标。

持续皮下胰岛素输注（CSⅡ）

是胰岛素强化治疗的一种形式，更接近生理性胰岛素分泌模式，在控制血糖方面优于多次皮下注射且低血糖发生的风险小。

需要胰岛素泵来实施治疗：

　　主要适用人群有：1型糖尿病患者；计划受孕和已孕的糖尿病妇女；需要胰岛素强化治疗的2型糖尿病患者。

第二节　甲状腺疾病用药

一、甲状腺功能减退症

　　应用甲状腺激素制剂进行替代治疗。首选药物为左甲状腺素钠。

【应用要点】

　　1. 治疗目标：甲状腺功能减退症的临床症状和体征消失，TSH、FT_4和TT_4正常。

　　根据不同人群设定不同的TSH控制目标：

　　（1）妊娠期临床/亚临床甲状腺功能减退：孕早期0.1～2.5mIU/L，孕中期0.2～3.0mIU/L，孕晚期0.3～3.0mIU/L。

　　（2）中枢性甲减：根据T_3、FT_3、TT_4、FT_4水平调整药物剂量。

　　2. 伴有肾上腺皮质功能不全的患者，应先进行肾上腺皮质激素替代后再行甲状腺激素补充，以避免诱发肾上腺皮质危象。

　　3. 开始服用时每4～6周复查甲功1次；稳定后每6～12个月复查甲功。

【常用药物】

1. 左甲状腺素钠（优甲乐）：Levothyroxine Sodium

　　【适应证】甲状腺功能减退症的长期替代治疗；用于甲亢的辅助治疗；用于甲状腺癌手术后的抑制及替代治疗。

　　【剂型规格】片剂：50μg×100片，100μg×100片。

　　【用法】①通常起始剂量为50μg每日早晨1次口服，可每隔2～4周增加25～50μg，直至维持正常代谢。维持剂量通常为1.6～1.8μg/（kg·d）。②老年人、合并心血管疾病或长期甲减患者：起始剂量12.5至25μg每日早晨1次口服，可每隔 1~2 周增加 25μg，并密切观察患者是否有心率加快、心律不齐、血压改变等不良反应，同时监测甲状腺激素水平，必要时暂缓加量或减量。③黏液性水肿昏迷：首剂：200~500μg，鼻饲；维持剂量：25μg 每次，每 6 小时鼻饲 1 次，直至患者清醒后改口服 100~200μg/d。④甲状腺分化型癌的抑制治疗：2.0~2.2μg/（kg·d）。⑤呆小症和幼年型甲减：2 μg/（kg·d）。

【注意事项】 空腹或餐前 30min 口服，一般与其他药物分开服用。

【点评】 人工合成的左甲状腺素，与甲状腺自然分泌的甲状腺素相同，半衰期 7 天，替代治疗 6 周后达稳态。在外周脱碘产生 T_3，通过组织对活性 T_3 的反应来调节其生物转换，更接近生理状态。FDA 妊娠安全性分级为 A 级。

2. 甲状腺片：Thyroid Tablets

【适应证】 用于各种原因引起的甲状腺功能减退症。

【剂型规格】 片剂：40mg×100 片。

【用法】 成人常用量：每日 10~20mg 口服，逐渐增加，维持量一般为每日 40~120mg，少数患者需要每日 160mg。

【注意事项】 T_3/T_4 比值较高，易导致高 T_3 血症，从而导致心率增快、心律失常；心脏疾病患者不宜使用。

【点评】 取猪、牛、羊等食用动物的甲状腺体制成。T_3、T_4 的含量和比例不恒定。通常 60mg 甲状腺片作用相当于 100μg 左甲状腺素钠。

二、甲状腺功能亢进症

甲状腺功能亢进症的主要病因为 Graves 病，其治疗方式主要包括以下三种：抗甲状腺药物、^{131}I 治疗、甲状腺次全切除手术。三种疗法各有利弊。抗甲状腺药物治疗可以保留甲状腺产生激素的功能，但是疗程长、治愈率低，复发率高；^{131}I 和甲状腺次全切除术都是通过破坏甲状腺组织来减少甲状腺激素的合成和分泌，疗程短、治愈率高，复发率低，但甲减的发生率较高。

【治疗甲亢药物的类型】

1. 抗甲状腺药物（antithyroid drugs, ATD）：包括硫脲类和咪唑类两类。硫脲类主要为丙硫氧嘧啶（PTU）；咪唑类主要为甲巯咪唑（methimazole, MMI, 甲巯咪唑）。

2. 碘剂：如饱和碘化钾溶液（SSKI）、复方碘溶液（Lugol's 液）等。

3. 糖皮质激素：主要用于严重的甲状腺毒症患者和甲状腺危象的抢救，如地塞米松、泼尼松、甲基泼尼松龙等。

4. β受体阻滞剂：常用普萘洛尔。

【抗甲状腺药物临床应用要点】

1. 适应证：①症状较轻，甲状腺轻至中度肿大；②症状严重，需要先缓解甲亢症状；③年龄在20岁以下；④妊娠期甲亢；⑤年老体弱或合并严重心、肝、肾疾病不能耐受手术者；⑥辅助[131]I 治疗；⑦手术治疗前准备。

2. 不良反应：①白细胞/粒细胞减少，严重者可致粒细胞缺乏症。MMI 的副作用呈剂量依赖性，PTU 呈非剂量依赖性。粒细胞减少多发生在用药后最初的2~3个月内，如外周血 WBC<$3×10^9$/L 或中性粒细胞<$1.5×10^9$/L，应考虑停药。②肝功能损害：甲巯咪唑造成的肝损主要因引起胆汁郁积所致；PTU 则直接导致肝细胞损害；轻者停药后可恢复，重症可引起肝坏死。③过敏反应：如皮疹，瘙痒等，此类药物可能有交叉过敏反应。④ANCA 相关血管炎：较为罕见，由PTU 引起的多于 MMI，通常为无症状性 ANCA（+），因此长期使用 PTU 治疗患者应定期监测尿常规和 ANCA。

3. 抗甲状腺药物治疗的疗程：维持1.5~2 年。

（1）在治疗过程出现症状和/或甲状腺功能指标反跳，应增加剂量并减缓减量速度。

（2）在治疗过程中出现甲减或甲状腺明显增大时，可酌情加用左甲状腺素或甲状腺片。

（3）停药指标：抗甲状腺药物规律治疗1.5~2 年以上经评估后决定是否停药。

甲状腺明显缩小及 TSAb 阴性者停药后复发率低。

停药时甲状腺仍较大或 TSAb 阳性者停药后复发率高→应再延长治疗。

4. 妊娠期甲亢 ATD 治疗：孕早期推荐应用 PTU，孕中期及晚期推荐 MMI。

【常用药物】

1. 甲巯咪唑（甲硫咪唑，赛治）：Methimazole，MMI

【适应证】甲亢，尤其适用于不伴有或伴有轻度甲状腺肿及年轻患者；甲亢的术前准备；作为 ^{131}I 治疗的辅助治疗。

【禁忌证】过敏；既存的非由甲亢导致的胆汁淤积。

【注意事项】白细胞减少及肝功能不良者慎用。用药前后及用药过程中应当检查或监测血常规，肝功能，甲状腺功能。

【剂型规格】片剂：甲巯咪唑：5mg×100 片；赛治：10mg×50 片。

【用法】长程治疗分初治期、减量期及维持期，按病情轻重决定剂量。

（1）初治期：10mg，每日三次，至症状改善或血甲状腺激素恢复正常时即可减量。

（2）减量期：约每 2~4 周减量 1 次，每次减 5~10mg，待症状完全消除，体征明显好转后再减至最小维持量。

（3）维持期：5~10mg/d，如此维持 1.5~2 年，必要时还可在停药前将维持量减半。

2. 丙硫氧嘧啶：Propylthiouracil，PTU

【适应证】与 MMI 相似。PTU 可在外周组织抑制 T_4 转换成 T_3，故首选用于严重甲亢或甲亢危象。

【禁忌证】同 MMI。

【点评】可能引起 ANCA 相关血管炎，故应用时注意监测。

【剂型规格】片剂：50mg×100 片。

【用法】①初治期：100mg，每日三次，至症状缓解或血甲状腺激素恢复正常时可减量。②减量期：约每 2~4 周减量一次，每次减 50~100mg，待症状完全消除，体征明显好转后再减至最小维持量。③维持期：50~100mg/d。

3. 复方碘溶液

【作用机制】 抑制甲状腺激素的释放。

【适应证】 ①甲状腺次全切术的术前准备；②甲状腺危象；③严重的甲状腺毒症心脏病；④甲亢患者接受急诊外科手术。

【剂型规格】 酊剂：100ml。

【用法】 内科一般用于甲亢危象抢救：服 PTU 后 1~2h 再加用复方碘溶液，首剂量 2~3ml，以后每 6~8h 为 1.5~2ml，一般 3~7 天停药。

4. 普萘洛尔（心得安）：Propranolol

【点评】 非选择性 β 受体阻滞剂。甲状腺激素与儿茶酚胺有协同作用，加强后者在神经、心血管和胃肠道等脏器的兴奋和刺激作用，而本药可以非选择性地阻断前述作用，且有抑制外周 T_4 向 T_3 转换的作用，故若无禁忌证，为甲亢患者首先的 β 受体阻滞剂。

【剂型规格】 片剂普通剂型：10mg×100 片。

【用法】 10mg，每日 3 次口服起始，根据静息心率调整剂量，最大全天剂量 200mg。

第三节　抗骨质疏松药物

骨质疏松症是一种以骨量低下，骨微结构破坏，导致骨脆性增加，易于骨折的全身性骨病。根据 2011 年中华医学会骨质疏松和骨矿盐疾病分会的原发性骨质疏松症诊治指南，将骨质疏松症的治疗分为：

1. 基础措施：①调整生活方式：包括均衡、高钙膳食，增加户外活动，适度加强腰背部肌肉锻炼，谨防跌倒，戒烟、少饮酒等。②骨健康基本补充剂：即钙剂及维生素 D 的补充。

2. 药物干预：主要指抗骨质疏松药物治疗。

3. 康复治疗：主要指适当的运动。下面着重对抗骨质疏松的药物治疗进行治疗。

【抗骨质疏松药物的分类】

（一）基础治疗

1. 钙剂：我国营养学会制定成人每日钙剂摄入量为800mg 元素钙；绝经后女性和老年人每日钙摄入量为1000mg，目前我国老年人平均每日从饮食中获钙约 400mg，故每日平均应补充元素钙 500~600mg；目前上市的钙剂主要包括：

（1）碳酸钙：含钙量 40%，即每 500mg 中含元素钙 200mg。

（2）氯化钙：含钙量 27%。

（3）枸橼酸钙：含钙量 13%。

（4）葡萄糖酸钙：含钙量 9%。

2. 维生素 D 及其代谢产物：如普通维生素 D_2、维生素 D_3、活性维生素 D 包括 1,25 双羟维生素 D_3（骨化三醇）和 1α 羟化酶维生素 D_3（阿法骨化醇）。对于普通维生素 D，成人推荐剂量为每日 200U；老年人因缺乏日照及吸收障碍，推荐剂量为每日 400~800IU；用于骨质疏松治疗时，剂量是 800~1200U。

（二）抗骨质疏松药物治疗：主要分为骨吸收抑制剂和骨形成促进剂或二者兼而有之。

1. 双膦酸盐：为焦磷酸盐的稳定类似物，与骨骼羟基磷灰石有高亲和力的结合，特异性结合到骨转换活跃的骨表面上，抑制破骨细胞的功能，从而抑制骨吸收。常用药物包括口服的阿仑膦酸钠、依替膦酸钠、利噻膦酸钠、静脉注射的唑来膦酸、伊班膦酸钠等。

2. 降钙素类：降钙素是一种钙调节激素，能抑制破骨细胞的生物活性和减少破骨细胞的数量，从而阻止骨量丢失并增加骨量，且其能抑制疼痛介质释放，阻断其受体，增加 β 内啡肽释放，故能明显缓解骨痛，对骨质疏松性骨折或骨骼变形所致的慢性疼痛以及骨肿瘤等疾病引起的骨痛更有效，因此更适合有疼痛症状的骨质疏松症患者。目前主要应用的有鲑鱼降钙素和鳗鱼降钙素类似物。

3. **雌激素类**：能抑制骨转换，阻止骨丢失。适用于 60 岁以前的围绝经和绝经后女性，特别是有绝经期症状及泌尿生殖道萎缩症状的女性。常用药物包括结合雌激素、雌二醇、替勃龙等，治疗方案、剂量、制剂选择及治疗期限根据患者情况个体化选择。

4. **甲状旁腺激素**：是骨形成促进剂，目前已上市的为 rhPTH（1~34），小剂量应用有促进骨形成的作用。

5. **选择性雌激素受体调节剂类（SERM）**：选择性作用于雌激素的靶器官，与不同形式的雌激素受体结合后发生不同的生物效应，如今上市的有雷诺昔芬，其在骨骼上与雌激素受体结合，表现为类雌激素作用，抑制骨吸收。而在乳腺和子宫则表现为抗雌激素的活性，因此不刺激乳腺和子宫。

6. **锶盐**：锶的结构与钙和镁相似，具有抑制骨吸收和促进骨形成的双重作用。

7. **维生素 K_2（四烯甲萘醌）**：是维生素 K_2 的同型物，是 γ-羧化酶的辅酶，在 γ-羧基谷氨酸的形成过程中起重要作用。γ-羧基谷氨酸是骨钙素发挥正常生理作用功能所必需的，可促进骨形成，并对骨吸收有一定的抑制作用。

【常用药物】

1. **骨化三醇（罗盖全，盖三淳）**：Calcitriol

【主要成分】 本品为 1,25-羟基维生素 D_3。

【适应证】 用于佝偻病，如维生素 D 依赖性佝偻病；绝经期妇女及老年性骨质疏松症；特发性、假性及术后甲状旁腺功能低下；肾性骨营养不良；骨软化症等。

【剂型规格】 $0.25\mu g \times 10$ 粒。

【用法】 $0.25 \sim 0.5\mu g$，po，qd。

【注意事项】 长期使用应注意监测血钙和尿钙水平。

2. α-骨化醇（阿法迪三）：Alfacalcidol

【作用机制】 主要成分为 1α 羟化酶维生素 D_3，在体内经肝细胞和成骨细胞中的 25 羟化酶羟化后，转化为骨化三醇而发挥作用。

【剂型规格】 $0.25\mu g \times 20$ 粒。

【用法】 $0.5 \sim 1\mu g$，po，qd。

【注意事项】 肝功能不全者可能会影响疗效，不建议使用。

3. 阿仑膦酸钠（福善美，固邦）：Alendronate Sodium

【药理作用】 本品为二代口服双膦酸盐。

【适应证】 SFDA 已被批准用于治疗绝经后骨质疏松症、男性骨质疏松症和糖皮质激素诱发的骨质疏松症。还可用于变形性骨炎、高钙血症等。

【禁忌证】 禁用于有明显低钙血症者，骨软化症，食管动力障碍者，不能站立或坐立至少半小时者。胃及十二指肠溃疡、反流性食管炎者慎用。严重肾功能损伤 $Ccr<35ml/min$ 者禁用。

【剂型规格】 片剂：$70mg \times 1$ 片。

【用法】 抗骨质疏松治疗：$70mg$，po，每周一次。

【注意事项】 本品应于首次进食或应用其他药物前至少 $30min$，用温开水 $300ml$ 送服。不得咀嚼，服药后至少 $30min$ 保持立位或坐位，避免躺卧，以免引起食管不良反应。

4. 唑来膦酸（密固达）：Zoledronic

【药理作用】 本品为三代静脉用双膦酸盐。

【适应证】 SFDA 已批准适应证为治疗绝经后骨质疏松症。还可用于变形性骨炎、高钙血症或肿瘤骨转移的治疗。

【禁忌证】 严重肾功能损伤 $Ccr<35ml/min$ 者禁用。

【剂型规格】 注射液：$5mg/100ml$。

【用法】 抗骨质疏松治疗：$5mg/$次，每次静点 $\geq 15min$，

每年一次。

【注意事项】给药前必须适当补水，尤其是老年人和接受利尿剂治疗的患者。给药前，低钙者需服用足量钙剂和维生素 D，变形性骨炎患者接受本药治疗后至少 10 天内建议给予足量的钙剂补充。

5. 鲑鱼降钙素（密钙息）：Calcitonin Salmon

【适应证】骨质疏松症；高钙血症及高钙危象；变形性骨炎特别伴有骨痛、神经并发症、骨转换增加、不完全骨折等。

【禁忌证】孕妇及过敏者。

【注意事项】可能出现恶心、呕吐、头晕、轻度面部潮红伴热感。用药前补充钙剂和维生素 D 数日。

【剂型规格】注射液，1ml：50U；喷鼻剂，2ml：4400 IU。

【用法】50U，皮下注射或肌注，根据病情每周 2~7 次。鼻喷剂：200IU/喷，每日或隔日一次。

6. 依降钙素（益盖宁）：Elcatonin

【适应证】骨质疏松症。

【禁忌证】孕妇及过敏者。

【注意事项】较易发生过敏，过敏体质者、有支气管哮喘或既往史者慎用。

【剂型规格】注射液，1ml：20U。

【用法】10U，每周肌注 2 次或 20U，每周肌注 1 次。

7. 特立帕肽注射液（复泰奥）：Teriparatide

【适应证】适用于有骨折高发风险的绝经后妇女骨质疏松的治疗。

【禁忌证】妊娠及哺乳妇女、高钙血症、严重肾功能不全、甲旁亢、变形性骨炎、不明原因 ALP 升高、之前接受过外照射或骨骼植入放疗、恶性骨肿瘤或伴有骨转移者禁用。

【点评】有发生骨肉瘤的潜在风险。

【剂型规格】预装笔式注射器，20μg：80μl，2.4ml/支。

【用法】20μg，每日 1 次，于大腿或腹部皮下注射，最

内分泌系统及代谢

长疗程为 24 个月，终身仅可接受 1 次为期 24 个月的治疗。

8. 雷洛昔芬（易维特）：Raloxifene

【适应证】 用于预防和治疗绝经后女性的骨质疏松症。

【禁忌证】 可能妊娠的女性绝对禁用。既往或正在患者静脉血栓栓塞性疾病者。肝功能减退者；严重肾功能减退者。

【注意事项】 有严重绝经相关症状的患者暂不使用。不推荐同时使用系统性雌激素。

【剂型规格】 60mg×14 片/盒。

【用法】 口服，每次 60mg，每日 1 次。

9. 雷奈酸锶干混悬剂（欧思美）：Strontium ranelate

【适应证】 用于治疗绝经后女性的骨质疏松症。

【点评】 2012 年欧洲药品管理局报告其增加静脉栓塞和严重皮肤反应风险。

【禁忌证】 对本品过敏者禁用。

【注意事项】 有严重肾病者慎用。本品含有苯丙氨酸的原料，可能对高苯丙氨酸血症的患者有害。

【剂型规格】 2g/袋×7 袋。

【用法】 将袋中的干混悬剂放在一杯水中混匀后服用，每日 1 次，一次 2g，应在睡前服用，最好在进食 2 小时后。

编写　王林杰

审阅　朱惠娟

第十一章　营养药物、维生素、电解质及微量元素

第一节　肠内营养制剂

肠内营养（Enteral nutrition，EN）适用于在胃肠道存在部分功能的情况下，经口摄食不足或不能实施、营养摄入明显减少、体重明显下降（6个月内体重丢失＞10%，或3个月内体重丢失＞5%）的患者，应用肠内营养制剂为患者提供全部或补充部分宏量及微量营养素。其禁忌证包括：严重的胃肠功能障碍（衰竭、严重感染、机械性完全性消化道梗阻、持续麻痹性肠梗阻、高流量的小肠瘘、活动性消化道出血），急性胰腺炎早期，严重应激状态早期、休克状态、严重烧伤、多发性创伤等。目前常用的肠内营养制剂包括氨基酸型、短肽型以及整蛋白型，可经口服或管饲给予，禁用于静脉输注。氨基酸型适用于重症代谢障碍及胃肠道功能障碍的患者，含100%游离氨基酸，增加了支链氨基酸浓度，不需或极少消化液即可吸收，口感较差，适于管饲，渗透压高，可能出现高渗性腹泻。短肽型制剂适于消化和吸收功能受限患者，渗透压低于氨基酸型制剂，口感较差，适于管饲。整蛋白型制剂的消化及吸收过程类似普通食物，营养素全面，渗透压低，适于胃肠道功能相对正常的患者，口感易于接受，可口服或管饲给予。

一、氨基酸型（要素型）肠内营养制剂

维沃：Vivonex

【作用特点】氨基酸型肠内营养制剂，无渣，低脂，不含乳糖及麦胶成分，易于吸收，粪便排出量少，对胰腺外分泌

系统和肠管分泌刺激小。标准配制后渗透浓度630mOsm/L，10岁以下儿童尚无指征应用。

【适应证】胃肠功能障碍及重症代谢障碍，或急性胰腺炎恢复期患者。

【点评】脂肪含量低，适用于高脂血症性急性胰腺炎等脂肪代谢异常者。谷氨酰胺含量丰富，利于调节免疫及炎症，改善氮平衡及肠道细胞代谢。口感较差，适于管饲。渗透压较高，可能出现渗透性腹泻等不良反应，可通过减慢胃肠泵入速度来提高胃肠道耐受性。

【剂型规格】粉剂：80.4g/包。

【用法】每包粉剂（80.4g）加入250ml温水配制300ml溶液（1kcal/ml），管饲或口服提供能量300kcal，氨基酸11.5g，脂肪0.8g。

二、短肽型肠内营养制剂

1. 百普力：Peptisorb Liquid

【作用特点】短肽型肠内营养制剂。无渣，低脂，低乳糖，无麦胶成分。渗透浓度470mOsm/L。不适于1岁以下婴儿，不适用于1~5岁儿童的单一营养来源。

【适应证】适于胃肠道功能障碍者或危重疾病支持，及急性胰腺炎恢复期患者。

【点评】低脂配方，脂肪供能比例不超过15%，适于消化道功能不全及脂肪代谢障碍者。MCT占全部脂肪的50%，有利于提高肠道耐受性，促进吸收。氮源来自15%氨基酸及85%短肽（小分子二肽、三肽等），可在肠腔直接吸收。口感较差，适于管饲。渗透压较高，可能出现渗透性腹泻等不良反应，可通过减慢胃肠泵入速度来提高胃肠道耐受性。

【剂型规格】乳剂：500ml/瓶。

【用法】管饲或口服，每100ml（1kcal/ml）提供能量100kcal，蛋白质4g，脂肪1.28g（MCT：LCT=1：1）。

2. 百普素：Peptisorb

【作用特点】同百普力。

【适应证】适于胃肠道功能障碍者或危重疾病支持，及急性胰腺炎恢复期患者。

【剂型规格】粉剂：125g/袋。

【用法】125g 粉剂用 50ml 温水溶解后，稀释成 500ml 溶液，能量密度 1kcal/ml，管饲或口服给药。

三、整蛋白型肠内营养制剂

（一）粉剂

1. 安素：Ensure

【作用特点】肠内全营养素制剂，营养素全面。少渣，不含乳糖及麦胶成分。标准配制后渗透压 321mOsm/L，渗透性腹泻等不良反应发生较少。除成人外，尚可应用于 4 岁以上儿童。长期应用可出现膳食纤维摄入不足。

【适应证】适用于经口摄食不足，存在胃肠道功能或部分胃肠道功能的患者。

【点评】碳水化合物供能比 54%，主要来源于水解玉米淀粉及蔗糖，蔗糖供能比超过 20%，血糖指数（GI）50±8，不适于糖尿病患者。

【剂型规格】粉剂：400g/罐。

【用法】每 55.8g（6 量勺）加入 200 ml 温水可配制 250 ml 溶液（1kcal/ml），管饲或口服提供能量 250kcal，蛋白质 9g，脂肪 9g，碳水化合物 34g。

2. 能全素：Nutrison

【作用特点】肠内全营养素制剂。

【适应证】适用于经口摄食不足，存在胃肠道功能或部分胃肠道功能的患者。

【点评】无渣配方，不含膳食纤维，可用于胃肠道术前营养支持。碳水化合物供能比低（48%），但主要来源于麦芽糊精，不建议广泛用于糖尿病患者。

【剂型规格】粉剂：320g/罐。

【用法】每 43g（9 量勺）加入 200 ml 温水可配制 200 ml

溶液（1kcal/ml），管饲或口服提供能量 200kcal，蛋白质 8g，脂肪 7.8g，碳水化合物 24.2g。

（二）混悬液

1. 能全力：Nutrison Multi Fibre ［肠内营养混悬液（TPF）］

【作用特点】肠内全营养素制剂，含大豆多糖纤维等六种纤维素成分，在应用过程中可减少腹泻的发生，不适于需少渣肠内制剂的患者。可用于糖尿病患者。不适用于半乳糖血症患者及 1 岁以下儿童，慎用于 1~6 岁儿童。

【适应证】适用于经口摄食不足，存在胃肠道功能或部分胃肠道功能的患者。

【点评】含较高浓度的单不饱和脂肪酸（MUFA），应用于重症患者可有利于调节炎症及免疫状态。本品包括 1.0 kcal/ml 及 1.5 kcal/ml 两种剂型，较高能量密度的剂型（1.5kcal/ml）适于需保证能量及蛋白质供给同时限制液体摄入的患者。

【剂型规格】混悬液：1.0 kcal/ml 或 1.5 kcal/ml，500 ml/瓶。

【用法】管饲或口服。1.0kcal/ml 制剂中，每 500ml 提供能量 500kcal，蛋白质 20g，脂肪 19.5g，渗透压约 300mOsm/kg H_2O。1.5kcal/ml 制剂中，每 500ml 提供能量 750kcal，蛋白质 30g，脂肪 29.5g，渗透压约 500mOsm/kg H_2O。

2. 康全力：Diason

【作用特点】肠内全营养素制剂，碳水化合物供能比 44.6%，以 70%缓释淀粉和 30%果糖为主，单不饱和脂肪酸（MUFA）的供能比例较高（26%），富含膳食纤维。较低能量密度（0.75kcal/ml），低渗透浓度 225mOsm/L，低血糖指数（GI 17）。

【适应证】适用于有部分胃肠道功能而不能进食足量常规食物以满足机体营养需求、并且需要控制血糖水平的患者。

【点评】低 GI 配方，可应用于糖尿病患者。

【剂型规格】混悬液：500 ml/瓶。

【用法】管饲或口服。每 500ml 提供能量 375kcal，蛋白质 16g，脂肪 16g，碳水化合物 42g。

3. 康全甘：Nutrison MCT［肠内营养混悬液（TP-MCT）］

【作用特点】肠内全营养素制剂，含有较高比例 MCT，占脂肪总量 60.5%，可快速消化吸收，直接氧化供能，减轻肝脏负担；含有较高浓度的胆碱，可促进脂肪消化吸收利用。无渣，无膳食纤维，可适于术前营养支持。等能量密度（1.0kcal/ml）。

【适应证】适于肝胆功能障碍及胆盐缺乏、胰酶缺乏、淋巴转运异常等脂肪消化吸收不良患者。

【点评】高蛋白、高 MCT、高胆碱配方。

【剂型规格】混悬液：500 ml/瓶。

【用法】管饲或口服。每 500ml 提供能量 500kcal，蛋白质 25g，脂肪 16.7g（MCT 10.1g），碳水化合物 63g。

（三）乳液

1. 瑞代：Fresubin Diabetes

【作用特点】肠内全营养素制剂。碳水化合物来源于 70% 缓释淀粉（木薯淀粉及玉米淀粉）及 30% 果糖，供能比 53%。含膳食纤维，低钠，低胆固醇，能量密度 0.9 kcal/ml。

【适应证】适用于有胃肠道功能或部分胃肠道功能的糖尿病及糖耐量异常患者。

【点评】经高温酸化处理后的木薯淀粉及玉米淀粉可聚集成脂类-淀粉复合物，降低淀粉酶水解和消化道吸收的速度从而降低餐后血糖水平，血糖指数较低。

【剂型规格】乳剂：500 ml/瓶。

【用法】管饲或口服。每 500ml 提供能量 450kcal，蛋白质 17g，脂肪 16g，渗透浓度约 320mOsm/L。

2. 瑞能：Supportan

【作用特点】肠内全营养素制剂，低碳水化合物，高脂肪含量（供能比 50%，1/3 为 MCT），高能量密度（1.3kcal/ml），ω-3 脂肪酸含量较高，含优质膳食纤维，低乳糖。能量密度 1.3 kcal/ml。

【适应证】适于恶性肿瘤患者，以及对脂肪或 ω-3 脂肪酸需要量增加的人群。

【点评】含丰富 ω-3 脂肪酸及强化维生素 A、C、E、锌、硒等微量元素，具有抗氧化，调节免疫及炎症状态的作用。高脂、低碳水化合物配方，有益于减少 COPD 患者的 CO_2 潴留。

【剂型规格】乳剂：200 ml/瓶。

【用法】管饲或口服。每 200ml 提供能量 260kcal，蛋白质 11.7g，脂肪 14.4g，渗透浓度约 350mOsm/L。

3. 瑞素：Fresubin

【作用特点】肠内全营养素制剂，无渣，含 MCT（提供 11%的能量），低乳糖，低钠，低胆固醇，能量密度 1.0 kcal/ml。

【适应证】无膳食纤维，可适用于胃肠道管腔狭窄、肠瘘患者或结肠镜术前肠道准备者。

【剂型规格】乳剂：500 ml/瓶。

【用法】管饲或口服。每 500ml 提供能量 500kcal，蛋白质 19g，脂肪 17g，渗透浓度约 250mOsm/L。

4. 瑞高：Fresubin 750 MCT

【作用特点】高能量高蛋白型浓缩营养配方，含较高比例的中链脂肪酸 MCT（3.3g/100ml，提供近 20%的能量）。谷氨酰胺和谷氨酸含量较高（1.44g/100ml），利于肠黏膜屏障维持。高能量密度（1.5 kcal/ml）。无膳食纤维，无渣。

【适应证】适于有高氮需求的高分解代谢患者如烧伤、感染、外科手术后患者，或需要高蛋白高能量摄入同时液体入量受限的患者。

【剂型规格】乳剂：500 ml/瓶。

【用法】管饲或口服。每 500ml 提供能量 750kcal，蛋白质 37.5g，脂肪 29g（MCT 16.5g），渗透浓度约 300mOsm/L。

四、其他

1. 复方 α-酮酸（开同）

见肾内科药物。

2. L-谷氨酰胺呱仑酸钠（麦滋林）

见消化科药物。

第二节 肠外营养制剂

肠外营养（Parenteral nutrition，PN）适用于具有营养风险，且胃肠道功能严重障碍的患者，如短肠综合征、肠瘘、机械性肠梗阻、重症胰腺炎早期、消化道穿孔等；或虽然胃肠功能基本正常但肠内营养（EN）应用困难或营养素供给不足（少于60%）；进食不足且不愿接受管饲的患者。其通过静脉途径为患者提供满足生理和疾病治疗需要的各种营养素，包括：碳水化合物、脂肪乳、氨基酸、电解质和水，并添加常规剂量的维生素（脂溶性和水溶性）、矿物质等微量元素。PN 包括脂肪乳、氨基酸、葡萄糖"全合一"输注以及串联输注两种方式，推荐"全合一"的肠外营养方式。氨基酸推荐选用种类完整的平衡氨基酸溶液，适用于多种原因导致的蛋白质摄入不足、吸收障碍和消耗过多，肝肾功严重损害以及氨基酸代谢障碍的遗传代谢性疾病（如苯丙酮尿症、枫糖尿症、胱氨酸尿症等）患者禁用。成人患者应用 PN7 天以上，配方中常规推荐使用脂肪乳。脂肪乳在 PN 中的供能比例应根据患者的脂代谢情况决定，一般为 20%～50%。血清三酰甘油>4.6mmol/L（TG 的上限 2.5 倍）时需适当减少脂肪乳输注量，规律监测血脂水平，若血清三酰甘油>11.4mmol/L 需停止输注脂肪乳。不宜用于严重脂肪代谢紊乱、代谢性酸中毒合并脂肪利用障碍、严重凝血障碍、严重肝功能障碍者。肝内胆汁淤积者慎用。长期（超过 4 周）或大剂量使用，可发生脂肪负荷过重综合征。

1. **卡文**：Kabiven ［Fat Emulsion，Amino Acids（17）and Glucose（11%）Injection］

【**作用特点**】提供脂肪乳、葡萄糖、氨基酸的肠外营养支持。不宜用于严重高脂血症、重度肝功能不全以及严重凝血异常，新生儿与 2 岁以下婴幼儿不宜使用。输注过程中可能出现发热、恶心、呕吐、寒战、肝酶升高、脂肪负荷过重综合征等不良反应。

【**点评**】长期使用可能出现肝损、脂肪超载综合征，如采用周围静脉输注有可能发生静脉炎。视病情允许可逐渐向肠内营养过渡。

【**剂型规格**】三腔袋（注射液）：1440ml/袋，1920ml/袋。

【**用法**】经周围静脉或中心静脉（首选）持续滴注 12～24 小时，每 1000ml 提供能量 720kcal，葡萄糖 68g，氨基酸 24g，脂肪（LCT）35g。1440ml/袋可供能 1000kcal，1920ml/袋供能 1400kcal。

2. **复方氨基酸 18AA（乐凡命 8.5%）**：Compound Amino Acid（18AA）/Novamin

【**作用特点**】18 种必需和非必需氨基酸复合制剂，应用于肠外营养。为提高氨基酸的利用率，降低渗透压，减少血栓性静脉炎的发生，可配制"全合一"溶液或与中等浓度葡萄糖溶液或脂肪乳串输。

【**剂型规格**】注射液：250ml/瓶，500ml/瓶。

【**用法**】代谢状态正常的全肠外营养者推荐氨基酸摄入量 0.8g/kg 理想体重/d，根据代谢需要调整用量。

3. **复方氨基酸 15AA（肝安 8%）**：Compound Amino Acid（15AA）：Hepat Amine

【**作用特点**】含较高浓度支链氨基酸（BCAA）的氨基酸

复合制剂。可配制"全合一"溶液输注。

【**适应证**】可用于肝硬化、亚急性、慢性重症肝炎、肝昏迷及慢性肝炎患者的 PN 支持。

【**剂型规格**】注射液：250ml/瓶。

【**用法**】成人全肠外营养可静滴 250~500ml/d，滴速 15~20 滴/分。

4. **复方氨基酸 9AA（5.5%）Compound Amino Acid (9AA)**

【**作用特点**】9 种氨基酸的复合制剂。可配制"全合一"溶液输注。

【**适应证**】用于急性和慢性肾功能不全患者的 PN 支持。

【**剂型规格**】注射液：250ml/瓶。

【**用法**】成人全肠外营养可静滴 250~500ml/d，滴速15~20 滴/分。

5. **丙氨酰-谷氨酰胺（力肽）：Alanyl Glutamine**

【**作用特点**】肠外营养中氨基酸溶液的补充。具有维持肠道屏障的结构及功能，增强机体免疫功能，改善代谢状况，提高抗氧化能力的药理作用。

【**适应证**】对于需要 PN 支持超过 3~5 天的严重感染、创伤、危重症及外科术后等高分解代谢状态的患者，推荐在 PN 配方中添加谷氨酰胺双肽。

【**剂型规格**】注射液：100 ml（含丙氨酰-谷氨酰胺 20g）/瓶。

【**用法**】不可直接输注，100ml 力肽应加入至少 500ml 载体溶液进行输注，全肠外营养的成人患者推荐日剂量（丙氨酰-谷氨酰胺）0.3~0.4g/kg。

6. **长链脂肪乳（英脱利匹特 20%，30%）：Fat Emulsion（LCT）：Intralipid（B/C）**

【**作用特点**】用于肠外营养，可配制"全合一"溶液输注。提供热量和必需脂肪酸。可直接添加脂溶性维生素，但不得将电解质加入本品（加入钙等多价阳离子可能发生不相容)。LCT 在严重肝功能障碍的情况下代谢将受明显影响。目前尚无 30%制剂用于儿童的经验，不推荐用于婴儿（尤其新生儿及伴高胆红素血症的未成熟儿）。

【剂型规格】脂肪乳剂：250 ml/瓶。

【用法】成人推荐日最大剂量 3g/kg（按三酰甘油计），或总热量的 60%。10%、20%注射液 500ml 的输注时间不少于 5 小时，30%注射液 250ml 的输注时间不少于 4 小时，重症患者推荐输注时间均为 12 小时以上。正常婴儿 10%、20%注射液推荐日剂量 0.5~4 g/kg（按三酰甘油计），输注速度不超过 0.17g/（kg·h），输注过程中密切监测血清三酰甘油、肝功能、氧饱和度。早产儿、低体重儿开始日剂量为 0.5~1g/kg（按三酰甘油计），可逐渐增加到一日 2 g/kg，宜 24 小时持续输注。

7. 中长链脂肪乳（力保肪宁 20%）：Medium and Long Chain Fat Emulsion

【作用特点】用于肠外营养，可配制"全合一"溶液输注。提供热量和必需脂肪酸。MCT 与 LCT1∶1 物理混合，供能较长链脂肪乳（LCT）快速，水解程度、节氮效应均优于 LCT，在血循环中的清除速度更快，更易于被外周组织所利用，较少在肝脏或组织中沉积。

【点评】无脂代谢障碍的外科和危重症患者肠外营养推荐使用中长链脂肪乳以改善氮平衡，促进蛋白质合成。

【剂型规格】脂肪乳剂：100/250 ml/瓶。

【用法】成人推荐日剂量：10%注射液 10~20ml/kg，输注速度 1.25ml/（kg·h），20%注射液 5~10ml/kg，输注速度 0.625ml/（kg·h）。婴儿推荐日剂量 0.5~4 g/kg（按三酰甘油计），输注速度不超过 0.17g/（kg·h）。

8. 结构脂肪乳（力文 20%）

【作用特点】通过对中链三酰甘油及长链三酰甘油的内酯化作用形成的三酰甘油分子，用于 PN 的配方构成，可配制"全合一"溶液输注。提供热量和必需脂肪酸，血浆中的清除速率较中长链脂肪乳更快。推荐与碳水化合物配合输注以避免代谢性酸中毒。

【剂型规格】 脂肪乳剂：100 ml/瓶。

【用法】 成人推荐日剂量：成人推荐日剂量 1～1.5g/kg（按三酰甘油计），输注速度不超过 0.15g/(kg·h)。

9. ω-3鱼油脂肪乳（尤文10%）：ω-3 Fish Oil Fat Emulsion

【作用特点】 肠外营养中补充长链 ω-3 脂肪酸（尤其是 EPA 和 DHA），可配制"全合一"溶液输注。目前认为，ω-3 鱼油可保护组织微循环及机体免疫功能，抑制恶性肿瘤，减少全身炎性反应综合征发生率，缩短机械通气时间，降低病死率。

【点评】 北美、欧洲及中华医学会指南均推荐在创伤、危重症及外科术后患者的 PN 配方中加用 ω-3 鱼油脂肪乳改善临床结局。

【剂型规格】 注射液：100ml/瓶。

【用法】 多与 5 倍质量的其他脂肪乳同时输注，ω-3 鱼油占每日脂肪输入量的 10%～20%，静脉输注每日 1～2ml/kg（相当于鱼油 0.1～0.2g/kg），最大滴速不超过日 0.5ml/(kg·h)。

10. 复方脂溶性维生素［维他利匹特（成人）］：Vitalipid Adult

【作用特点】 可配制"全合一"溶液输注，为长期全肠外营养的患者补充脂溶性维生素，每瓶含维生素 A 990μg（3300U），维生素 D_2 5μg（200U）、维生素 E 9.1mg（10U），维生素 K_1 150μg。

【点评】 符合 FDA 及美国胃肠病学会（AGA）推荐成人 PN 支持的脂溶性维生素每日需要量。

【剂型规格】 注射液：10ml/瓶。

【用法】 10ml 加入 10% 或 20% 脂肪乳注射液 500ml 中，ivgtt，qd。

11. 复方水溶性维生素（水乐维他）：Soluvit

【作用特点】应用于肠外营养，可配制"全合一"溶液输注。为患者补充每日各种水溶性维生素的生理需要。每瓶含有维生素 B_1 2.5mg，维生素 B_2 3.6mg，烟酰胺 40mg，维生素 B_6 4mg，泛酸 15mg，维生素 C 100mg，生物素 60μg，叶酸 400μg，维生素 B_{12} 5μg。

【剂型规格】冻干粉剂：10 支/盒。

【用法】1 支用脂肪乳注射液或无电解质的葡萄糖注射液 10ml 溶解后加入相应的静脉输液中，ivgtt，qd。若为加入葡萄糖注射液中静脉输注，需避光条件。

12. 多种微量元素（安达美）：Multi-trace elements (Addamel)

【作用特点】电解质和微量元素浓缩液，可配制"全合一"溶液输注。

【点评】严重肾功能衰竭、胆道功能明显障碍者慎用，不耐受果糖者禁用。

【剂型规格】注射液 10 ml/瓶。

【用法】10 ml/日，加入 500ml 以上葡萄糖注射液或复方氨基酸注射液中稀释，静滴 6~8 小时。

第三节 维 生 素 类

维生素可分为脂溶性和水溶性两大类。脂溶性维生素包括维生素 A、D、E、K。当胆管梗阻等疾病导致脂类吸收不良时，脂溶性维生素的吸收减少甚至引起缺乏症。水溶性维生素包括 B 族维生素（B_1、B_2、B_6、B_{12}、烟酸、叶酸、泛酸及生物素等）和维生素 C 等。美国胃肠病学会（American Gastroenterological Association，AGA）及 FDA 推荐对于 11 岁以上儿童及成人进行肠外营养的维生素每日摄入量为：维生素 A 3300U，维生素 D 200U，维生素 E 10U，维生素 K 150μg，维生素 B_1 6mg，维生素 B_2 3.6mg，维生素 B_5（泛酸）

15mg，维生素 B₃（烟酰胺）40mg，维生素 B₆ 6mg，生物素 60μg，叶酸 600μg，维生素 B₁₂ 5μg，维生素 C 200mg。

一、脂溶性维生素

1. 维生素 A 软胶囊：Vitamin A

【作用特点】用于维生素 A 的补充或预防及治疗维生素 A 缺乏症。

【剂型规格】胶囊：2.5 万 U ×100 片。

【用法】成人剂量：①预防用量：男性日剂量 5000U，女性 4000U，哺乳期妇女 6000U。②严重维生素 A 缺乏症：10 万 U/d，po，3d；之后过渡为 5 万 U/d，po，2 周；此后调整为 1 万~2 万 U/d，用药 2 月。③轻度维生素 A 缺乏，3 万~5 万 U/d，po，分 2~3 次服用，症状改善后可减量。④干眼症：2.5 万~5 万 U/d，po，用药 1~2 周。

儿童剂量：①预防用量：0~3 岁，日剂量 2000U；4~6 岁，2500U；7~10 岁，3500U。②维生素 A 缺乏症：2.5 万~5 万 U/d，po，分次口服。

2. 维生素 D

见内分泌疾病用药。

3. 维生素 E 软胶囊：Vitamin E

【作用特点】治疗维生素 E 缺乏症，或在肝胆疾病（梗阻性黄疸）、小肠疾病（慢性吸收不良综合征、乳糜泻）等脂肪代谢障碍的情况下用于维生素 E 的补充，也可用于习惯性流产、先兆流产、不育症、更年期综合征、冠心病，动脉硬化、高脂血症、进行性肌营养不良的辅助治疗。1mg 维生素 E 相当于 1U。

【剂型规格】胶囊：5mg×100 粒。

【用法】成人剂量维生素 E 缺乏：10~100mg，po，bid~tid，用量随缺乏程度而异。

儿童剂量①维生素 E 缺乏：1mg/（kg·d），po，具体用量随缺乏程度而异。②早产儿 15~20mg/d，po。③慢性胆汁淤积，水溶性制剂 15~25mg/d，po。

4. 维生素 K

见血液科疾病用药。

二、水溶性维生素

1. 维生素 B₁：Vitamin B1/Thiamine

【作用特点】预防或治疗维生素 B_1 缺乏，防治脚气病，维持神经、心脏、消化系统的正常功能。静脉使用时偶见过敏反应。

【点评】维生素 B_1 是体内多个代谢酶的重要辅因子，营养摄入不足、神经性厌食、行减重手术治疗、慢性酗酒、恶性肿瘤，均易造成维生素 B_1 缺乏，需及时识别并纠正。严重维生素 B_1 缺乏所致脚气病等补充维生素 B_1 时推荐肠外途径（静脉输注或肌注）。

【剂型规格】注射液：100mg/瓶。片剂：10mg×100 片。

【用法】①维生素 B_1 缺乏症：5~10mg，po，tid。②Wernicke 脑病：200~600mg/d，经肠外途径给予，静脉输注优于肌内注射，建议进食或输注碳水化合物前给药［2010 欧洲神经科学联合会（EFNS）指南推荐］。③再喂养综合征：对持续显著的营养不良者开始再喂养支持前 30min 予维生素 B_1 200~300mg，ivgtt，此后第 2~3 天每日予 200~300mg，iv 或 po；此后可视病情酌减至 25~100mg/d，po，持续至 10 天或进食状态逐渐恢复至理想。④妊娠期维生素 B_1 缺乏所致神经炎：5~10mg，po，tid。⑤嗜酒所致维生素 B_1 缺乏：日剂量 40mg，分次口服。

2. 维生素 B₂：Vitamin B₂

【作用特点】防治维生素 B_2 缺乏所致的口唇干裂、口角炎、舌炎、阴囊炎、结膜炎、角膜血管化及脂溢性皮炎等。

【剂型规格】片剂：5mg×100 片。

【用法】日剂量 10~35mg，po，分次口服。

3. 维生素 B$_6$: Vitamin B$_6$

【作用特点】 补充维生素 B$_6$，多应用于发热、烧伤、长期血液透析、先天性代谢障碍性疾病、全肠外营养，胃切除术后等。

【剂型规格】 注射液：50mg×1 瓶。片剂：10mg×100 片。

【用法】 ①维生素 B$_6$ 缺乏：日剂量 10~20mg，po，3 周，之后日剂量 2~3mg，po，持续数周。②遗传性铁粒幼细胞贫血：日剂量 200~600mg，po，1~2 月，之后日剂量 30~50mg，po，终生。③酒精中毒：日剂量 50mg，po。

4. 烟酰胺: Nicotinamide

【作用特点】 防治糙皮病、口炎、舌炎等，可一定程度缓解焦虑。

【剂型规格】 片剂：50mg×100 片。

【用法】 50~200mg，po，tid，同时加服其他 B 族维生素及维生素 C。

5. 叶酸

见血液科药物。

6. 维生素 B$_{12}$

见血液科药物。

7. 维生素 C: Vitamin C

【作用特点】 预防及治疗维生素 C 缺乏，防治坏血病，降低毛细血管通透性，促进铁在肠内的吸收。

【剂型规格】 片剂：0.1g×60 片。

【用法】 ①一般用量（饮食补充）50~100mg，po，bid~tid。②维生素 C 缺乏：100~200mg，po，qd~tid，服用 2 周以上。③慢性肾衰透析患者：日剂量 100~200mg，po。

8. 芦丁片: Rutin

【作用特点】 维生素 P 属的一种，可增强维生素 C 的作用，降低毛细血管脆性与通透性。

【剂型规格】 片剂：20mg×100 片。

【用法】20~40mg, po, tid。

第四节　矿物质类

　　矿物质包括常量元素和微量元素两大类。在人体中含量大于0.01%的无机盐称为常量或宏量元素，包括钙、磷、钾、钠、氯、镁、硫等。在人体中含量小于0.01%的无机盐称为微量元素，包括铁、铜、锌、碘、锰、钼、钴、铬、镍、锡、钒、硅、氟、硒等。美国胃肠病学会（American Gastroenterological Association, AGA）及欧洲指南推荐成人肠外营养的矿物质每日摄入包括常量元素钠60~150mmol，钾40~100mmol，镁8~24mmol，钙5~15mmol，磷10~30mmol，以及微量元素铬10~20μg（0.05~0.1μmol），铜0.3~1.2mg（4.7~18.8μmol），碘70~140μg（0.54~1.08μmol），铁1~1.5mg（18~27μmol），锰0.2~0.8mg（3.6~14.6μmol），硒20~80μg（0.25~1.0μmol），锌2.5~4mg（38~61μmol）。

　　1. 善存：Centrum

　　【作用特点】用于多种维生素、矿物质、微量元素的补充。成人配方适于12岁以上青少年及成人，小儿配方适于4至12岁儿童。

　　【剂型规格】复方片剂：60片/瓶。

　　【用法】1片, po, qd。

　　2. 爱乐维：Elevit

　　【作用特点】复合维生素、矿物质和微量元素制剂，专为满足妊娠期和哺乳期妇女额外营养需求的复合营养制剂。

　　【剂型规格】复方片剂：30片/盒。

　　【用法】1片, po, qd。

　　3. 门冬氨酸钾镁（潘南金）：Aspartate potassium Magnesium

　　【作用特点】含氧化镁、氢氧化钾的钾镁盐。片剂每片含钾36.1mg，镁11.8mg；注射液每瓶（10ml）含钾

11.4mg，镁 4.2mg。

【剂型规格】 复方片剂：50 片/盒。注射液：10ml/瓶。

【用法】 片剂 1~3 片，po，tid。注射液 10~20ml，加入 250 或 500ml 葡萄糖注射液稀释后缓解静脉滴注，qd。

4. 枸橼酸钾

【作用特点】 10%钾补充剂。

【剂型规格】 口服液：200ml/瓶。

【用法】 水剂 10~20ml，po，tid，视病情调整补钾量。

5. 氯化钾

【作用特点】 钾补充剂，预防或治疗低钾血症，15%KCl 注射液 10ml 含 KCl 20mmol，补钾量视病情而定。口服可有胃肠道刺激症状。

【点评】 静脉补钾浓度经周围静脉滴注时一般不超过 40mmol/L（0.3%），速度不超过 10mmol/h；经中心静脉导管滴注时浓度可稍高，速度不超过 20mmol/h。

【剂型规格】 片剂：0.5g×24 片。注射液：10ml（1.5g KCl）/瓶。

【用法】 片剂 0.5~1g，po，bid~qid，最大日剂量 6g。15%注射液经周围静脉滴注时 10ml（20mmol KCl）加入 500ml 葡萄糖或氯化钠注射液中，ivgtt，日补钾量 3~4.5g。

6. 甘油磷酸钠（格利福斯）：Sodium Glycerophosphate（Glycophos）

【作用特点】 磷补充剂，用于肠外营养，预防或治疗低磷血症。长期用药时应监测血磷、血钙浓度的变化。严重肾功能不全、休克和脱水患者禁用。

【剂型规格】 注射液：10ml（2.16g 无水甘油磷酸钠）/瓶。

【用法】 10ml 加入复方氨基酸注射液或葡萄糖注射液 500ml 中缓慢滴注 4~6 小时，qd。全肠外营养者根据实际需要酌情增减。

7. **硫酸镁**：Magnesium Sulfate

【作用特点】抗惊厥，渗透性导泻，纠正室性心动过速（见心血管系统疾病、消化系统疾病用药章节）。预防及治疗低镁血症，或作为镁补充剂用于肠外营养。

【剂型规格】注射液 1g/2.5g×10ml。

【用法】0.03～0.06g/kg 加入肠外营养液，ivgtt，qd。

8. **葡萄糖酸钙**：Calcium Gluconate 10%

【作用特点】钙补充剂。每克葡萄糖酸钙含元素钙 90mg（2.25mmol）。

【剂型规格】注射液：10ml（1g 葡萄糖酸钙）/瓶。

【用法】①急性低钙血症（如新生儿低钙搐搦症）和过敏性疾病：1g，iv，st，必要时可重复。②高钾血症：1～2g，iv，st，必要时可重复。③肠外营养的配方构成：1～2g 加入500ml 以上葡萄糖或氯化钠注射液，ivgtt，qd；或根据病情调整用量。

9. **碳酸钙**（协达利）：Calcium Carbonate

详见泌尿系统疾病章节。

10. **雷奈酸锶**（欧思美）：Strontium Ranelate（OSSE-OR）

【作用特点】治疗绝经后骨质疏松症以降低椎体和髋部骨折的危险性。不推荐用于肌酐清除率小于 30ml/min 的患者。慎用于具有深静脉血栓高危因素或深静脉血栓史的患者。

【剂型规格】干混悬剂：2g×7 袋。

【用法】2g，po，qd，推荐进食 2 小时后或睡前服用。

编写　李融融

审阅　陈　伟

1. 临床常用急救/静脉泵入药物用法

药品名称	原液浓度	用法	常用剂量	适应证/靶点	注意事项/副作用
硝酸甘油	5mg/1ml	50mg+NS40ml/避光泵入0.6ml/h起	10~200μg/min	扩冠降压	低血压，头痛
硝酸异山梨酯	10mg/10ml	原液泵入5ml/h	5mg/h		
硝普钠	50mg/支粉剂	50mg+5%GS50ml避光泵入0.6ml/h起	10~200μg/min	扩血管 抗心衰	避光头痛，出汗，心悸
多巴胺/多巴酚丁胺	20mg/2ml	(kg×3) mg+NS至50ml泵入5ml/h	1~20μg/(kg·min)	强心升压抗休克	恶心，头痛，心悸，呼吸困难，胸痛
艾司洛尔	200mg/2ml	0.5mg/kg静推后原液泵入1.8ml/h起(60kg)	50~300μg/(kg·min)	选择性β1肾上腺素受体阻滞剂	低血压，潮红，心动过缓 肺水肿
乌拉地尔	25mg/5ml	原液泵入1.2ml/h起	100~400μg/min	选择性阻滞α1受体	低血压，过敏

药物手册附表

续表

药品名称	原液浓度	用法	常用剂量	适应证/靶点	注意事项/副作用
酚妥拉明	10mg/2ml	50mg + NS40ml/泵入 2ml/h	2mg/h	阻滞 α 受体	低血压、心动过速
尼莫地平（尼膜同）	10mg/50ml	原液（无需稀释），2.5ml/h起泵，2h后加至 5ml/h，根据血压调整，最高 10ml/h（5～14 天）	1mg/h	SAH 血管痉挛；急性脑血管病	低血压、肝损、假性肠梗阻
尼卡地平（佩尔）	10mg/10ml	原液泵入 1.8ml/h起	0.5～6μg/（kg·min）	钙抗剂，降低全身血管阻力→快速降压	低血压、心动过速、心悸、潮红
去甲肾上腺素	2mg/1ml	（kg×0.3）mg + NS 至 50ml 泵入 1ml/h起	0.1～2μg/（kg·min）	兴奋β受体为主，适于各种休克	严防药液外漏/心律失常，加重心肌缺血

续 表

药品名称	原液浓度	用法	常用剂量	适应证/靶点	注意事项/副作用
异丙肾上腺素	1mg/2ml	3mg + NS44ml 泵入 1ml/h	1μg/min	激动 β 受体，适 于 AVB，缓慢心 律失常	心悸、头晕、潮 红、心率快，久 用耐药
肾上腺素	1mg/1ml	（体重 kg×0.3）mg+NS 至 50ml/泵入 1ml/h 起	0.1～2μg/（kg·min）	心源性休克、心 搏骤停	高血压、心律失 常，加重心肌 缺血
去氧肾上腺素（苯肾）	10mg/1ml	10mg+NS 至 50ml 泵入 0.1～0.5mg iv 后 2.4ml/h 起维持	40～180μg/min	兴奋 α 受体，治 疗低血压和休克	可外周静脉给药/ 头痛、心动过缓
胺碘酮	150mg/3ml	150～300mg 负荷量 iv 10min 内推完或 150mg + 5% GS 100 ml ivgtt 30min；后 600mg + 5% GS38ml 泵入 5ml/h 起	5ml/h （1mg/min）×6h 减至 2.5 ml/h （0.5mg/min）维持	Ⅲ类抗心律失常 药，治疗各种室 上性和室性快速 心律失常	24h 总量 < 2.2g；禁用于甲亢，碘 过敏，肺间质纤 维化，QT 间期延 长者

续表

药品名称	原液浓度	用法	常用剂量	适应证/靶点	注意事项/副作用
利多卡因	200mg/10ml	原液（无需稀释）静脉泵入，3~9ml/h	1~3mg/min	IB类抗心律失常药，治疗各种室性快速心律失常	呼吸抑制，低血压，心动过缓/传导阻滞，快速耐药
地尔硫䓬（合贝爽）	10mg/ml 或 50mg/ml	（kg*3）mg+NS 至50ml 避光泵入（5μg/（kg·min））	室上速 10mg iv 2min，15min 重复；高血压 5~15μg/（kg·min）；ACSI~5μg/（kg·min）	钙抗剂，抗心律失常，降压，改善冠脉痉挛	心动过缓，AVB，低血压，潮红

续　表

药品名称	原液浓度	用法	常用剂量	适应证/靶点	注意事项/副作用
垂体后叶素	6U/1ml	首剂12~18U入壶后原液无稀释泵入1ml/h (0.1U/min)	消化道出血2~4ml (0.2~0.4U/min),略血1~2ml/h (0.1~0.2U/min)	收缩血管,降低门静脉压和肺循环压力	影响平滑肌收缩,肠鸣音亢进;过敏
生长抑素(思他宁)	3mg/支粉剂	3mg+NS48ml先推4ml再泵入4ml/h	250μg/h (For GVB)	GVB,重症胰腺炎,肠瘘,胰腺手术后	潮红,呕吐,低血糖;过敏;GVB者疗程最多5日
奥曲肽(善宁)	0.1mg/1ml	首剂0.1mg入壶后0.5mg+NS至50ml泵入2.5ml/h	25μg/h		
肝素	0.1g/12500U/2ml	12500U+NS48ml泵入2ml/h	500U/h	抗凝,防治血栓栓塞	局部刺激,HIT,过敏,出血

续 表

药品名称	原液浓度	用法	常用剂量	适应证/靶点	注意事项/副作用
地西泮（安定）	10mg/2ml	原液泵入，0.2~3ml/h	1~6mg/h	镇静、抗癫痫、抗抗厥	成瘾、青光眼禁用
咪达唑仑（力月西）	5mg/5ml	原液泵入，0.24ml/h 起 [0.04mg/(kg·h)，60kg]	镇静 0.04~0.2mg/(kg·h)；抗癫痫 0.05~0.6mg/(kg·h)		嗜睡、幻觉、共济失调、呃逆、低血压、呼吸抑制
吗啡	10mg/1ml	50mg+NS45ml 泵入	1~6mg/h	镇痛、镇静、麻醉	
MM 合剂（吗啡+力月西）	10mg/1ml，5mg/5ml	吗啡 20mg+力月西 20mg +NS 18 ml，1ml/h 起	1~10mg/h	镇静、抗癫痫、抗惊厥、镇痛	
冬眠合剂（氯丙嗪+异丙嗪+哌替啶）	50mg/2ml，50mg/2ml，100mg/2ml	氯丙嗪 25mg+异丙嗪 25mg+哌替啶 50mg+NS 至 50ml泵入（ml/h）	1~2ml/h	镇静、退热	呼吸抑制、低血压
氟马西尼	0.5mg/5ml	2mg + NS 30ml 泵入 2.5ml/h	0.1mg/h	苯二氮䓬类受体拮抗剂	癫痫、惊恐发作

续 表

药品名称	原液浓度	用法	常用剂量	适应证/靶点	注意事项/副作用
芬太尼	100μg/2ml	200μg + NS6ml 泵入 1ml/h 起	20~100μg/hr	阿片受体激动剂,强度为吗啡的70倍	呼吸抑制、肌肉僵直、心动过缓、成瘾
丙泊酚(得普利麻)	500mg/50ml;400mg/40ml	原液泵入 1.8ml/h 起(60kg)	镇静 0.3 ~ 4.8 mg/(kg·h);抗癫痫 1.5 ~ 10mg/(kg·h)	镇静、麻醉诱导	低血压、心动过缓、脂代谢紊乱
万可松	4mg/支[粉剂]1ml/支[溶剂]	10ml+NS10ml 泵入 1.8ml/h 起 [1μg/(kg·min)、60kg]	0.8~1.2μg/(kg·min)	肌松剂	过敏、呼吸抑制
奥美拉唑(洛赛克)	40mg/支粉剂	80mg+NS 50ml 泵入 5ml/h	8mg/h	质子泵抑制剂	腹泻、腹痛、呕吐

续 表

药品名称	原液浓度	用法	常用剂量	适应证/靶点	注意事项/副作用
呋塞米	20mg/2ml	原液泵入 0.5ml/h 起	5~40mg/h	利尿,促进 K^+、Na^+、Cl^- 排泄	注意血电解质,适当补钾
胰岛素	100u/1ml	50U+NS50ml 泵入 1ml/h 起	视 BG 调整	ICU 患者、糖尿病酮症	低血糖
丙戊酸钠 (德巴金)	400mg/支	1200mg+NS50ml 泵入 首次 Bolus 15mg/kg 静推 > 3min, 维持 1 ~ 2mg/(kg·h)	1~2mg/(kg·h) (2.5~5ml/h)	癫痫发作	过敏、血小板减少、肝损
氨茶碱	250mg/10ml	500mg+GS 至 50ml 泵入 2ml/h	2ml/h (24h<1g)	哮喘持续状态、急性左心衰	24h 总量不超 1g; AMI 血压骤降禁用
硫酸镁	2.5g/10ml	30ml + GS20ml 泵 入 7ml/h 起	1g/h	子痫、先兆子痫	潮红、呕吐、镁中毒

2. 妊娠期用药分级

FDA 药物分类	药物
A 类（早孕期用药，临床对照研究未损害胎儿，危险性极小）	VitB₁、B₂、B₆、叶酸、VitE、甲状腺素片
B 类（动物实验未损害胎儿，但缺乏临床对照研究；或动物实验观察到对胎儿有损害，但临床对照研究未能证实）	甲基多巴、溴隐亭、甲氧氯普胺、十六角蒙脱石、胰岛素、纳洛酮、二甲双胍、对乙酰氨基酚、肝素；β-内酰胺类抗生素、头孢菌素类抗生素、红霉素、阿奇霉素、克林霉素、制霉菌素、甲硝唑、阿昔洛韦、乙胺丁醇、硝酸甘油
C 类（动物实验对胎儿有不良影响，但缺乏充分临床对照研究；或缺人体试验还缺乏充分证据）	阿司匹林、氯苯那敏、阿托品、654-2、肼屈嗪、硝苯地平、拉贝洛尔、酚妥拉明、硝普钠、呋塞米、氢氯噻嗪、西沙必利、番泻叶、泼尼松、地塞米松、HCG、吗啡、哌替啶、万古霉素、庆大霉素、替硝唑、氟康唑、咪康唑、依曲康唑、SMZ、诺氟沙星、环丙沙星、氧氟沙星、磺胺类、异烟肼、利福平、更昔洛韦、拉米夫定、齐多夫定、氯丙嗪、乙肝疫苗、免疫球蛋白、甲肝灭活疫苗、狂犬病疫苗、风疹病毒疫苗

续　表

FDA 药物分类	药物
D 类（证据表明对人类胎儿有危害，但临床非常需要又无替代药物时，应充分权衡利弊后使用）	阿普唑仑、螺内酯、黄体酮、阿米卡星等氨基糖苷类、四环素类、链霉素、可的松、苯妥英钠、卡马西平、地西泮、巴比妥类、锂盐、丙硫氧嘧啶、甲巯氧嘧啶、甲巯咪唑、华法林、依诺肝素
X 类（对动物和人类均明显致畸，危害性远超其可能获得的任何有利效果，妊娠期禁忌使用）	米索前列醇、避孕药、米非司酮、氯米芬、HMG、ACEI、利巴韦林、氯霉素、酒精、风疹疫苗、麻疹疫苗等

- 罗红霉素、多潘立酮孕期慎用；
- 两性霉素 B 用于治疗全身性真菌感染，未见增加先天畸形的报道；
- 吲哚美辛、布洛芬：孕早中期为 B 级，孕晚期为 D 级。

3.1　肾功能不全时抗菌药物剂量调整

药物	半衰期 (hrs)	正常剂量 (g)	90≥GFR>50 (ml/min)	10≤GFR≤50 (ml/min)	GFR<10 (ml/min)	血透	腹透	CRRT
厄他培南	4	1.0 qd	100%	50%（GFR<30）	0.5 qd	同左、透后给药		
亚胺培南	1	0.5 q6h	0.25~0.5 q6~8h	0.25 q6~12h	0.125~0.25 q12h	透后给药	0.125~0.25 q12h	0.5~1.0 bid
美罗培南	1	1.0 q8h	100%	1.0 q12h	0.5 qd	透后给药	0.5 qd	
头孢呋辛	1.2	0.75~1.5 q8h	100%	0.75~1.5 q8~12h	0.75~1.5 qd	透后给药	0.75~1.5 qd	0.75~1.5 q8~12h
头孢他啶	1.2	2.0 q8h	2.0 q8~12h	2.0 q12~24h	2.0 q24~48h	透后加1g	0.5 qd	2.0 q12~24h

续　表

药物	半衰期（hrs）	正常剂量（g）	90≥GFR>50（ml/min）	10≤GFR≤50（ml/min）	GFR<10（ml/min）	血透	腹透	CRRT
头孢克洛缓释片	1	0.375 po q12h	100%	50%	50%			
头孢哌酮/舒巴坦	1.7/1	1/0.5~2.0/1.0 q12h	100%	同左	舒巴坦 0.5 q12h	透后加 1.5g		
头孢吡肟	2.2	2.0 q8h	100%	2.0 q12~24h	1.0 qd	透后加 1g	1.0~2.0 q48h	2.0 q12~24h
青霉素 G	0.5	50~400万 U q4h	100%	75%	20%~50%	透后给药	20%~50%	75%
阿莫西林	1	0.25~0.5 q8h	100%	0.25~0.5 q8~12h	0.25~0.5 qd	透后给药	0.25 q12h	0.25~0.5 q8~12h

续表

药物	半衰期 (hrs)	正常剂量 (g)	90≥GFR>50 (ml/min)	10≤GFR≤50 (ml/min)	GFR<10 (ml/min)	血透	腹透	CRRT
氨苄西林	1	0.25~2.0 q6h	100%	0.25~2.0 q6~12h	0.25~2.0 q12~24h	透后给药	0.25 q12h	0.25~0.5 q8~12h
阿莫西林/克拉维酸	1.3/1	0.5/0.125 q8h	100%	阿莫西林 0.25~0.5 q12h	阿莫西林 0.25~0.5 qd	同左，透后加1剂		
氨苄西林/舒巴坦	1/1	2.0/1.0 q6h	100%	2.0/1.0 q8~12h	2.0/1.0 qd	透后给药	2.0/1.0 qd	1.5/0.75 q12h
哌拉西林/他唑巴坦	0.7~1.2 (2者)	4.0/0.5 q6~8h	100%	2.0/0.25 q6h (<20: q8h)	2.0/0.25 q8h	2.0/0.25 q8h, 透后加2.25g	4.0/0.5 q12h	4.0/0.5 q48h

续 表

药物	半衰期 (hrs)	正常剂量 (g)	90≥GFR >50 (mL/min)	10≤GFR ≤50 (mL/min)	GFR<10 (mL/min)	血透	腹透	CRRT
氨曲南	2	2.0 q8h	100%	50%~75%	25%	透后加 0.5g	25%	50%~75%
环丙沙星	3~6	0.5~0.75 po 或 0.4 iv q12h	100%	50%~75%	50%	0.25 po 或 0.2 iv q12h	0.25 po 或 0.2 iv q8h	
左氧氟沙星	6~8	0.75 qd	100%	20~49: 0.75 q48h	<20: 首剂 0.75, 然后 0.5 q48h	同左	同左	首剂 0.75, 然后 0.5 q48h
利福平	1.5~5	0.6 po qd	100%	0.3~0.6 po qd	同左	无剂量调整	0.3~0.6 po qd	0.3~0.6 po qd
乙胺丁醇	4	15~25mg/kg qd	100%	15~25mg/kg q24~36h	15~25mg/kg q48h	透后给药	15~25mg/kg q48h	15~25mg/kg q24~36h

药物手册附表

续 表

药物	半衰期 (hrs)	正常剂量 (g)	90≥GFR>50 (ml/min)	10≤GFR≤50 (ml/min)	GFR<10 (ml/min)	血透	腹透	CRRT
吡嗪酰胺	9	25mg/kg qd	100%	25mg/kg qd	12~25 mg/kg qd	每次透前24h 予 40mg/kg	不减量	25mg/kg qd
万古霉素	6	1.0 q12h	100%	1.0 q24~96h	1.0 q4~7d	同左	同左	0.5 q24~48h
替考拉宁	45	6mg/(kg·d)	qd	q48h	q72h	同左	同左	q48h
TMP-SMZ*	11/10	按TMP: 5~20mg/(kg·d) 分次 q6~12h	100%	30~50: 5~7.5mg/kg q8h; 10~29: 5~10mg/kg q12h	不推荐, 若使用: 5~10mg/kg qd	同左	同左	5~7.5mg/kg q8h

续　表

药物	半衰期 (hrs)	正常剂量 (g)	90≥GFR >50 (ml/min)	10≤GFR ≤50 (ml/min)	GFR<10 (ml/min)	血透	腹透	CRRT
两性霉素 B	24	0.4~1.5mg/ (kg·d)	qd	qd	q24~48h 或改用脂质体	无剂量调整		
氟康唑	37	0.1~0.4 qd	100%	50%	50%	透后给药	50%	0.2~0.4 qd
伊曲康唑 iv	21	0.2 q12h	100%	禁用于 Ccr<30ml/min 者				
伏立康唑 iv	药代动力学非线性	6mg/kg q12h *2 次 → 4mg q12h	100%	改口服或停药				4mg/kg po q12h
更昔洛韦 iv	3.6	5mg/kg q12~24h	50%~ 100%	0.625~2.5mg/ kg qd	0.625~1.25 mg/kg 每周 3 次	透后给药	0.625~ 1.25mg/ kg 每周 3 次	

续　表

药物	半衰期 (hrs)	正常剂量 (g)	90≥GFR >50 (ml/min)	10≤GFR ≤50 (ml/min)	GFR<10 (ml/min)	血透	腹透	CRRT
更昔洛韦 po	3.6	1.0 po tid	50% ~100%	0.5~1.0 po qd	0.5 po 每周3次	0.5g透后给药		
阿昔洛韦 po	2.5	0.2~0.8 q4~12h	100%	75%	0.2 q12h			
阿昔洛韦 iv	2~4	5~10 mg/kg q8h	100%	5~10mg/kg q12~24h	50%剂量 qd	透后给药	50% qd	5~10mg/kg qd
拉米夫定	5~7	0.3 po qd	100%	0.05~0.15 qd	0.025~0.05 qd	透后给药	0.025~ 0.05 qd	0.1 * 1d→ 0.05 qd
依替米星	1.5	0.1~0.15 q12h	肾功能受损者，不宜使用，必要时参考药物说明书调整剂量					

*：复方磺胺甲噁唑（TMP-SMZ）每片含磺胺甲噁唑 0.4g，甲氧苄啶 0.08g。

3.2 肾功能受损无需调整剂量的药物

抗菌药物：红霉素、阿奇霉素、头孢曲松、甲硝唑、米诺环素、多西环素、克林霉素、莫西沙星、利奈唑胺、卡泊芬净、伏立康唑胶囊、利福喷汀、利福布汀、异烟肼、利巴韦林、两性霉素 B 脂质体。

其他药物：阿托伐他汀、呋塞米、噻嗪类利尿剂、美托洛尔、卡维地洛、普萘洛尔、格列吡嗪、奥美拉唑、埃索美拉唑。

4. 常用血药浓度监测

药物	有效浓度	中毒浓度
FK-506（他克莫司）	5~10ng/ml	>15ng/ml
雷帕霉素（西罗莫司）	3~12ng/ml	>15ng/ml
环孢素 A（谷浓度）	200~300ng/ml	>300~400ng/ml
万古霉素（谷浓度）	10~20μg/ml	>30μg/ml
地高辛	0.8~2ng/ml	>2.0~2.5ng/ml
卡马西平	4~12μg/ml	>20μg/ml
丙戊酸钠	50~100μg/ml	>100μg/ml
茶碱	5~15μg/ml	>20μg/ml
苯妥英钠	10~20mg/L	>20mg/L
苯巴比妥	10~40mg/L	>50mg/L

药物手册附表

中文药名索引

中文药名索引

致 读 者

 本手册介绍的药物剂量和用法是编委会专家根据当前医疗观点和临床经验并参考相关药典等文献资料慎重制订的，并与通用标准保持一致。编校人员也尽了最大努力来保证书中所推荐药物剂量的准确性。但是，必须强调的是，临床医生开出的每一个医嘱都必须以自己的理论知识、临床实践为基础，以高度的责任心对患者负责。本书列举的药物用法和用量主要供临床医师作参考，并且主要是针对诊断明确的疾病的典型患者。读者在选用药物时，还应认真研读药品说明书中所列的该药品适用证、禁忌证、用法、用量、不良反应等，并参考《中华人民共和国药典》、《中国国家处方集》等权威著作为据。此书仅为参考，我们不对使用此书所造成的医疗后果负责。

编者

2015 年 6 月

ISBN 978-7-5679-0337-1

定价：36.00元